Prof. Dr. med. Martin Halle

JUNG BLEIBEN

mit gesunden Gefäßen

So drehen Sie Ihre biologische Uhr zurück

GOLDMANN

Alle biochemischen, physiologischen Vorgänge und medizinischen Sachverhalte sind in diesem Buch so dargestellt, dass sie auch ohne wissenschaftliche Vorkenntnisse verstanden werden können. Um dies zu gewährleisten, wurden Vereinfachungen vorgenommen, die die Zusammenhänge zwar korrekt wiedergeben, ohne aber alle Details zu berücksichtigen.

Der Verlag weist ausdrücklich darauf hin, dass im Text enthaltene externe Links vom Verlag nur bis zum Zeitpunkt der Buchveröffentlichung eingesehen werden konnten. Auf spätere Veränderungen hat der Verlag keinerlei Einfluss. Eine Haftung des Verlags ist daher ausgeschlossen.

Dieses Buch ist bereits unter dem Titel
»Zellen fahren gerne Fahrrad«
im Mosaik Verlag erschienen.

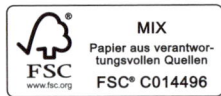

Verlagsgruppe Random House FSC® N001967

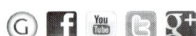 Dieses Buch ist auch als E-Book erhältlich.

1. Auflage
Vollständige Taschenbuchausgabe April 2016
Wilhelm Goldmann Verlag, München,
in der Verlagsgruppe Random House GmbH,
Neumarkter Str. 28, 81673 München
© 2012 der Originalausgabe
Wilhelm Goldmann Verlag, München,
in der Verlagsgruppe Random House
Umschlaggestaltung: Uno Werbeagentur, München
Autorenfoto: Peter von Felbert
Umschlagillustration: Shutterstock/lupulluss, STILLFX, pking4th
Redaktion: Mendlewitsch + Meiser, Düsseldorf
Layout und Satz: Barbara Rabus, Buch-Werkstatt GmbH, Bad Aibling
Druck und Bindung: Těšínská Tiskárna, a.s., Český Těšín
JE · Herstellung: IH
Printed in Germany
ISBN 978-3-442-17585-7
www.goldmann-verlag.de
Besuchen Sie den Goldmann Verlag im Netz

Inhalt

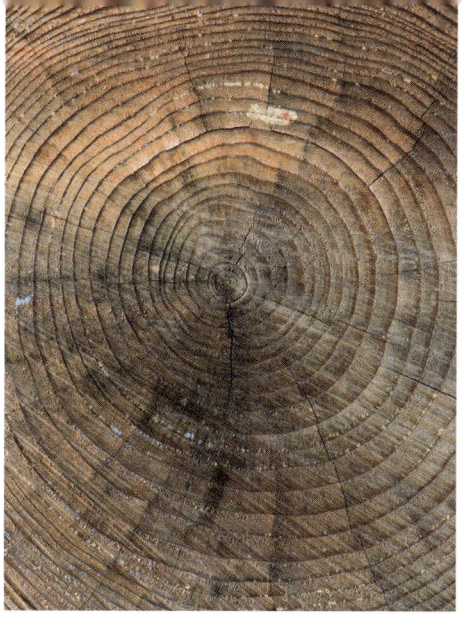

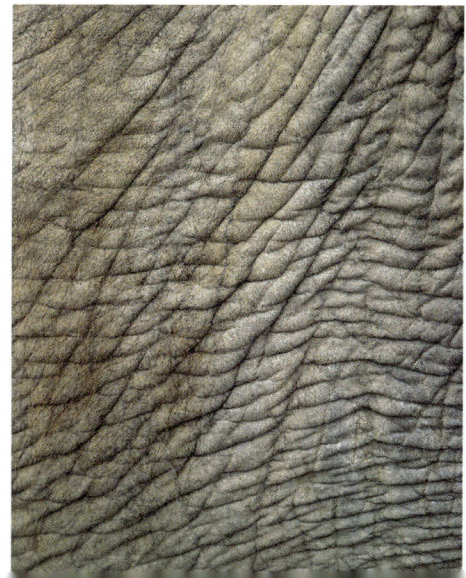

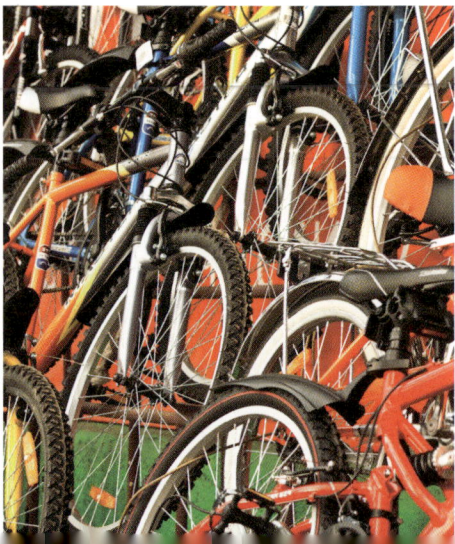

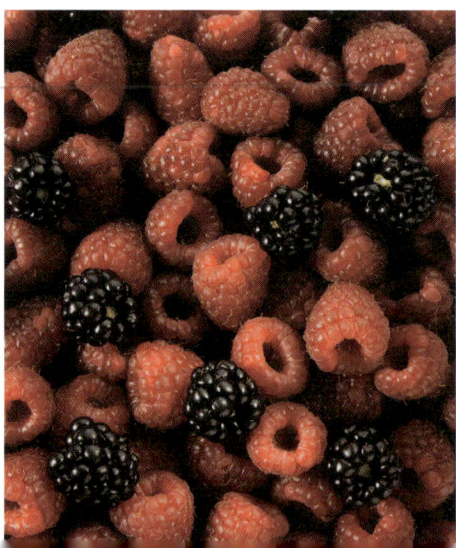

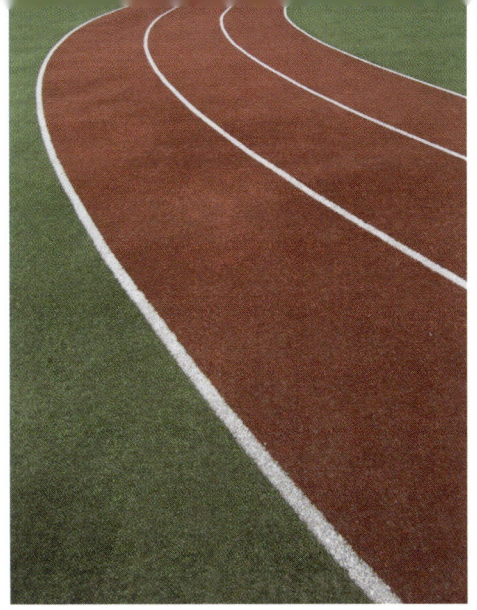

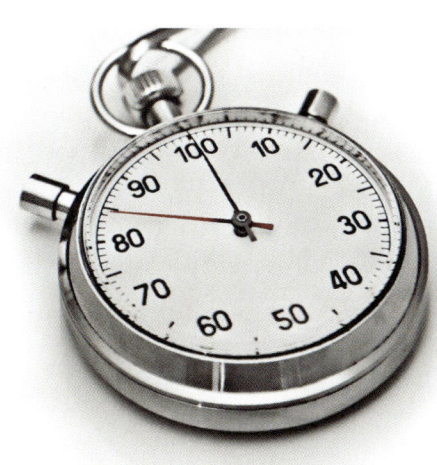

Vorwort

Wir Ärzte streben in der Medizin stetig nach Heilung von Krankheiten und setzen auf immer neue Methoden der Therapie. Manchmal vergessen wir bei aller Innovation daran zu denken, dass neue Therapien heutzutage häufig nur noch marginale zusätzliche Effekte zeigen. So war der Fortschritt in der Herzmedizin in den zurückliegenden 40 Jahren so rasant, dass in naher Zukunft kaum noch vergleichbar bahnbrechende Erkenntnisse in der Therapie zu erwarten sind – zumindest nicht mit Effekten, wie sie die Entwicklung von Medikamenten zur Behandlung erhöhter Blutdruck- und Cholesterinwerte, die Herzkatheteruntersuchung mit Gefäßerweiterung oder auch Operationstechniken am Herzen gebracht haben.

Eine ähnliche Entwicklung ist auch bei der Therapie von Krebserkrankungen zu beobachten. Trotz großer Innovation wird es noch lange dauern, bis Krebserkrankungen geheilt werden können. **Daraus muss der Schluss gezogen werden, dass in der Prävention, also in der Vorbeugung von Erkrankungen, die wirkliche Zukunft der Medizin liegt – sowohl für die Forschung, als auch für den Menschen.** Doch gerade hier wird gespart: von Politik, Ärzteschaft und Krankenkassen. Ebenso werden große Teile der Bevölkerung unzureichend informiert oder sind nicht bereit, die eigene Gesundheit selbst in die Hand zu nehmen und sich darum zu kümmern.

Aus ökonomischer Sicht wird unser Gesundheitssystem bei einer immer älter werdenden Bevölkerung nur zu retten sein, wenn wir es schaffen, die individuelle Lebenskrankheitszeit und den Schweregrad unserer Erkrankungen möglichst kurz beziehungsweise gering zu halten und finanziell effektiv zu therapieren. Das Ziel muss sein: ein späterer Erkrankungsbeginn durch effektive Präventionsmaßnahmen und eine Minimierung der Krankheitszeit, in der eine kostenintensive medizinische Therapie inklusive Pflege notwendig wird.

Auch Forschung nach noch besseren Therapien bei den großen Volkserkrankungen, wie sie derzeit fast ausschließlich durchgeführt und durch öffentliche

Forschungsmittel gefördert wird, ist zwar wichtig, aber auf lange Sicht für unser Gesundheitswesen nicht ausreichend.

Darum sind wir Mediziner angehalten, der Prävention einen hohen Stellenwert in unserem Tun zu geben und diesen durch Engagement in der Forschung zu untermauern. Es wäre der Weg der Zukunftsmedizin im Sinne der Patienten.

Deshalb soll dieses Buch in die wissenschaftlichen Hintergründe einführen, warum die Gefäße und ihre Funktion so entscheidend sind für das Altern und welche Mechanismen dieser Tatsache zugrunde liegen.

Noch wichtiger! Es soll ein Leitfaden dafür sein, wie man diesem Gefäßalterungsprozess entkommen kann und wie spezifische präventive Maßnahmen – wie körperliches Training oder Ernährung – diese Prozesse nachhaltig günstig beeinflussen können.

In meiner Ambulanz am Klinikum rechts der Isar, der Universitätsklinik der Technischen Universität in München, sehe ich täglich Patientinnen und Patienten, die gerne ihr Leben ändern möchten, die bereit sind, ihre Lebensweise durch Ernährungsumstellung, mehr Bewegung und weniger Stress wieder ins Lot zu bringen. Es sind darunter viele

Gesunde, die es bleiben wollen, außerdem Menschen mit Herz-Kreislauf-Risikofaktoren wie erhöhtem Blutdruck oder Diabetes und auch Herzerkrankte wie z. B. nach einem Infarkt, mit Herzrhythmusstörungen oder einer Herzmuskelschwäche.

Im Rahmen des Arzt-Patienten-Gesprächs verwende ich gelegentlich ein Maßband. Es gehört zur Grundausstattung eines jeden Arztes, um den Bauchumfang des Patienten als Herz-Kreislauf-Risiko-Indikator zu messen. Ich führe meinem Patienten mein Anliegen damit plastisch vor Augen: 100 Zentimeter des Maßbands entsprechen dabei, bildlich gesehen, der maximalen Lebenserwartung des Menschen. Jeder Zentimeter steht für ein Lebensjahr.

Nach einer Befragung des Patienten nach Raucherstatus, Gewicht und weiteren Gefäßrisikofaktoren wie Cholesterinwerten, Diabetes, erhöhtem Blutdruck und aussagekräftigen Größen wie Familienkrankengeschichte (Herzinfarkt der Eltern im Alter von unter 55 Jahren) kürze ich das Band für jeden vorliegenden Risikofaktor um jeweils 10 Zentimeter (eine Gewichtung der Risikofaktoren wäre noch besser, ist aber für die Praxis unerheblich). Bei einem 50-jährigen Raucher, der sich nicht viel bewegt, Übergewicht hat und an erhöhtem Blutdruck leidet, verkürzt sich das Maßband also um 40 Zentimeter (4 Risikofaktoren) auf 60 Zentimeter und verdeutlicht dem Patienten, dass seine verbleibende Lebenserwartung aktuell nur noch zehn Jahre beträgt.

Natürlich darf man diesen Patienten, der statistisch gesehen nicht einmal die mittlere Lebenserwartung in Deutschland erreicht, nicht mit dieser Erkenntnis alleine lassen. Aber es gibt Hoffnung, und die kann ich genauso aufzeigen. Denn wie bei der Visualisierung der *negativen* Effekte eines ungesunden Lebensstils werden auch die *positiven* Effekte einer Lebensstilumstellung verdeutlicht.

Was passiert nämlich, wenn der Betroffene es schafft, seinen Lebensstil umzukrempeln? Es besteht die Möglichkeit, das Altern (natürlich nicht das kalendarische, sondern das biologische) für mehrere Jahre zu verlangsamen oder sogar sehr lange konstant zu halten, also über zehn Jahre biologisch 50 Jahre alt zu bleiben. Dies wird durch die Verbesserung der Herz-Kreislauf-Faktoren (auch als Alterungsfaktoren zu bezeichnen) erreicht.

Verdeutlicht wird das für den Patienten wiederum mit dem Maßband: Wenn er mit dem Rauchen aufhört und es

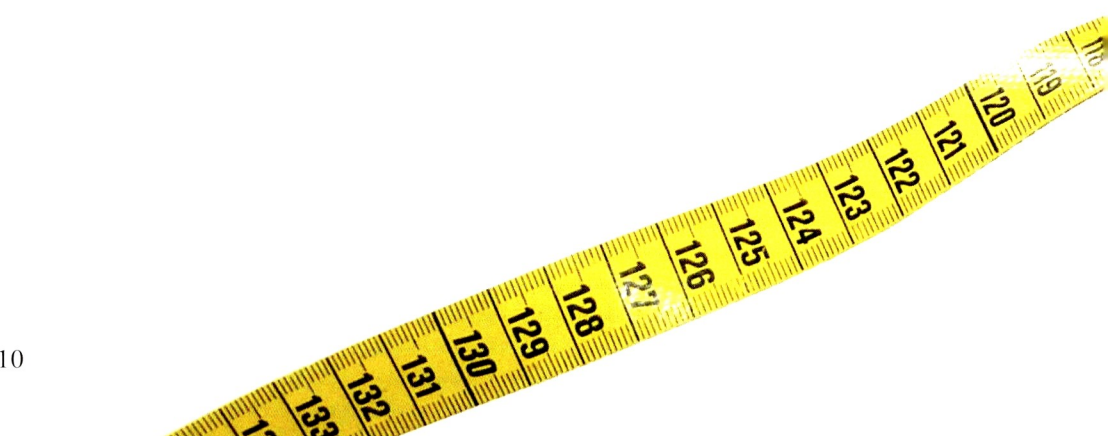

schafft, seine körperliche Betätigung auf ein Optimum zu bringen, brächte das zwar nicht gleich zwei mal zehn Zentimeter, aber immerhin zwei mal fünf Zentimeter. Dieses Stück vom Maßband klebe ich also mit Klebeband an das »Lebensband« von 60 Zentimetern wieder an. Die Lebenserwartung steigt um zehn Jahre, also von 60 auf 70 – mit der Option, noch mehr Maßnahmen zu ergreifen, um die Alterungsprozesse weiter zu bremsen und biologisch langsamer zu altern.

Ich wünsche Ihnen viel Motivation und Klebeband für die nächsten Jahre. Es wird sich für Sie lohnen, Ihre Gesundheit von innen zu optimieren. **Nichts ist schlimmer, als reparieren zu müssen, wo doch Vorsorge und guter Lebensstil vieles hätten verhindern können.**

Tun Sie etwas für Ihre Gesundheit! Dieses Buch soll Ihnen als Starthilfe dienen. Viel Erfolg!

Prof. Martin Halle

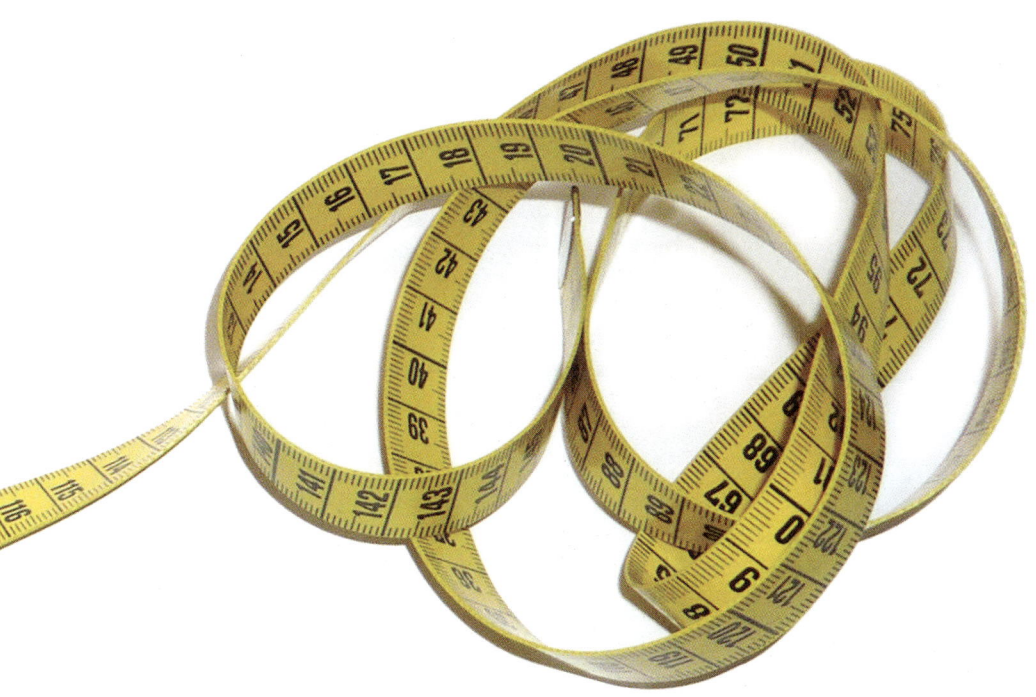

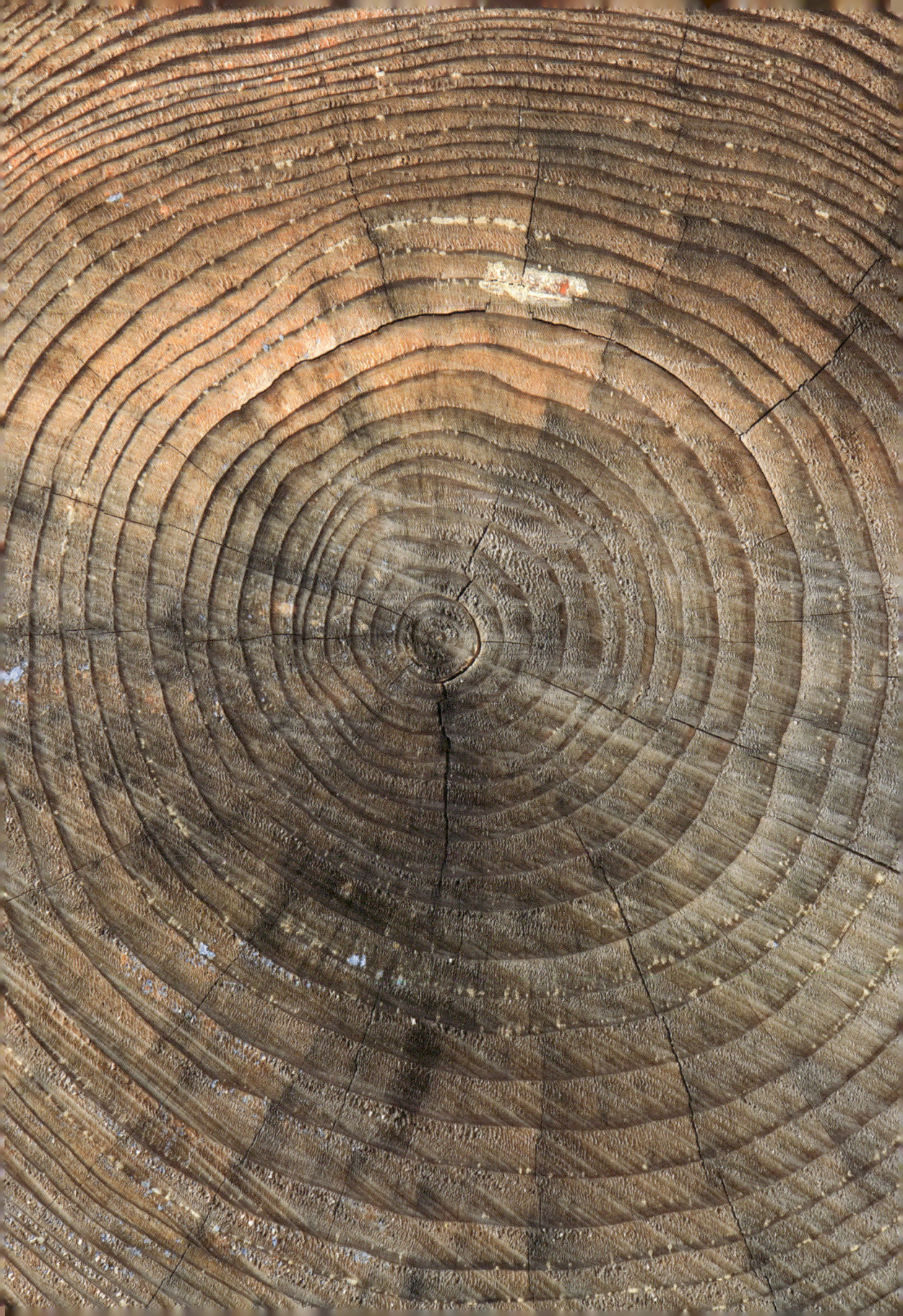

Wir leben immer länger

Nie zuvor wurden die Menschen älter als im 21. Jahrhundert. Innerhalb der letzten fünf Generationen stieg die Lebenserwartung der Deutschen um fast 40 Jahre.

iese Entwicklung wurde ohne Zweifel durch eine verbesserte Hygiene und neue Möglichkeiten in der Therapie von Infektionen mit Antibiotika erreicht. Damit kann aber nicht allein die seit den Fünfzigerjahren kontinuierlich ansteigende Lebenserwartung in Europa und Japan erklärt werden. Gerade in den zurückliegenden zwei Generationen stieg sie sowohl bei den Frauen, als auch bei den Männern augenfällig an.

Aber nicht nur die durchschnittliche Lebenserwartung, sondern auch das maximale Lebensalter stieg und steigt nach wie vor kontinuierlich an.[1] Besonders in Ländern wie Schweden oder Japan stiegen die absoluten Zahlen der über 100-Jährigen in der Bevölkerung außergewöhnlich stark an (vgl. Abb.).

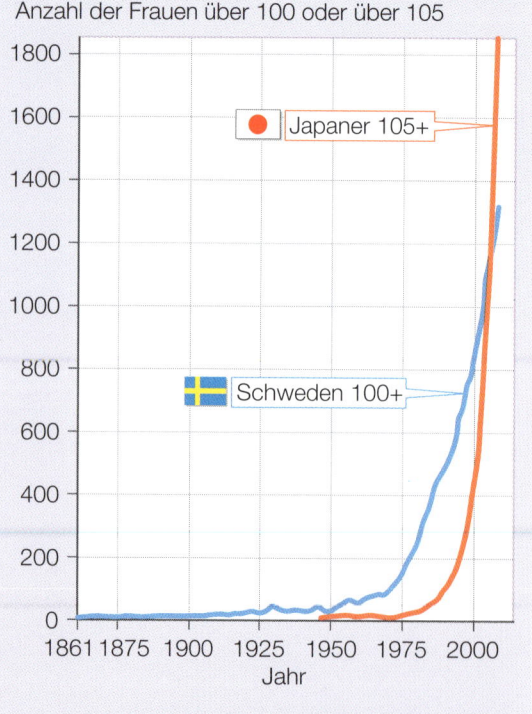

Zahl der über 100-Jährigen in Schweden und Japan von 1861 bis heute

Anzahl der Frauen über 100 oder über 105

Japaner 105+

Schweden 100+

Jahr

Quelle: Vaupel et al. *Nature* (2010) 464: 536

Genetisch programmiertes Schicksal?

Der Mensch hat – biologisch gesehen – seinen Vitalitätshöhepunkt um das zwanzigste Lebensjahr herum erreicht. Zu diesem Zeitpunkt ist die Funktionsfähigkeit der Organe und deren Anpassungs- und Regenerationsfähigkeit am größten.

Ab dann geht's bergab, leider: Die Funktionen verschlechtern sich. Die Nerven bzw. die Nervenleitfähigkeit sind davon betroffen, ebenso der maximal zu erreichende Puls – auch Maximalpuls genannt (er sinkt pro Jahr um einen Herzschlag). Auch die Sehkraft wird schwächer, und die Fruchtbarkeitsrate sinkt drastisch (vgl. Abb.).

Natürlich spielen die jeweiligen Erbfaktoren des Einzelnen eine große Rolle.

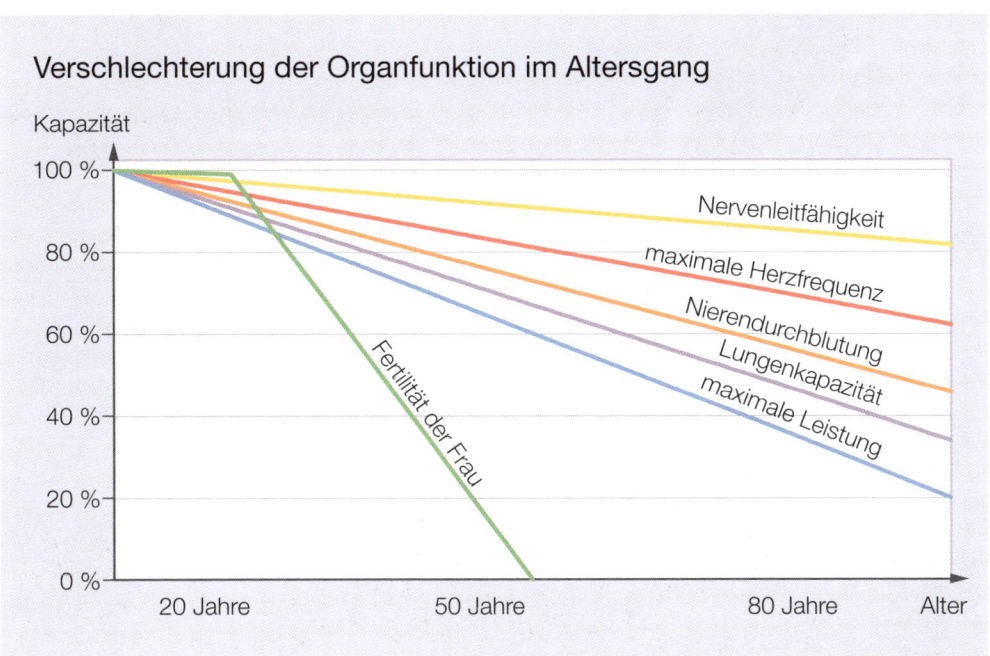

Verschlechterung der Organfunktion im Altersgang

Sie können eben mehr oder weniger Glück haben. Sehen Sie sich Ihre Haarfarbe oder Ihre Haut an, und vergleichen Sie sich mit Schulfreunden. Bei dem einen erscheint die Haut jugendlich glatt und das Haar ist voll, während der andere deutlich vorgealtert aussieht – mit grauem, lichtem Haar und tiefen Falten im Gesicht – und er wirkt, als gehörte er einer anderen Generation an.

Vergleicht man zudem die Alterungsvorgänge der Menschen mit denen von Tieren, so wird man schnell feststellen, dass die Gene sehr gut für ein längeres Leben sorgen können. Bei den Schildkröten zum Beispiel ist das ganz eindeutig der Fall. Oder auch für kürzere Leben

wie bei Katzen, Hunden oder gar Eintagsfliegen.

Doch Sie haben die Wahl: Wollen Sie das Programm der Alterung bei den einzelnen Organstrukturen im Körper so ablaufen lassen, wie es sich ergibt? Oder wollen Sie es aktiv beeinflussen?

Die optimale Software

Was genetisch vorgegeben ist und was aktiv verbessert werden kann, unterscheidet sich von Mensch zu Mensch. Da die Erforschung von physiologischen und biochemischen Vorgängen beim Alterungsprozess für die Medizin der

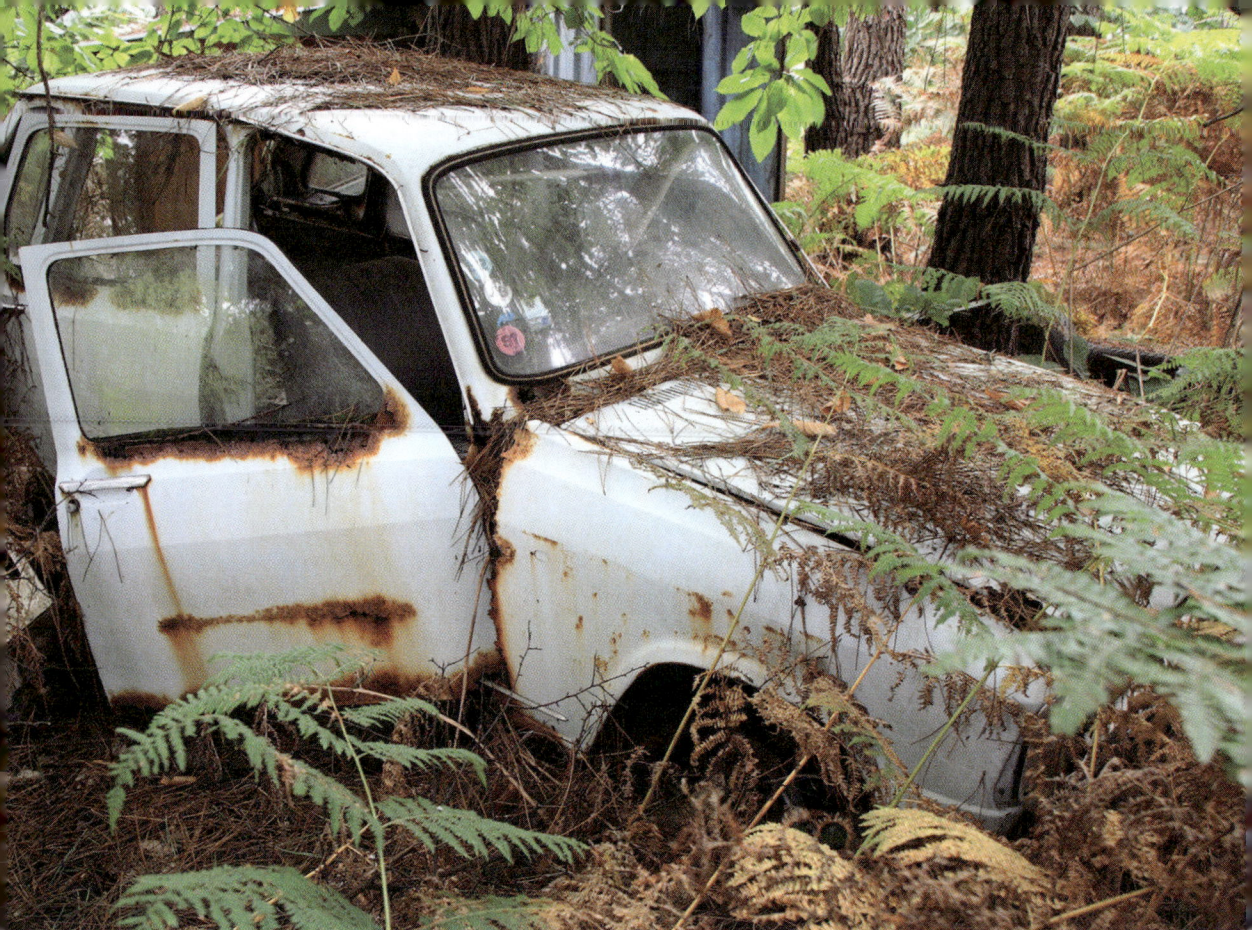

Zukunft von zentraler Bedeutung ist, macht man in der Wissenschaft große Anstrengungen, die Veränderungen zu ergründen, die dabei vor sich gehen.

Die Erforschung des Erbguts spielt dafür eine zentrale Rolle. Das Erbgut ist sozusagen die Hardware, wenn es ums Altern geht – und eine Größe, die nicht zu verändern ist und die Art und Weise des Alterns vorgibt.

Die Software ist das, was im Allgemeinen mit Lebensstil und Umweltfaktoren bezeichnet wird – also Größen, die glücklicherweise in ihrer Ausprägung bis zu einem gewissen Grad steuerbar sind.

An diesen Stellen können Sie Ihren eigenen, vorprogrammierten Alterungsprozess also selber beeinflussen und ganz gezielt dafür sorgen, dass Sie länger gesund bleiben.

Ihr Lebensstil entscheidet

Fürs Altern sind also nicht allein genetische Faktoren verantwortlich, der individuelle Lebensstil ist mindestens genauso entscheidend.

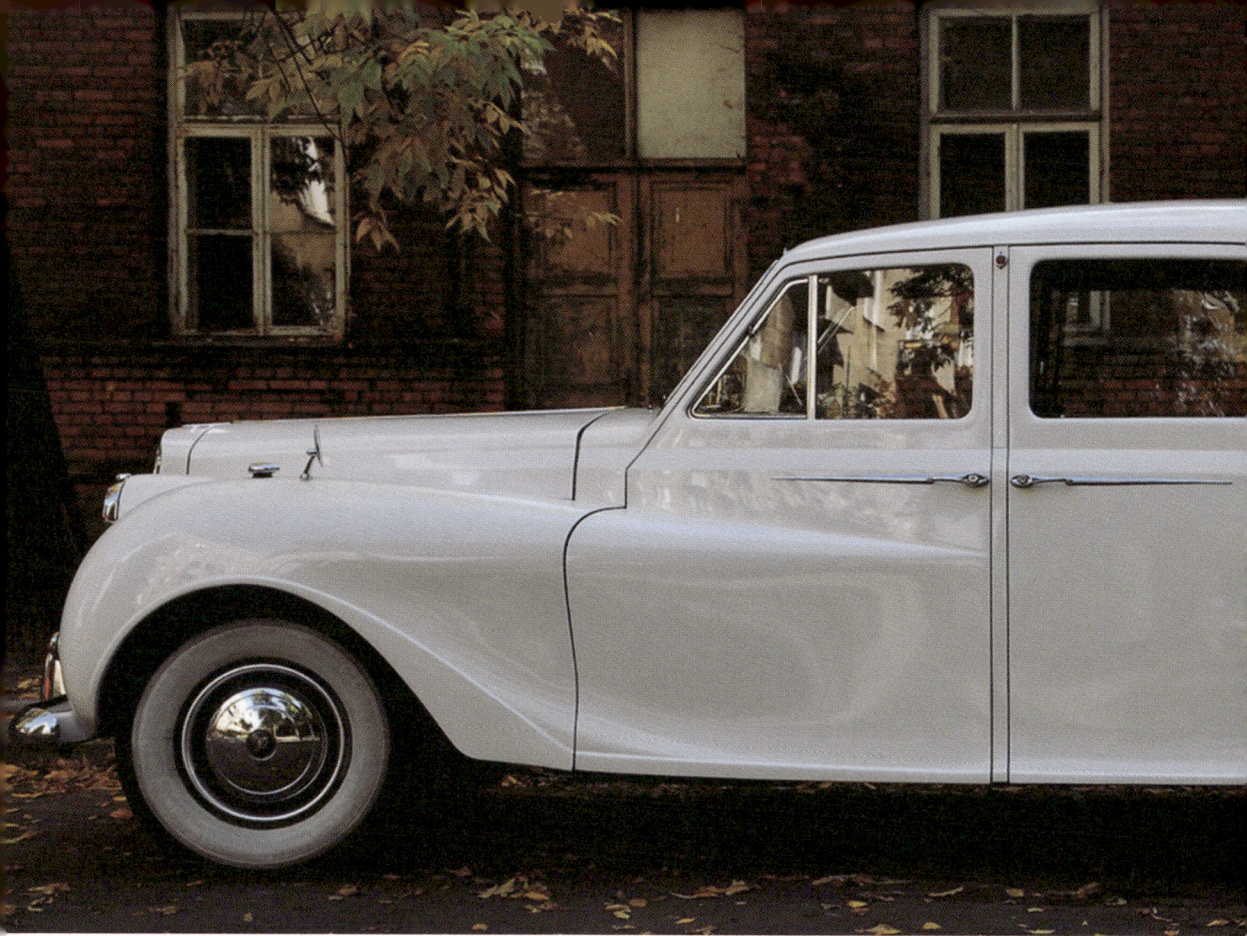

Ein anschauliches Beispiel dafür sind eineiige Zwillinge, die zwar über einen identischen genetischen Code verfügen, sich aber in Abhängigkeit von ihrer Umgebung unterschiedlich entwickeln, wenn sie voneinander getrennt aufwachsen: Der eine altert sichtlich, ist von schwerer Arbeit, hoher Sonneneinstrahlung und starkem Zigarettenkonsum gezeichnet. Der andere bleibt optisch beinahe 20 Jahre jünger, und zwar aufgrund von sportlichem Training, sorgfältiger Hautpflege und gutem Hautschutz, gesunder Ernährung und einem stressarmen Alltag.

Hautbild und andere sichtbare Zeichen der Alterung sind allerdings nur äußere Merkmale. Entscheidend ist die Frage, wie es drinnen im Körper aussieht, also ob die günstigen oder ungünstigen Faktoren die Vorgänge im Inneren unseres Körpers beeinflussen und im besten Fall die körperliche und geistige Leistungsfähigkeit auf Dauer erhalten können.

Sicherlich gibt es auf der einen Seite die körperlich und geistig fitten 70-Jährigen, die ihre Lebenszeit anscheinend ohne große Verschleißerscheinungen überstehen, die es im achten Lebensjahrzehnt wandernd am Berg noch mit manchem 30- bis 40-Jährigen aufnehmen können. Und auf der anderen Seite existieren die vorzeitig Gebrechlichen, die schon mit 40 Jahren kaum noch körperlich belastbar sind und bereits alt wirken.

Die jungen Alten

Dass die Leistungsfähigkeit noch bis ins hohe Alter erhalten bleiben kann, zeigen manche Höchstleistungen der Senioren. So werden heute von den älteren Läufern unglaubliche Leistungen über

verschiedene Distanzen erzielt. Über 50-Jährige erreichen zum Beispiel Marathonzeiten, die bei den ersten Olympischen Spielen von 1896 zur Goldmedaille gereicht hätten[2] (vgl. Abb.). Ein faszinierendes Beispiel hierfür liefert Fauja Singh, ein Läufer mit indischen Wurzeln, der als 100-Jähriger noch an Marathonläufen teilnimmt. Er hatte erst mit 89 Jahren mit dem Wettkampftraining begonnen und bereits drei Jahre später den Weltrekord in seiner Altersklasse aufgestellt. Mittlerweile hat er in London den Stadtmarathon als ältester Teilnehmer in etwas über sechs Stunden erfolgreich absolviert.

Höchstleistungen heutiger Seniorensportler		
Distanz	Zeiten der Olympiasieger von 1896	Aktuelle Seniorenbestzeiten und Alter, in dem die Zeiten erreicht wurden
100 Meter	12,0 s	11,7 s (61 Jahre)
200 Meter	22,2 s	22,1 s (46 Jahre)
400 Meter	54,2 s	53,9 s (63 Jahre)
800 Meter	2:11,0 min:s	2:10,4 min:s (60 Jahre)
1500 Meter	4:33,2 min:s	4:27,7 min:s (60 Jahre)
Marathon	2:58:5 h:min:s	2:54:5 h:min:s (73 Jahre)

Quelle: Tanaka H.; *J Physiol* 586.1; 2008; pp 55–63

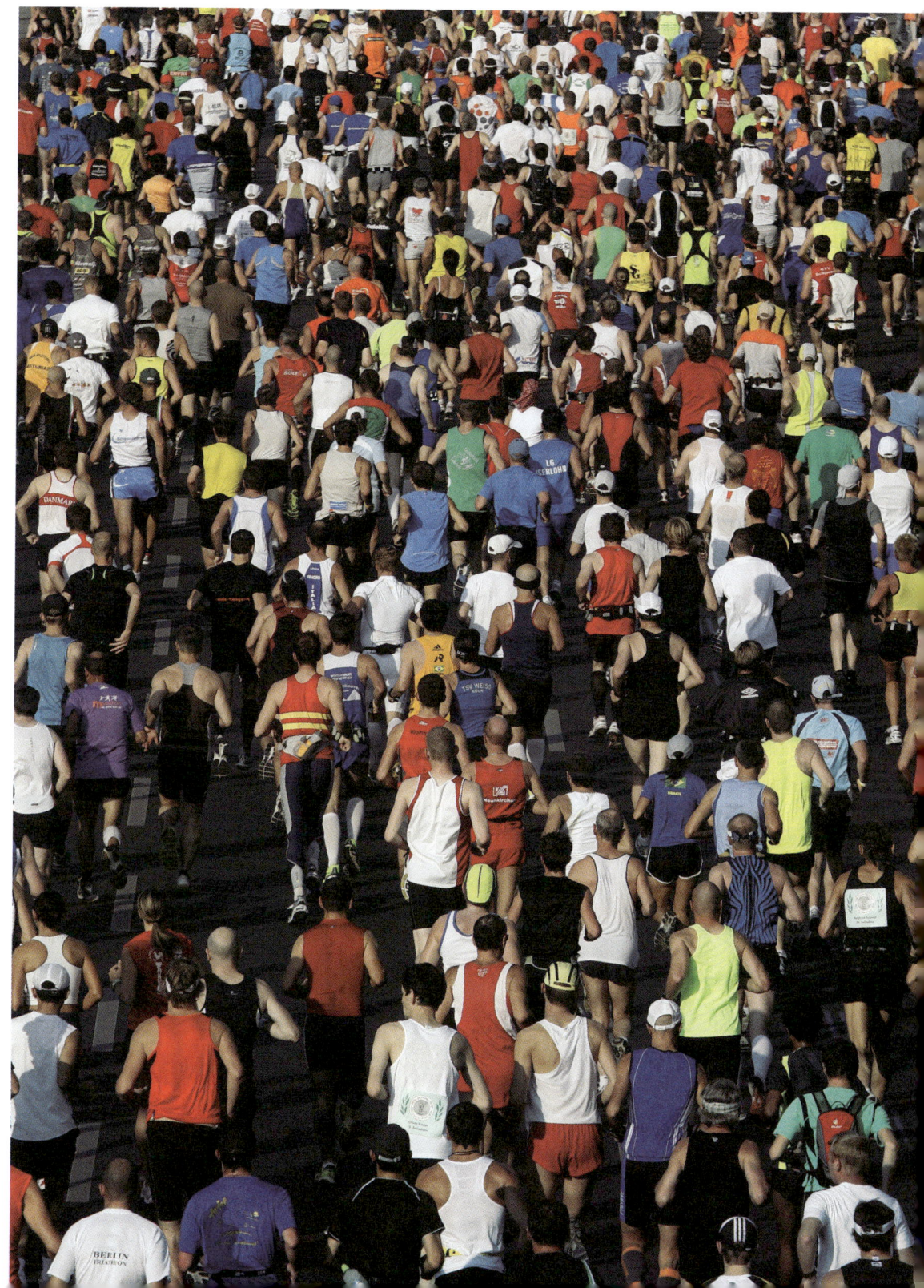

Langsamer altern – zwei Beispiele aus dem Forschungslabor

Zum Beispiel Würmer

Es gibt Fadenwürmer, die im Durchschnitt nur einen Monat lang leben. Ihre Lebensspanne kann verdoppelt werden, indem ein Gen namens Daf-2 ausgeschaltet wird, das zusammen mit dem Stoffwechselhormon Insulin als Türöffner bei der Nahrungsaufnahme der Zelle fungiert.

Das Ausschalten dieses Gens verursacht beim Fadenwurm eine reduzierte Verfügbarkeit von Zucker (Brennstoff) an den Zellen im Körper. Das hat dieselbe Wirkung, als würde der Wurm weniger essen und hungern. Durch diese Unterversorgung der Zelle wird seine allgemeine Stoffwechselaktivität heruntergeregelt – wie im Winterschlaf – und die Lebenserwartung erstaunlicherweise verdoppelt.[3]

Zum Beispiel Affen

Ähnlich funktioniert es, wenn die Nahrungsaufnahme direkt reduziert und damit die Stoffwechselaktivität vermindert wird. Rhesusaffen im Wisconsin National Primate Research Center in den USA, die bei identischen Inhaltsstoffen 30 Prozent kalorienärmer als vorher ernährt wurden, zeigten deutlich langsamere Alterungsprozesse.

Auch beim Menschen spielt die Stoffwechselrate eine bedeutende Rolle, denn der gleiche Effekt kann auch bei Familien beobachtet werden, in denen gehäuft über 100-Jährige vorkommen. Diese Familienmitglieder zeichnen sich durch eine auffällig niedrige Stoffwechselaktivität aus.[4]

Was uns innen alt aussehen lässt

Die Bewertung von »jung« und »alt« anhand von äußeren Merkmalen enthält immer nur die halbe Wahrheit. Wesentlich für die Gesundheit und ein langes Leben ist das »innere Alter«, der Zustand Ihrer Organe wie zum Beispiel Herz, Lunge oder Leber und Ihrer Nerven und Knochen.

Dieses Alter, auch das »biologische Alter« genannt, ist abhängig vom Lebensstil, der Ernährung, dem täglichen Maß an Bewegung, dem Rauchverhalten oder auch dem Alkoholkonsum.

Ihnen ist sicher bekannt, dass die Leber durch Alkohol und fettreiche Ernährung ihre Leistungsfähigkeit zur Entgiftung im Laufe der Zeit einbüßt, das Herz und die Gefäße frühzeitig versteifen, die Lunge durch das Rauchen an Sauerstofftransportkapazität verliert und das Gehirn langsamer arbeitet.

Kalendarisches versus biologisches Alter

Das kalendarische Alter, also die Zeitspanne zwischen Geburt und heutigem Tag, ist somit als relative Größe zu betrachten.

Die Anzahl der Jahre, die Sie auf dem Papier alt sind, spielt eine eher untergeordnete Rolle. Sie spiegelt nur bedingt das reale Alter und damit den Leistungszustand Ihres Körpers und Geistes wider und sagt wenig über Ihre eigentliche Gesundheit, Vitalität oder gar Lebenserwartung aus.

Was wirklich zählt, ist das biologische Alter, denn das gibt den realen Leistungs- sowie Abnutzungszustand unseres Körpers an. Hierin fließen sämtliche Daten sowohl aus Erbanlage wie Lebensstil, körperlicher Aktivität, Ernährung, Übergewicht, Rauchen, Alkohol, Stress und Umweltfaktoren – wie starke Abgas- oder Strahlenbelastung –, aber auch andere medizinische Größen wie Blutdruck-, Cholesterin- bzw. Blutzuckerwerte gleichermaßen ein.

Erst das komplexe Zusammenspiel dieser Faktoren erlaubt eine fundierte Aussage über das reale Alter, den tatsächlichen Verschleiß des Körpers über die Lebenszeit.

Ihr biologisches Alter entscheidet über die wahrscheinliche Lebenserwartung.

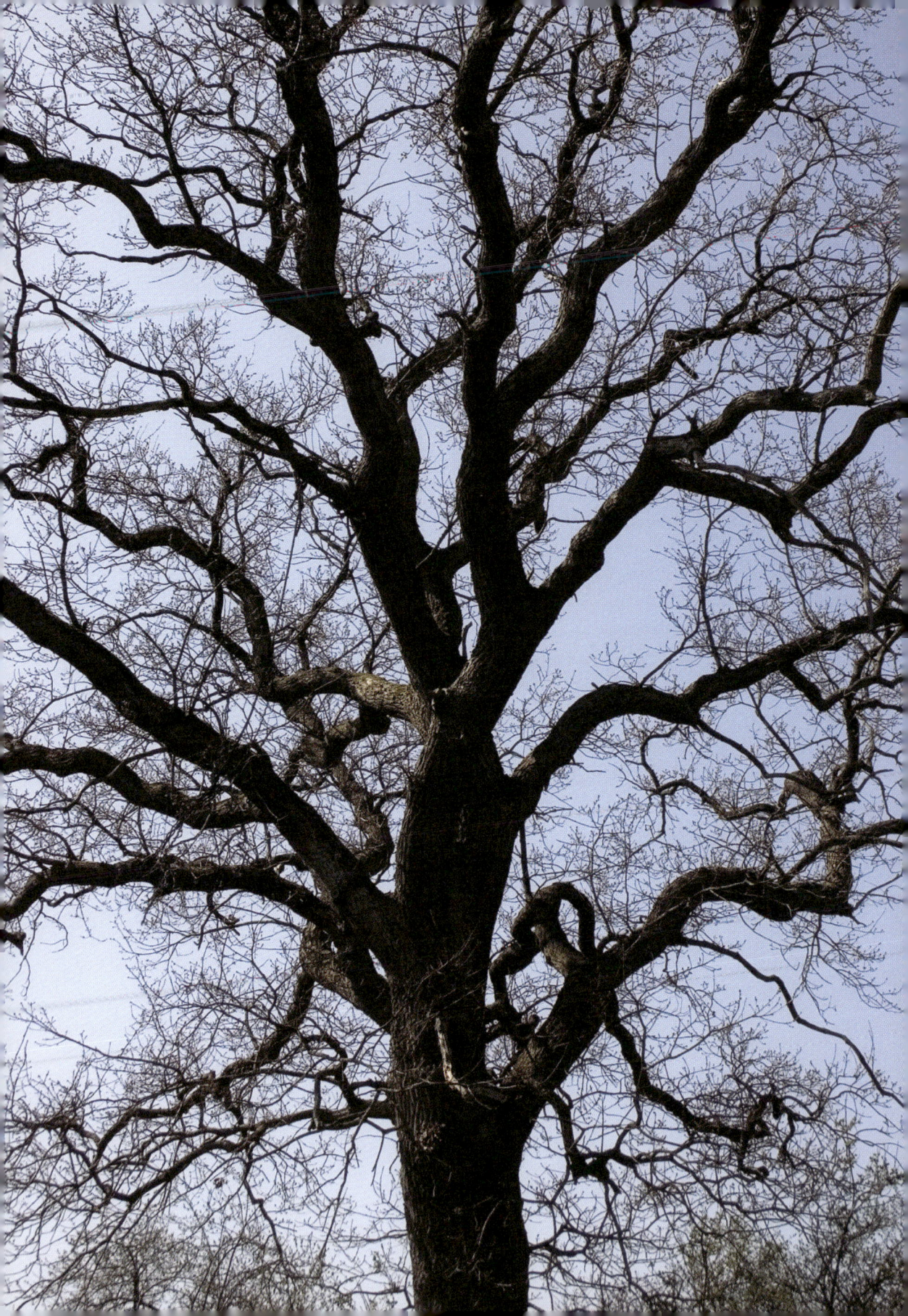

Gefäße – das Versorgungsnetz

Die Gefäße bilden ein weit verzweigtes, kilometerlanges System im Körper. Es gewährleistet die Verbindung und den Informationsaustausch zwischen den Organen, die Versorgung mit Nährstoffen und Sauerstoff über die Arterien und den Abtransport von Giften wie Kohlendioxid über die Venen.

Diese Vorgänge werden ganz wesentlich durch das im Gefäßsystem zirkulierende Blut und seine Zusammensetzung bestimmt. So bilden die Gefäßwände die Barrieren zwischen Blut in Organen und einzelnen Zellen. Sie regulieren den Transport von Nährstoffen aus dem Blut in die damit zu versorgenden Organe.

Durch ihre Funktion und Ausdehnung in alle Bereiche des Körpers nehmen die Gefäße eine Schlüsselstellung in unserem Körper ein. Sie sind verantwortlich für die gute (oder möglicherweise nicht so gute) Versorgung der Organe und damit auch für ihre Jungerhaltung – und genauso auch für ihre Voralterung.

Die Bedeutung des Gefäßsystems

Schon seit den Zeiten von Leonardo da Vinci wurde vermutet, dass die Funktion des Körpers und der Organe in engem Zusammenhang mit der Funktion des Gefäßsystems stehen müsse. Heute gilt es allgemein als eindeutig erwiesen, dass für eine optimale Versorgung der Körperzellen mit Sauerstoff und Nährstoffen der Qualitäts- und Leistungszustand der Blutgefäße eine entscheidende Rolle spielt.

Das Fortschreiten der Alterungsprozesse hängt unmittelbar davon ab, wie viel Sauerstoff und Nährstoffe über dieses Versorgungsnetz angeliefert und in die Körperzellen eingeschleust werden können.

So funktioniert unser Versorgungsnetz

Das Blut, das über den Darm oder die Leber mit Nährstoffen und in der Lunge mit Sauerstoff angereichert wird, wird vom Herz in den großen Kreislauf gebracht und innerhalb von Millisekunden über die Hauptschlagader und weitere Verästelungen bis in die kleinsten haarfeinen Gefäße in allen Organen, in die sogenannten Kapillaren, gepumpt (vgl. Abb.).

Diese sind so klein, dass sich gerade noch rote Blutkörperchen, die Transporteure für Sauerstoff – mit einer Größe von 0,000007 Metern – hindurchquetschen und bei dieser Gelegenheit den Sauerstoff abgeben können.

Im Blut lösliche Substanzen wie Energiestoffe – Fette, Blutzucker und Eiweiße –, aber auch Giftstoffe wie Cholesterin gelangen ungehindert in diese Körperregionen.

Die Gefäße, das zentrale Röhrenversorgungssystem des Körpers

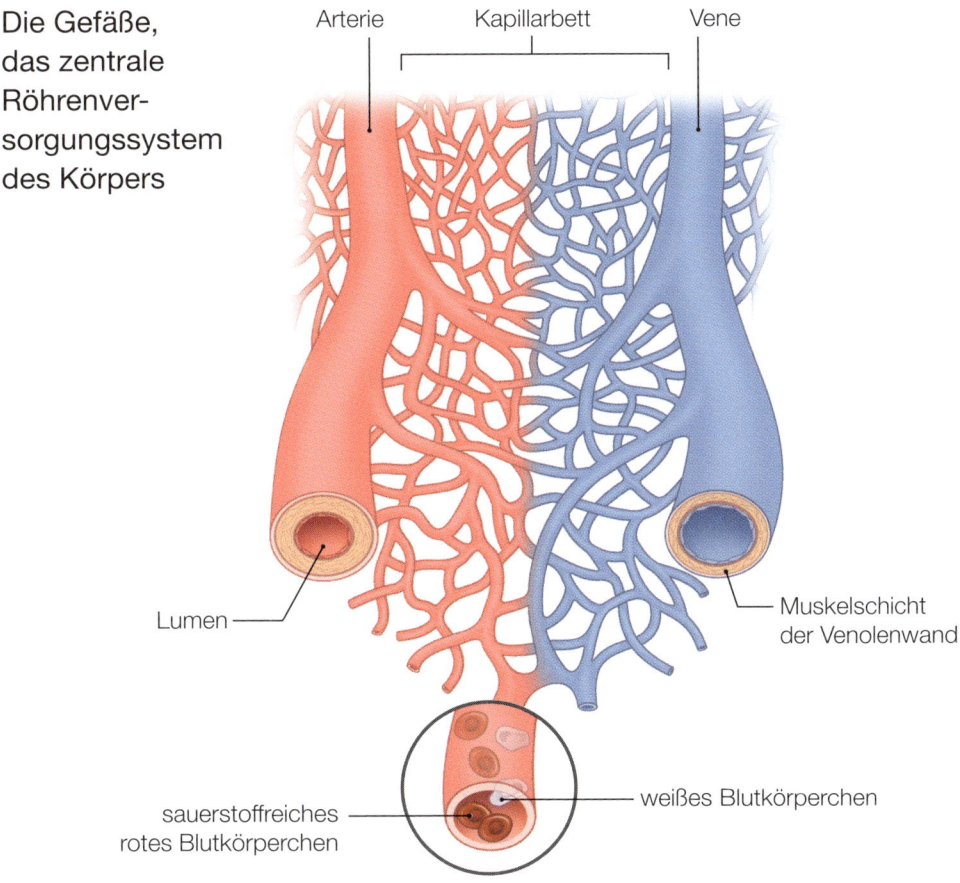

Arterie

Kapillarbett

Vene

Lumen

Muskelschicht der Venolenwand

sauerstoffreiches rotes Blutkörperchen

weißes Blutkörperchen

Gefäßelastizität für optimale Funktion

Die Blutgefäße sind im gesunden Zustand dehnbar und reaktionsschnell, eine wesentliche Voraussetzung dafür, dass sich das Blut im Körper optimal verteilen kann. Bei Wärme wird sich das gesunde Gefäß weiten, bei Kälte oder in Angstsituationen verengen. Je elastischer und je dehnbarer die Gefäßwände sind, desto größer ist ihr Querschnitt, und desto mehr Blut steht ihnen zur Verfügung, um die Versorgung einer jeden einzelnen Körperzelle zu übernehmen.

Das Grundprinzip für den gesunden Stoffwechsel ist somit denkbar einfach: Je besser die Organe mit Sauerstoff und Nährstoffen versorgt und je besser Schlackenstoffe abtransportiert werden, desto effektiver und ökonomischer können die Organe ihre Arbeit verrichten. Lässt sich diese Funktion über einen möglichst langen Zeitraum – wie etwa über 50 oder 100 Jahre – erhalten, bleiben auch die Organe, die die Gefäße zu versorgen haben, funktions- und leistungsfähig und biologisch jung.

Unvorstellbare Dimensionen

Das Gefäßsystem durchzieht mit seinen Verästelungen – vergleichbar den Ästen eines Baumes – unseren gesamten Körper. Von der zwei bis drei Zentimeter dicken Aorta, der Hauptschlagader, die dem Herzen entspringt, gehen alle Abzweigungen ab. Ihre Verzweigungen reichen bis hin zu den haarfeinen Kapillaren, wie sie sich in den Zielorganen Lunge, Darm, Gehirn oder Nieren befinden.

Es ist ein gigantisches System: Würde man das Netz sämtlicher Blutgefäße heraustrennen, aufschneiden, aufklappen und flach ausbreiten, würde sich eine Fläche von mehreren Hundert Quadratmetern ergeben, das heißt, es würde ungefähr die Größe von einem halben Fußballplatz vor einem liegen.

Diese riesige Fläche bildet die entscheidende Schnittstelle zwischen Außenwelt und Zellfunktion, zwischen Umwelt und Organismus, über die der lebenserhaltende Austausch stattfindet. Der Größenvergleich lässt erahnen, dass in dem Funktions- und Qualitätszustand des Gefäßnetzes ein grundlegender Parameter für unseren Gesundheitszustand verborgen liegt.

Ein geniales Prinzip

Die Oberflächenvergrößerung, die durch das Gefäßsystem erreicht wird, stellt ein entscheidendes biologisches Grundprinzip dar, um höchste Effektivität auf kleinster Fläche zu erzielen. Sie sichert die optimale Versorgung der Zellen beziehungsweise aller Organe. Dies wird am Beispiel der Lunge, des Darms oder der Nieren gleichermaßen deutlich:

Die Lunge sieht dabei aus wie die Traube an einer Weinrebe, mit einer Vielzahl von großen und kleinen Lungenbläschen versehen, die einzeln an den Ästen – den Bronchien der Lunge – hängen. Die Lungenbläschen stellen den Ort dar, an dem der Sauerstoffübertritt aus der eingeatmeten Luft ins Blut stattfindet. Die Größe dieses Systems entspricht, wenn man es aufklappen und nebeneinanderlegen würde, der Fläche eines Handballfelds.

Auch die Darmoberfläche, entscheidend für die Aufnahme von Nährstoffen und Flüssigkeit, entspricht mit ihren ei-

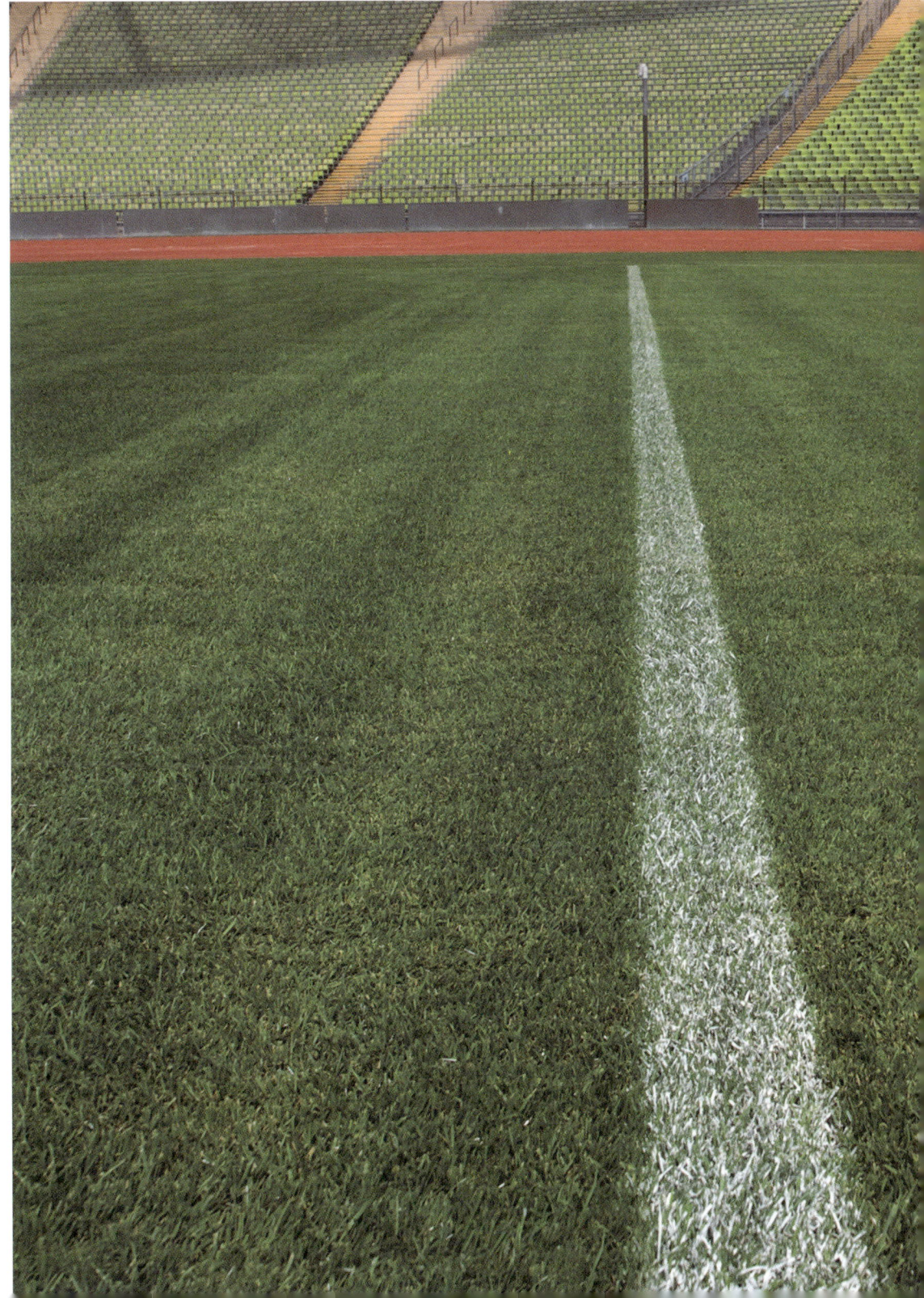

ner zerknüllten Zeitung ähnelnden zahllosen Ausstülpungen und Ausbuchtungen noch der Fläche von 400 Quadratmetern, vergleichbar mit gut anderthalb Tennisplätzen.

Genauso ist das Geflecht der Nierenkanälchen angelegt, die permanent Blut filtern und entgiften. Es ist viele Kilometer lang und kann so eine langsame, aber stetige Entgiftung aus dem Blut gewährleisten.

Die Verbindungen innerhalb dieser Systeme und zwischen den Organen sind die Gefäße. So erst kann das Ziel der Oberflächenvergrößerung erreicht werden.

Was das Blut alles kann

»Blut ist ein ganz besonderer Saft«, das lässt schon Goethe seinen Mephisto zu Faust sagen, und er hat in vielerlei Beziehung Recht.

Blut hat hohe Qualitäten und ist normalerweise reichlich vorhanden. Je nach Körpergröße und Gewicht sind beim gesunden erwachsenen Menschen 4,5 bis 6 Liter Blut in ständigem Umlauf.

Das Blut erfüllt eine ganze Reihe von lebenswichtigen Aufgaben. Eine Hauptfunktion ist der Transport von Sauerstoff.

Die roten Blutkörperchen (Erythrozyten), die unter dem Mikroskop aussehen wie Sitzkissen, kann man sich dabei wie kleine weiche Transport-Schlauchboote vorstellen. Sie laden in den Lungenflügeln den eingeatmeten Sauerstoff und transportieren ihn über das Gefäßsystem zu den Organen.

Stofftransport

Nach der Übergabe des Sauerstoffs an die zuständige Zelle wird das Abfallprodukt Kohlendioxid, das bei der Verbrennung von Nährstoffen anfällt, zurück zur Lunge transportiert und abgeatmet. Ebenso wie dieses Gas werden über den Blutstrom auch aus der Verdauung gewonnene Nährstoffe wie Fette, Zucker oder Eiweiße zu allen Zellen des Körpers gebracht und dort bedarfsgemäß verbraucht, weiterverarbeitet oder gespeichert. Die dabei entstehenden Stoffwechsel- oder Abfallprodukte werden dann ausschließlich zu den Ausscheidungsorganen Nieren und Leber geleitet.

Darüber hinaus verteilt das Blut bei diesem Vorgang gleich auch Immunzellen, Gerinnungsfaktoren und Enzyme – auch bekannt unter dem Begriff Eiweißspalter – an den Körper.

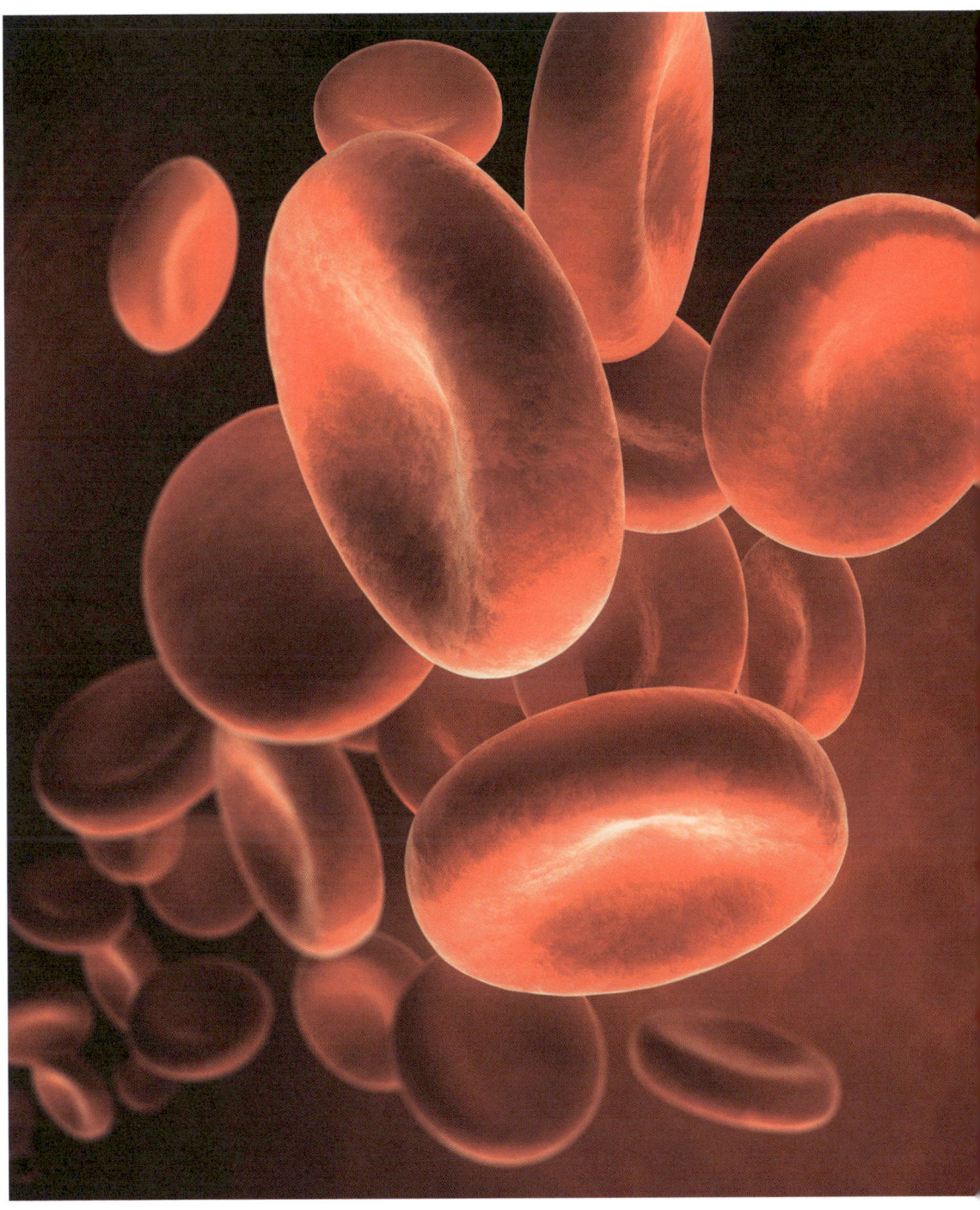

Informationstransport

Und dann gibt es da noch die Hormone, die eine wichtige Rolle bei diesen Vorgängen spielen. Hormone sind Botenstoffe, die entsprechenden Organen – beispielsweise im Auftrag des Gehirns – mitteilen, was sie zu tun oder zu lassen haben.

Nervensignale und Hormone können Sie sich vorstellen wie E-Mails und Briefe. Sie verhalten sich so ähnlich zueinander. Das Nervensignal ist die E-Mail: ein elektrischer Impuls, ungemein schnell und präzise, was die Nachrichtenqualität angeht. Hormone hingegen, die Briefe, sind feste Moleküle, die in den unterschiedlichsten Drüsen des Körpers produziert werden und vergleichsweise langsamer ihre Wirkung auslösen. Beispielsweise das bekannte Hormon Adrenalin, das in den Nebennieren entsteht, oder die Schilddrüsenhormone in der Schilddrüse: Setzen die Nebennieren Adrenalin wie bei plötzlicher Angst frei, gelangt dieses Stresshormon über den Blutstrom in die Hautgefäße und führt zu deren Engstellung (weißes Gesicht) und dockt sich am Herzen wie ein Magnet an die Herzmuskelzellen an und löst so eine höhere Schlagfrequenz aus (höherer Puls).

Ähnliches passiert bei der Schilddrüse, die über Informationen vom Gehirn ihre Produktion von Schilddrüsenhor-

monen dementsprechend herauf- bzw. herunterregelt und so die Aktivitäten und Funktionen aller Zellen im Körper steuert.

Verteilungszentrum

Aufgaben des Bluts sind auch das sogenannte Puffern, das Aufrechterhalten des lebensnotwendigen Säure-Basen-Gleichgewichts und die Thermo- oder Wärmeregulation. Denn das Einstellen der Körpertemperatur auf rund 37 Grad Celsius, die optimale Betriebstemperatur des Körpers, muss gewährleistet sein.

Anhand dieser Beispiele wird verständlich, dass das Gefäßsystem mit dem darin zirkulierenden Blut nicht nur für die unmittelbare Ver- und Entsorgung der Zellen zuständig ist, sondern auch, dass es die zentrale Verteilerfunktion von Informationen im Körper ausfüllt.

Daraus folgt natürlich: Wird das Röhrensystem in seiner Arbeitsweise beeinträchtigt oder gar schwer geschädigt, kann das Blut seine vielfältigen Aufgaben nur noch eingeschränkt und an einzelnen Stellen im Körper überhaupt nicht mehr erfüllen. Die Versorgung der Organe ist dort nicht optimal oder überhaupt nicht mehr gewährleistet. Der Alterungsprozess schreitet schneller voran, als es eigentlich notwendig wäre.

Steife Gefäße = alte Gefäße

Berücksichtigt man all diese lebenswichtigen Aufgaben, die über das Gefäßsystem abgewickelt werden, so wird verständlich, wieso unsere Gesundheit und Vitalität davon in einem hohen Maße abhängen. Der medizinische Grundsatz für Sie lautet:

Je besser Ihr Transport- und Versorgungssystem funktioniert, desto besser funktioniert Ihr Körper.

Doch leider wirkt dieses Prinzip auch umgekehrt: Nimmt die Qualität der Versorgung ab, beginnen die Zellen – und damit Ihr gesamter Körper – schneller zu altern. Schade eigentlich, denn die Natur hat Herz und Gefäße so konstru-

iert, dass sie bei entsprechend rücksichtsvollem und bewusstem Umgang damit 90 Jahre und länger halten.

Natürlich, es gibt sie, die rüstigen Alten, die noch im hohen Alter vergleichsweise fit im Kopf und flott auf den Beinen sind. Doch leider geben viele Menschen in den Industrienationen ein anderes Bild ab, dabei hätten sie bei gesunder Lebensweise die Chance gehabt, gesünder alt zu werden. Ein Großteil der Menschen ist darum biologisch älter, als er sein müsste. Vorzeitig treten bei ihnen Krankheiten auf, die den Organismus insgesamt schädigen.

Die Wurzel dieses Übels liegt zum großen Teil in der Erkrankung der Gefäße, der Arterienverkalkung (Arteriosklerose). Das ist eine krankhaft degenerative Versteifung der Gefäße, die meist

Arteriosklerose: verkalktes Blutgefäß
Entwicklung von links, bei der Geburt, bis rechts, im Alter

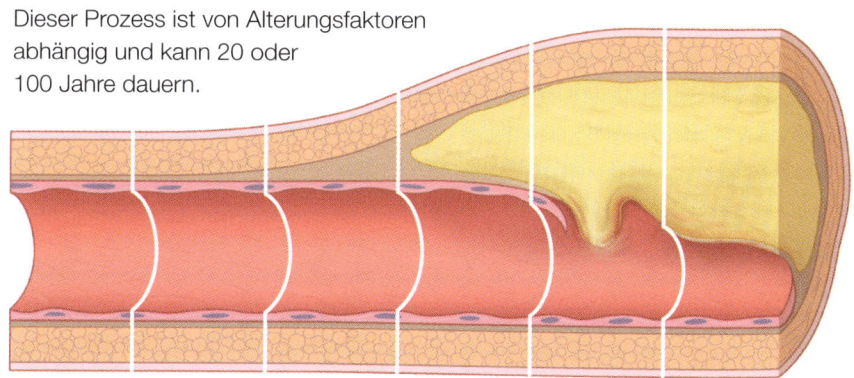

Dieser Prozess ist von Alterungsfaktoren abhängig und kann 20 oder 100 Jahre dauern.

im Spätstadium zu einer deutlichen Verengung an diesen Stellen führen kann.

Die gängige Bezeichnung mit dem Begriff »Verkalkung« trifft diese Erkrankung im Kern ganz gut. In der Tat sind die Leitungen des Bluts, die Adern oder Arterien, teilweise verstopft – im Prinzip genauso wie es das Wasserrohrsystem einer Spülmaschine sein kann. Eine gute Durchblutung ist nicht mehr möglich, und diese schlechte Versorgung führt zum Nachlassen der geistigen und körperlichen Fähigkeiten.

Im Grunde ist es hierbei nicht anders als in einem Garten: Die Pflanzen, die nicht ausreichend gegossen und mit Nährstoffen versorgt werden, beginnen vorzeitig zu welken.

Arteriosklerose – altersbedingtes Rosten

Kaum eine Krankheit steht so sehr im Blickfeld der medizinischen Forschung wie die Arteriosklerose – aus gutem Grund, denn daran erkranken und sterben mehr Menschen als an allen anderen Leiden.

Das Tückische ist, dass sie bereits früh beginnen kann und unbemerkt langsam fortschreitet, weil sie über Jahre und Jahrzehnte keine Symptome verursacht oder Beschwerden macht. Sie bemerken also in keinster Weise, dass Ihr Körper Schaden nimmt.

Sogar Kinder, die noch nicht in der Pubertät sind, können, wenn sie zu viel wiegen und sich nicht ausreichend bewegen, erste Zeichen von Gefäßsteifigkeit und Arteriosklerose[5] aufweisen.

Charakteristisch für die Arteriosklerose ist die Ablagerung von Blutfetten (Cholesterin), Blutgerinnseln (Thromben) und Kalk in der Gefäßwand, die zu einer bindegewebigen, das heißt narbigen Verhärtung und Versteifung der Gefäße führt. Aus all dem folgt eine stetig fortschreitende Einschränkung der Gefäßelastizität.

Chronische, lokale und systemische Entzündungsprozesse, erkennbar an erhöhten Entzündungswerten im Blut, sind ein Spiegelbild für diesen Prozess, begünstigen und befördern ihn aber auch weiter. Mit der Zeit wird die Gefäßinnenschicht spröde, rau und verhärtet sich.

Man könnte sich diesen Vorgang auch bildlich als »Rosten« der Gefäßoberfläche vorstellen. Die verschiedenartigen Gefäße, die unseren Körper als Autobahnen, Landstraßen, Gassen, Wege oder Pfade durchziehen, werden immer enger. Der Verkehr staut sich an den Engpässen, die den Blutfluss wie eine einspurige Verkehrsführung behindern. Die Konsequenz: Die Zellen, die sich

Was ist das, Arteriosklerose?

Der Vorgang:

Die Innenwände der Schlagadern oder Arterien werden durch Ablagerungen verengt und verhärten sich. Man spricht von einer Gefäßverkalkung, wie bei einem Wasserrohr.

Der Grund:

Fett lagert sich über Jahre in die Gefäßwände ein und führt zur Entzündung. Die Gefäße verlieren an Elastizität. Ihr Durchmesser vermindert sich zunehmend. Das Blut kann nicht mehr ungehindert hindurchfließen.

Die Folge:

Es steigt das Risiko, dass sich die Arterien verschließen. Mit der Konsequenz eines Schlaganfalls, Herzinfarkts oder von Durchblutungsstörungen in den Beinen. Die Gefahr, dass dies passiert, steigt mit zunehmendem Alter und wird durch einen schlechten Lebensstil – zu viel Gewicht, zu wenig Bewegung und Rauchen – und Herz-Kreislauf-Risikofaktoren begünstigt.

Was genau passiert:

Weiße Blutkörperchen, der Abräumdienst des Körpers, wandern aus dem Blut in die Gefäßwand. Dort nehmen sie verändertes, abgelagertes Cholesterin auf. Wird das System überlastet, sterben diese Zellen. Dies verursacht eine Entzündungsreaktion in der Gefäßwand. Dabei werden Entzündungs- und Wachstumsfaktoren freigesetzt, die viele weitere Blutzellen anlocken.

Die Gefäßwand wird umgebaut. Um die Ansammlung von Cholesterin und Zellen entwickelt sich eine bindegewebsartige Kapsel. Das ist der arteriosklerotische Plaque.

Ist die Kapsel dünn und reißt ein, lagern sich in Millisekunden Blutplättchen an, formen sich zu Gerinnseln und verschließen das Gefäß. Die Blutversorgung ist akut gestoppt. Am Herz heißt das: Herzinfarkt. Am Gehirn bedeutet das Gehirnschlag oder auch Schlaganfall.

hinter den Engstellen befinden, bekommen immer weniger Lebenssaft zur Verfügung gestellt. Somit setzen mit dem zunehmenden Voranschreiten der Arterienverkalkung auch die Alterungsprozesse der Organe unnötig früh ein, teilweise schon im zweiten und dritten Lebensjahrzehnt.[5,6]

Eine Wohlstandskrankheit

Die Arteriosklerose hat sich mit dem Wohlstand in den Industrienationen ausgebreitet. Spielten degenerative Gefäßveränderungen mit Folgen wie Herzinfarkt und Schlaganfall noch bis zum Zweiten Weltkrieg eine sehr untergeordnete Rolle, so hat sich die Krankheit seit Beginn des Wirtschaftswunders in den Fünfzigerjahren zu einem Problem für den Großteil der Bevölkerung entwickelt.

So unglaublich es klingt: Mehr als die Hälfte der Deutschen haben deutlich verkalkte Gefäße, die Herz-Kreislauf-Erkrankungen verursachen und die Organe unnötig früh altern lassen.

Auch hier gilt: Sind die Gefäße am Herzen verengt, wird dieses in seiner Pumpleistung bedrohlich eingeschränkt,

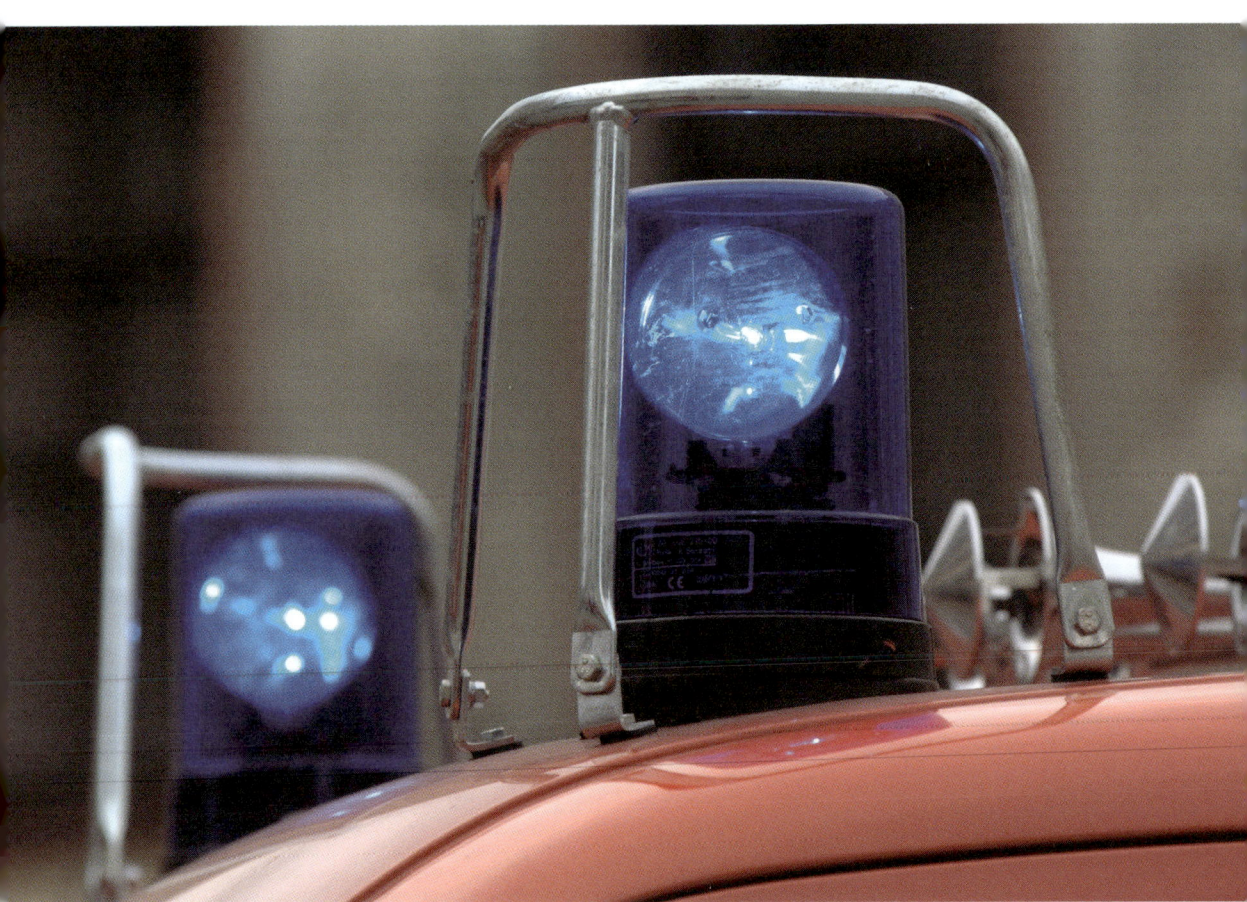

und es entwickelt sich eine Herzmuskelschwäche, die sogenannte Herzinsuffizienz. Sind darüber hinaus die Gefäße, die für die Versorgung des Gehirns verantwortlich sind, verengt, kommt es auch dort zu Fehlfunktionen mit Schwindelgefühl, Schlaganfällen oder Demenz.

Wir altern über unsere Gefäße

Der umgangssprachliche Begriff »Durchblutungsstörung« bezeichnet treffender als jeder medizinische Fachbegriff die Folgen einer Arteriosklerose. Deshalb lautet die zentrale Botschaft der Herz-Kreislauf-Wissenschaft der letzten Jahrzehnte: »Der Mensch altert über seine Gefäße.«

Der Zustand des Gefäßsystems spiegelt demnach den Verschleiß- und Abnutzungszustand des Körpers exakt wider.

Wie bei einem Auto, das von außen betrachtet angerostet, verkratzt und eingebeult sein kann, aber unter der Kühlerhaube einen optimal gewarteten Motor mit einem entsprechend intakten Leitungssystem verbergen kann, spiegelt auch der innere Zustand des Herz-Kreislauf-Systems das leistungsfähige, biologische Alter wider. Wie dieses System funktioniert, wie es jung bleiben kann und wie sich die Alterungsfaktoren negativ auswirken, soll im Folgenden beschrieben werden.

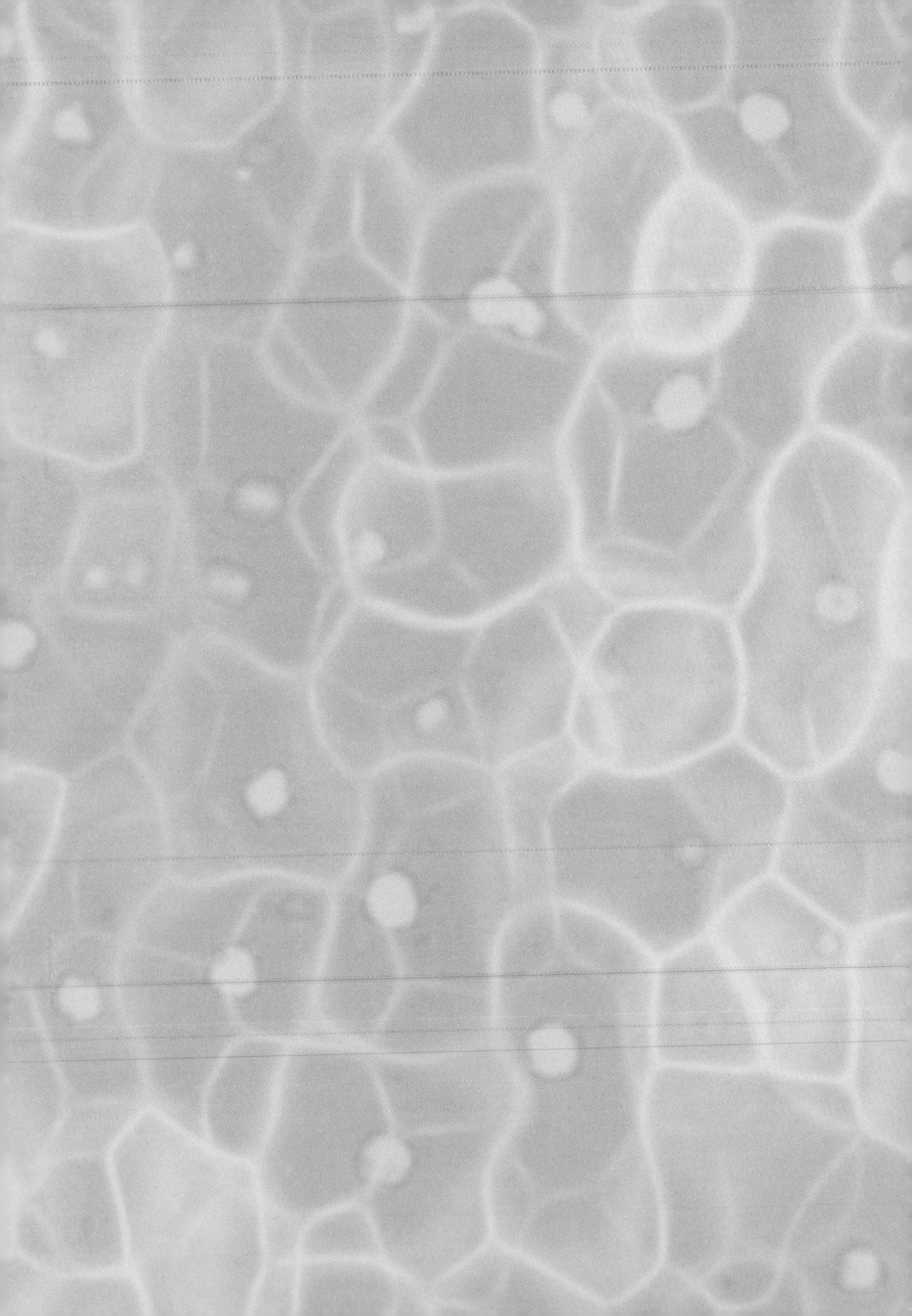

Jungbrunnen E-Faktor

Eine zentrale Rolle bei den diversen Alterungsprozessen nimmt der E-Faktor ein. Das »E« steht dabei für »Endothel«, die Gefäßinnenschicht. Der gesamte Energiestoffwechsel läuft über diese Gefäßinnenschicht, die sogenannte Endothelschicht, ab.

Die Verleihung des Nobelpreises an das amerikanische Wissenschaftlertrio Robert F. Furchgott, Louis J. Ignarro und Ferid Murad im Jahr 1998 war eine besondere Auszeichnung für eine bahnbrechende Entdeckung in der Herz- und Gefäßmedizin, die viele Forschungsfelder bis heute befördern konnte. Die in wissenschaftlichen Zeitschriften stetig ansteigenden Zahlen an Publikationen verdeutlichen dies (vgl. Abb).

Dabei geht es um einen ganz einfachen Stoff, eine von seiner chemischen Struktur her ganz simple Verbindung, nämlich NO, die aus Stickstoff (N) und einem Sauerstoffmolekül (O) besteht und die – und das ist die Sensation – sämtliche physiologische Vorgänge im Körper, insbesondere innerhalb des Gefäßsystems, substanziell beeinflusst.

Eine bahnbrechende Entdeckung

Der Amerikaner Robert F. Furchgott, Professor für Pharmakologie, der sich bei seinen Forschungen ursprünglich mit der Wirkung von Medikamenten auf Blutgefäße beschäftigte, war bereits in den Achtzigerjahren der Frage nachgegangen, welche Ursachen dafür verantwortlich sind, dass sich Blutgefäße generell weiten und enger stellen.

In der Wissenschaft war zu diesem Zeitpunkt bereits einiges über die Arteriosklerose bekannt. Man wusste, dass die ersten Anzeichen dieses Prozesses sich durch das Nachlassen der Elastizität und eine eingeschränkte Entspannungsfähigkeit der Arterien ankündigen. Einblicke in diese Mechanismen der Gefäßreaktion sollten dazu beitragen, die molekularen und funktionellen Vorgänge bei der Entstehung der Arteriosklerose zu entschlüsseln. Man tappte allerdings noch in vielerlei Hinsicht im Dunkeln.

Das Nobelpreis-Experiment

Robert F. Furchgott entdeckte mit seiner Forschergruppe in einer Versuchsanordnung mit Tieren, dass Vorgänge in einem gesunden Gefäß über einen Botenstoff im Blut, das Acetylcholin, ausgelöst werden. Das ist ein überall im Körper vorkommendes Nervenhormon, ein Neurotransmitter. Dieser Effekt tritt aber nur dann ein, so seine Erkenntnis, wenn die Innenschicht des Gefäßes, die Endothelschicht, intakt ist. Schabt man diese jedoch ab und stimuliert das Gefäß wiederum mit Acetylcholin, so stellt sich anstatt einer Erweiterung (Dilatation)

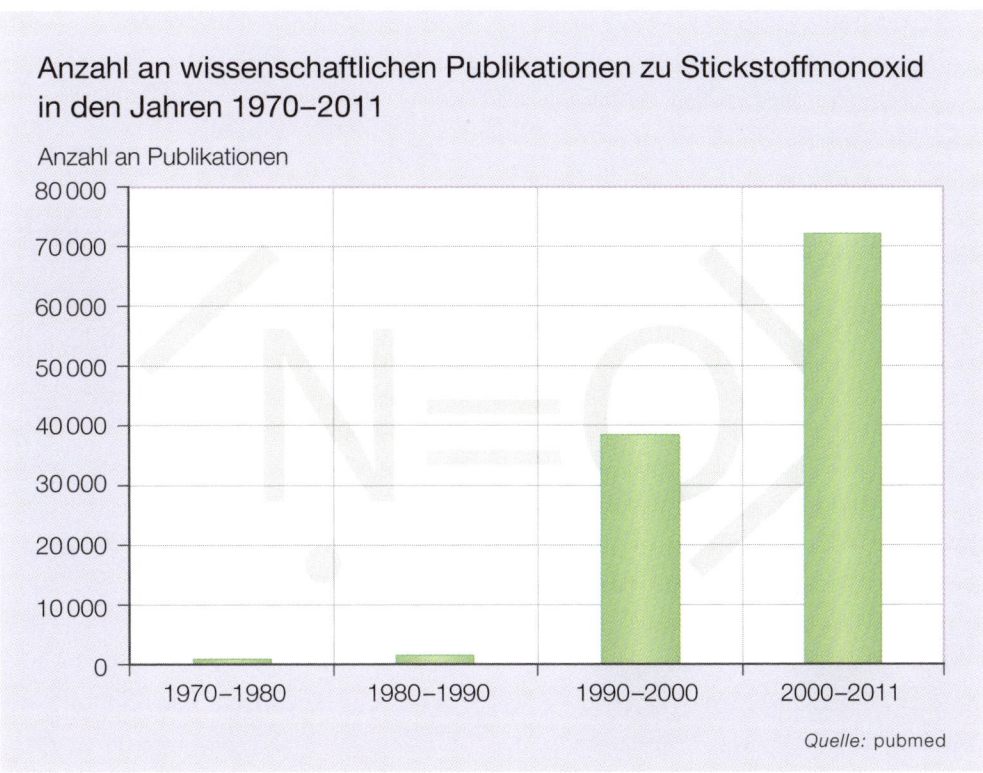

Anzahl an wissenschaftlichen Publikationen zu Stickstoffmonoxid in den Jahren 1970–2011

Anzahl an Publikationen

Quelle: pubmed

eine Verengung (Konstriktion) des Gefäßes ein.

Dem Forscherteam wurde anhand dieser Tatsache klar, dass sich ein Gefäß ohne die Endothelschicht offensichtlich nicht weiten kann. Und sie zogen daraus den Schluss, dass diese hauchdünne, jedes Gefäß auskleidende Schicht eine entscheidende Rolle spielen müsse.

Diese Erkenntnisse waren derart revolutionär und weitreichend, dass die Laboruntersuchungen und wissenschaftlichen Ergebnisse bereits 1980 in einer der renommiertesten amerikanischen Fachzeitschriften, *Nature*, veröffentlicht wurden.[7] Dieser Artikel fand eine enorme Beachtung in der gesamten Wissenschaftswelt.

Ein Gas namens NO

Doch damit waren noch nicht die Mechanismen erklärt, die in dieser dünnen Gefäßschicht ablaufen, die die Gefäßfunktionen bestimmen und am Ende die Arteriosklerose verursachen.

Bei weiteren Experimenten stellte sich heraus, dass das Endothel eine Substanz produziert, die das Weiten des Gefäßes bewirkt. Robert F. Furchgott bezeichnete sie zunächst mit dem Begriff »Endothelial Derived Relaxing Factor«, abgekürzt EDRF (etwa: »entspannender Faktor aus der Gefäßinnenschicht«). Das war die Größe, die nach seiner Erkenntnis die Gefäßinnenschicht und die Gefäße geschmeidig machte.

Die Substanz bestand aus der chemischen Verbindung Stickstoffmonoxid, abgekürzt NO. Die Entdeckung dieses Gases war die eigentliche Sensation, denn das NO ist kein komplexes, verzweigtes Eiweißmolekül – so wie man es sonst fast überall wie zum Beispiel bei Hormonen, Gerinnungs- oder Entzündungsmolekülen findet –, sondern eine ganz einfache chemische Verbindung, die auch in der Luft vorkommt.

Die Wissenschaftler waren mehr als überrascht über diese Entdeckung und glaubten anfänglich selbst nicht, dass ein so simples Gas wie dieses eine so entscheidende Aufgabe im Gefäßsystem von Mensch und Tier innehat. Doch je mehr auch andere Forscher das Ergebnis bestätigen konnten, wich das Misstrauen euphorischer Begeisterung.

Bei weiteren Experimenten kristallisierte sich immer deutlicher heraus, dass NO nicht nur ein Signalstoff für den Querschnitt der Blutgefäße und seine

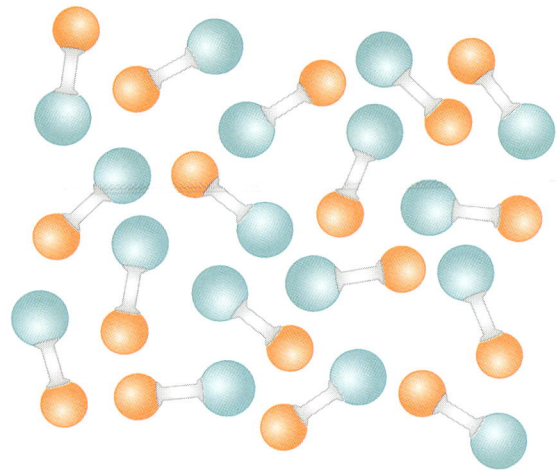

Stickstoffmonoxid-Moleküle (NO)

Reaktion ist. Darüber hinaus ist NO an fast allen Vorgängen beteiligt, die die Gefäßgesundheit und -alterung betreffen, egal ob in den Gefäßen des Herzens, im Gehirn, den Nieren, im verzweigten Gefäßbett der Lunge oder in der Muskulatur.

NO – Grundbaustein für Dynamit

NO als chemische Verbindung war schon lange bekannt, hatte es aber in einem ganz anderen Zusammenhang zu weltweiter Berühmtheit gebracht: NO ist nämlich auch die chemische Grundsubstanz von Nitroglyzerin und damit auch von Dynamit. Der Botenstoff, der in den Blutgefäßen die Energie für die so wichtige Weitstellung liefert, ist also gleichzeitig der chemische Grundbaustein für Dynamit.

Ironie des Schicksals

Erfunden wurde das Dynamit bekanntlich von Alfred Nobel, der mit dem Geld aus seiner Erfindung den Grundstock für den Nobelpreis stiftete. Alfred Nobel litt selbst an einer Arterienverengung der Herzgefäße, und sein Arzt verabreichte ihm Nitroglyzerin, weil auch er schon wusste, dass es die Herzgefäße weit macht und schmerzlindernd wirkt.

Damals notierte Alfred Nobel in sein Tagebuch: »Es ist eine Ironie des Schicksals, dass mir mein Arzt Nitroglyzerin verordnet.«

Noch heute wird Nitroglyzerin als Notfallmedikament bei akuten Herzproblemen wie Angina Pectoris (Brustschmerzen bei Durchblutungsstörung des Herzens) erfolgreich angewendet.

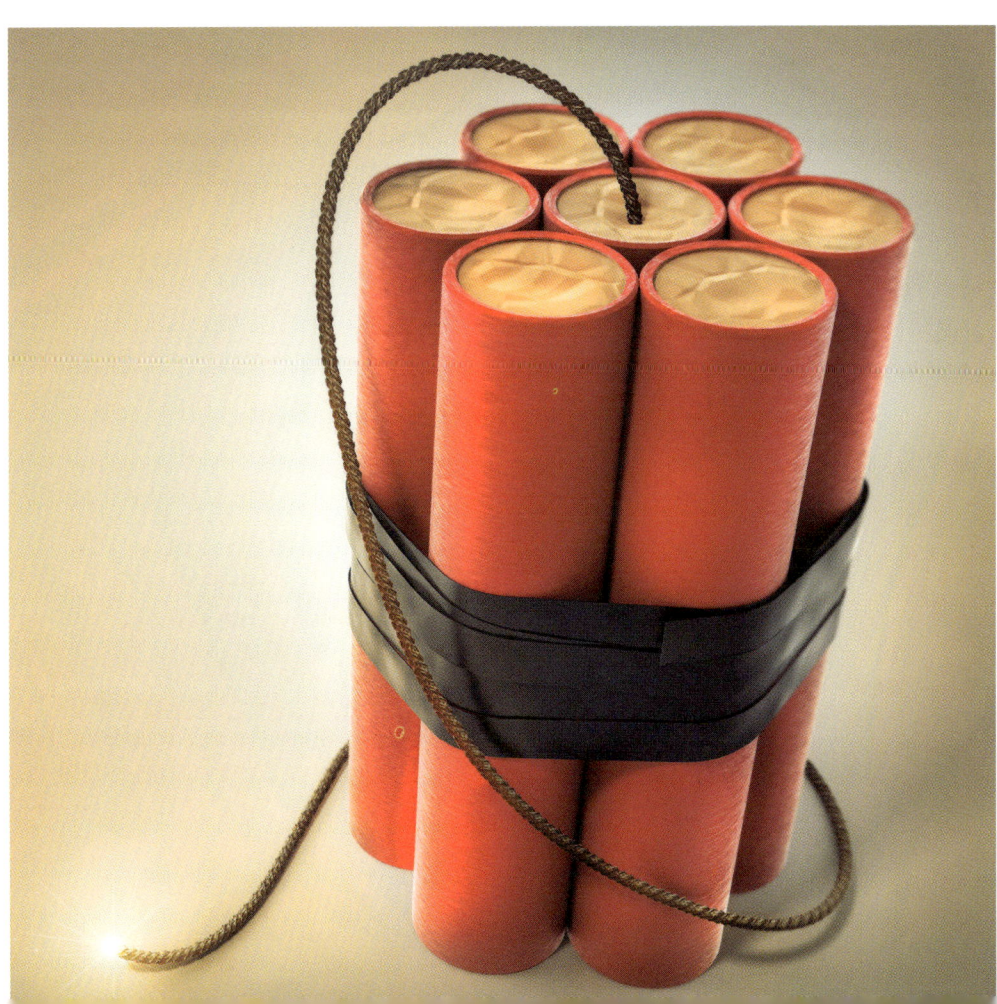

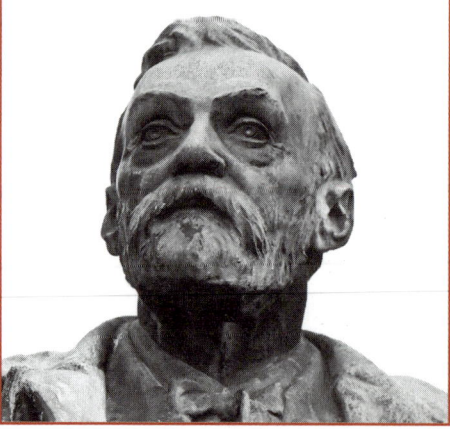

Gefäße gesund, alles gesund

Die Endothelzellen, die die Gefäßwände auskleiden, stehen in direktem Kontakt mit dem Blut, das durch die Blutbahnen fließt. Ähnlich wie die Teflonbeschichtung einer Pfanne ist ihre Oberfläche mit Zellen ausgekleidet. Sie ist von Natur aus sehr glatt und hauchdünn, weil die Fließgeschwindigkeit nicht behindert werden darf.

Milliarden von Endothelzellen – im Durchmesser kleiner als ein Mikrometer, also $\frac{1}{1000}$ Millimeter, aber unter einem Elektronenmikroskop gut zu erkennen – reihen sich wie Fliesen in einem Bad oder Kopfsteinpflaster auf einem Weg aneinander und verbinden sich so zu einer erstaunlich großen Fläche: Ihre Ausdehnung entspricht mindestens der eines halben Fußballfelds.

Die Masse des Endothels in ihrem Gesamtgewicht ist funfmal größer als das Gewicht des Herzens.

Doch trotz der unglaublichen Dimension ist die Beschaffenheit der Gefäßinnenhaut extrem zart. Was den Charakter der Oberfläche angeht, so lässt sich das Endothel mit einer Frischhaltefolie aus Cellophan vergleichen. Cellophan schützt die Waren sicher nach außen, ist aber auch durchlässig und macht einen Austausch möglich. Be-

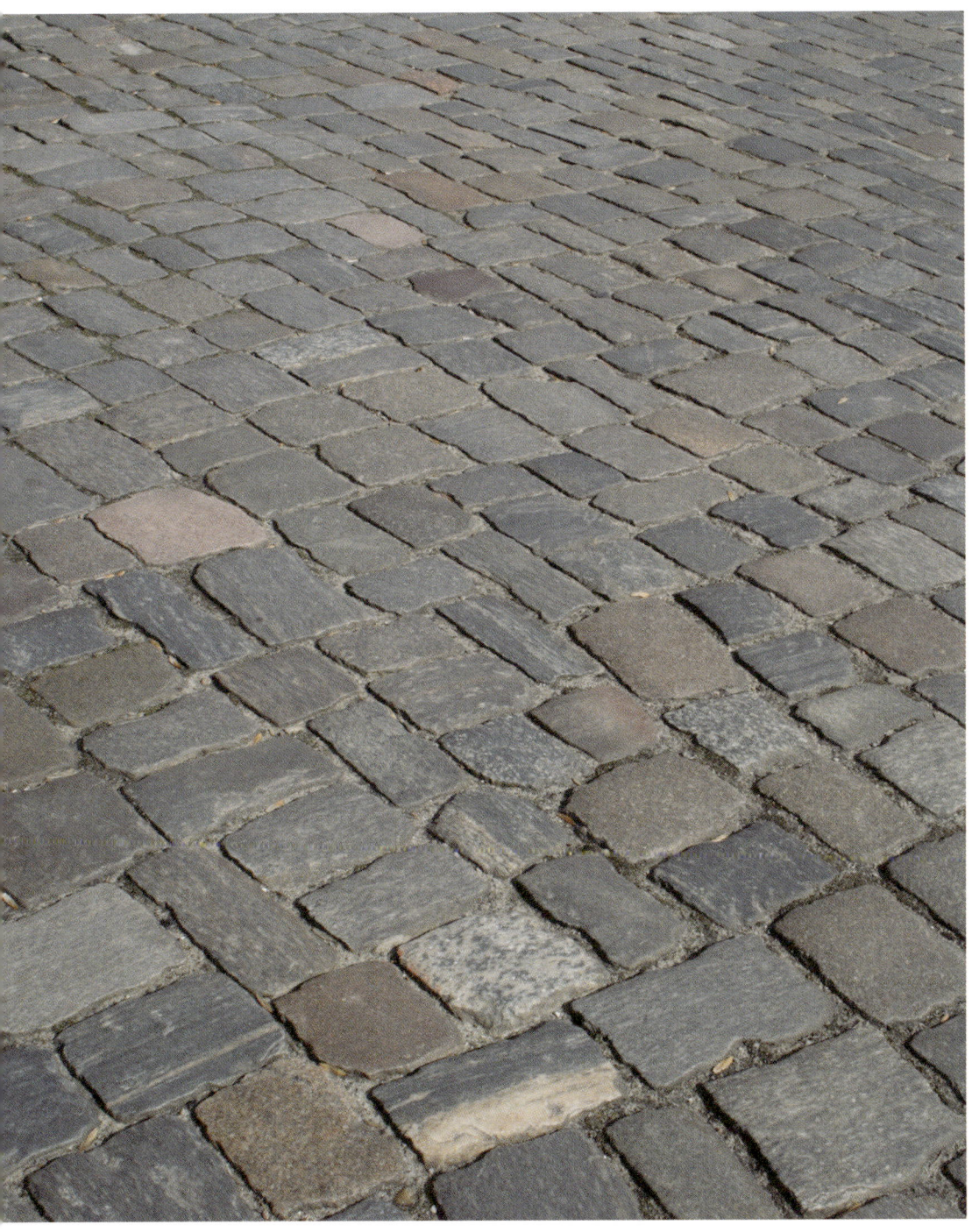

stimmte Stoffe, wie der lebenswichtige Sauerstoff, können die Membran ungehindert passieren.

Ganz schön vielseitig

Noch bis in die Neunzigerjahre des letzten Jahrhunderts hinein ging man davon aus, dass das Endothel als selektierende Barriere lediglich für den Stoffaustausch zwischen Blut und Gewebe fungiere. Für den in den roten Blutkörperchen, den Erythrozyten, transportierten Sauerstoff, die im Blut schwimmenden Nährstoffe, aber auch für die Immunzellen, Hormone und andere über das Blut zu befördernde Stoffe stellt die endotheliale Membran einen hochsensiblen Filter dar, den es auf dem Weg in die Zelle zu passieren gilt.

Heute weiß man, dass das Endothel nicht nur als passive Größe anzusehen ist, sondern darüber hinaus eine breit gefächerte Aufgabenpalette übernehmen kann. Alle Funktionen haben zentralen Einfluss auf die Biologie der Gefäßwand.

Zusammengefasst lässt sich sagen: Das Endothel ist in eine ganze Reihe von Prozessen involviert, die allesamt einem übergeordneten Ziel dienen: der Aufrechterhaltung der Gesundheit der Gefäße. Nicht nur, was eine optimale ökonomische Herz-Kreislauf-Funktion angeht, ist sie wichtig, ihr Funktionserhalt muss auch als eine wichtige Schaltstelle zur Vorbeugung angesehen werden. Sämtliche vorzeitige Abnutzungs- und Alterungsprozesse haben hier ihren Ursprung.

Die hoch spezialisierten Endothelzellen sind demnach maßgeblich am Sauerstoff- und Nährstoffaustausch zwischen Blut und Gewebe, an der Aufrechterhaltung des Spannungszustands der Gefäßwände, an der Fließfähigkeit des Bluts und an Blutdruckregulation und Neubildung von Blutgefäßen beteiligt.

Altern mit dem E-Faktor

Die E-Zellen bestimmen Ihren E-Faktor, weil sie in alle Prozesse involviert sind, die Ihre Gefäßgesundheit betreffen. Die Versorgung aller Körperzellen ist ihre Aufgabe. Sie sind darum der Dreh- und Angelpunkt, wenn es darum geht, wann Ihr Körper zu altern beginnt.

Der E-Faktor legt die Geschwindigkeit all dieser Prozesse fest.[8] Denn ohne die Versorgung mit Sauerstoff und den lebenswichtigen Nährstoffen, ohne die reibungslos ablaufenden Regenerations- und Reparaturprozesse, ohne die Versorgung mit Hormonen, Enzymen, Immunzellen und mit vielen anderen Stoffen wäre Ihr Organismus rasch am Ende. Deshalb ist es so entscheidend:

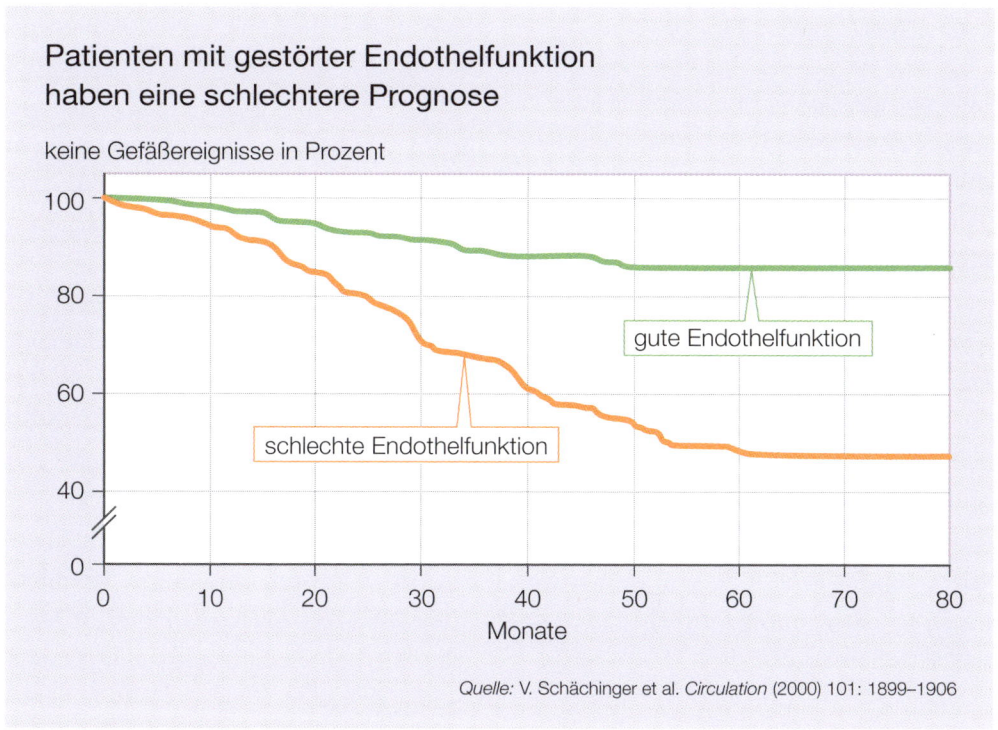

Patienten mit gestörter Endothelfunktion
haben eine schlechtere Prognose

keine Gefäßereignisse in Prozent

gute Endothelfunktion

schlechte Endothelfunktion

Monate

Quelle: V. Schächinger et al. *Circulation* (2000) 101: 1899–1906

Je besser die E-Zellen funktionieren, desto besser werden die umliegenden, nachgeschalteten Zellen versorgt, gepflegt und gewartet – sie bleiben länger leistungsstark und vital.

Die Funktionen des Endothels

Auch als Zellbarriere haben die E-Zellen eine wichtige Bedeutung. Denn einerseits ist eine Trennung zwischen zirkulierendem Blut und Gewebe nötig, andererseits wird der Transport von ganz bestimmten Stoffen aus dem Blut ins Gewebe gefördert.

Blut ist generell eher dickflüssig, weil das Serum als der flüssige, zellfreie Bestandteil des Bluts insgesamt nur etwa 55 Prozent des gesamten Blutvolumens ausmacht.

Es dient als Transportmedium für zahlreiche Stoffe: Nährstoffe in Form von Glukose, verschiedenartigen Fetten oder Eiweißen, Stoffwechselendprodukte wie Kohlendioxid und Harnstoff, Hormone oder Entzündungs- und Gerinnungsfaktoren zählen dazu.

45

So glatt wie möglich

Die polygonalen, also vieleckigen, E-Zellen bilden eine glatte Zellschicht, die das Gefäßsystem komplett auskleidet. Ähnlich wie ein Stein, der einen Hang hinabrollt, »rollen« die festen Blutbestandteile, die Zellen, die in direktem Kontakt mit der Endothelschicht stehen, an dieser Endothelschicht entlang (vgl. Abb.). Dabei bewegen sie sich deutlich langsamer als die eigentliche Strömungsgeschwindigkeit des Blutes.

Ist die E-Zellen-Schicht glatt und damit gesund, bieten sich den vorbeirollenden Zellen wenige Möglichkeiten, sich anzuheften. Auf diese Weise bleibt auch die Gefahr der Cholesterinablagerung und Einwanderung von Entzündungszellen gering.

Rauchen macht rau

Mit fortschreitendem Alterungsprozess zeigt sich eine langsam fortschreitende Aufrauung dieser ursprünglich glatten Schicht. Das ist ganz normal, ein natürlicher Alterungsvorgang, der aber nur langsam fortschreitet.

Er wird allerdings ganz entscheidend durch Stoffwechselprodukte beschleunigt, die bei starkem Rauchen oder durch erhöhte Cholesterin- und Blutzu-

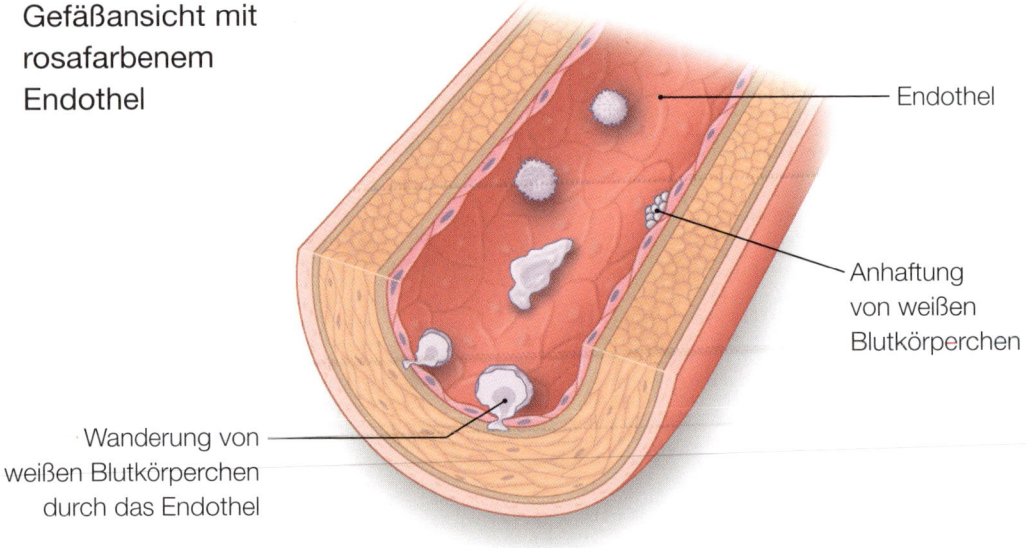

Gefäßansicht mit
rosafarbenem
Endothel

Endothel

Anhaftung
von weißen
Blutkörperchen

Wanderung von
weißen Blutkörperchen
durch das Endothel

ckerkonzentrationen im Blut entstehen. Sie sind damit Alterungsfaktoren für die Gefäße.

Barrieren und Filter

Die Zellmembran jeder einzelnen E-Zelle und ebenso die E-Zellen-Schicht als Ganzes arbeiten hochselektiv. Je nach Art und Form der zu transportierenden Moleküle stehen unterschiedliche Transportsysteme zur Verfügung.

Man unterscheidet hier zwischen passiven und aktiven Austauschvorgängen.

Passiver Transport

Beim passiven Transport werden die zu transportierenden Stoffe ohne Hilfe zwischen den einzelnen Zellen durch die Gefäßwand hindurchgeschleust. Diese superschmalen Durchgänge ermöglichen nur solchen Stoffen die Gefäßwand zu passieren, die aufgrund ihrer Form und Größe durch die engen Zwischenräume passen.

Man spricht in diesem Zusammenhang von Diffusion (aus dem Lateinischen: »Ausbreitung«). Diffusionsvorgänge beruhen in der Regel auf dem Ausgleich von Konzentrationsunter-

schieden. Im Vergleich zu den aktiven Transportvorgängen wird dabei keine Energie benötigt.

Aktiver Transport

Im Vergleich zum passiven erreicht der aktive Transport eine hohe Selektivität und Spezifität beim Stoffaustausch, das heißt, nur das, was durchgehen soll, geht auch durch – wie bei der Passkontrolle.

Die Logistiksysteme für den aktiven Transport befinden sich direkt in den Wänden der E-Zellen, in einer sogenannten Doppel-Lipid-Membran. Diese fetthaltige, geschmeidige Fettdoppelschicht verleiht der intakten Wand ihre charakteristische Elastizität. Man kann sich die Schicht daher wie eine gut geölte Gummifolie vorstellen, die dafür sorgt, dass sich das Gefäß bei Bedarf entsprechend ausdehnen kann.

Der Zustand dieser Doppel-Lipid-Wand ist nicht nur physikalisch, also von seiner Struktur, für den Funktionszustand der Zelle verantwortlich. Sie hat auch chemisch maßgeblichen Einfluss darauf, wie die Gene der betreffenden Körperzelle abgelesen werden und ist damit verantwortlich für deren allgemeine Funktion.

Aktiver Transport kann prinzipiell über elektrische, chemische oder mechanische Signale gesteuert werden. Dafür nehmen hoch spezialisierte Rezeptoren der E-Zelle Signale sowohl aus dem Blut als auch aus dem Zellmilieu auf und öffnen daraufhin ihre Transportschächte. Über mikroskopisch kleine verwobene Schlauchsysteme mit feinsten Poren, netzförmigen Röhren und Kanalsystemen verläuft der Stoffaustausch über unterschiedlichste Transportmedien, die ihre Logistik je nach Bedarf sowohl beschleunigen als auch verlangsamen können.

Störanfällig

Noch haben die Molekularbiologen nicht alle Transport- und Austauschsysteme bis ins letzte Detail erforschen können, dennoch lässt sich nachvollziehen, dass eine Schädigung des Endothels das Gleichgewicht dieser fragil-sensiblen Austauschmechanismen gravierend zu stören vermag.

Defektes Endothel kann die gesunde Selektivität und hohe Präzision des Stoffaustauschs zwischen Blut und Organen nicht mehr gewährleisten, mit der unerfreulichen Konsequenz, dass krankmachende Stoffe und Gifte in die Gefäßwand eindringen und massiven Schaden anrichten, auch weil sie gleichzeitig nur noch eingeschränkt abtransportiert werden können.

Sensor und Signalgeber

Neben den genannten Funktionen erfüllt das Endothel auch aktiv als Sensor und Signalgeber wichtige Aufgaben. Dafür bildet die E-Zelle selbst Rezeptoren, die wie feine Fangarme krakenartig in den Blutstrom hineinragen und so ganz bestimmte Informationen aufnehmen, verarbeiten und weiterleiten können. Auf diese Art und Weise hat die E-Zelle sozusagen stets einen Fühler im Blutstrom und weiß genau, wer sich im Blut gerade so tummelt und was sich dort abspielt.

Der andere Fühler ist auf die Gefäßwand und die Organe ausgerichtet. Mit ihren Rezeptoren erkennt die E-Zelle etwa das – wie im Furchgott-Experiment (vgl. S. 38) verabreichte – Acetylcholin. Dockt es an, reagiert das Gefäß mit einer entsprechenden Weitung. Aktivieren Stresshormone die Rezeptoren der E-Zellen im Rahmen einer Stressreaktion, führt dies gegensätzlich zu einer Gefäßverengung.

Je besser der Nachrichtenaustausch zwischen E-Zelle, Gefäßwand und Körperzelle funktioniert, desto effektiver kann sie ihren Aufgaben nachkommen.

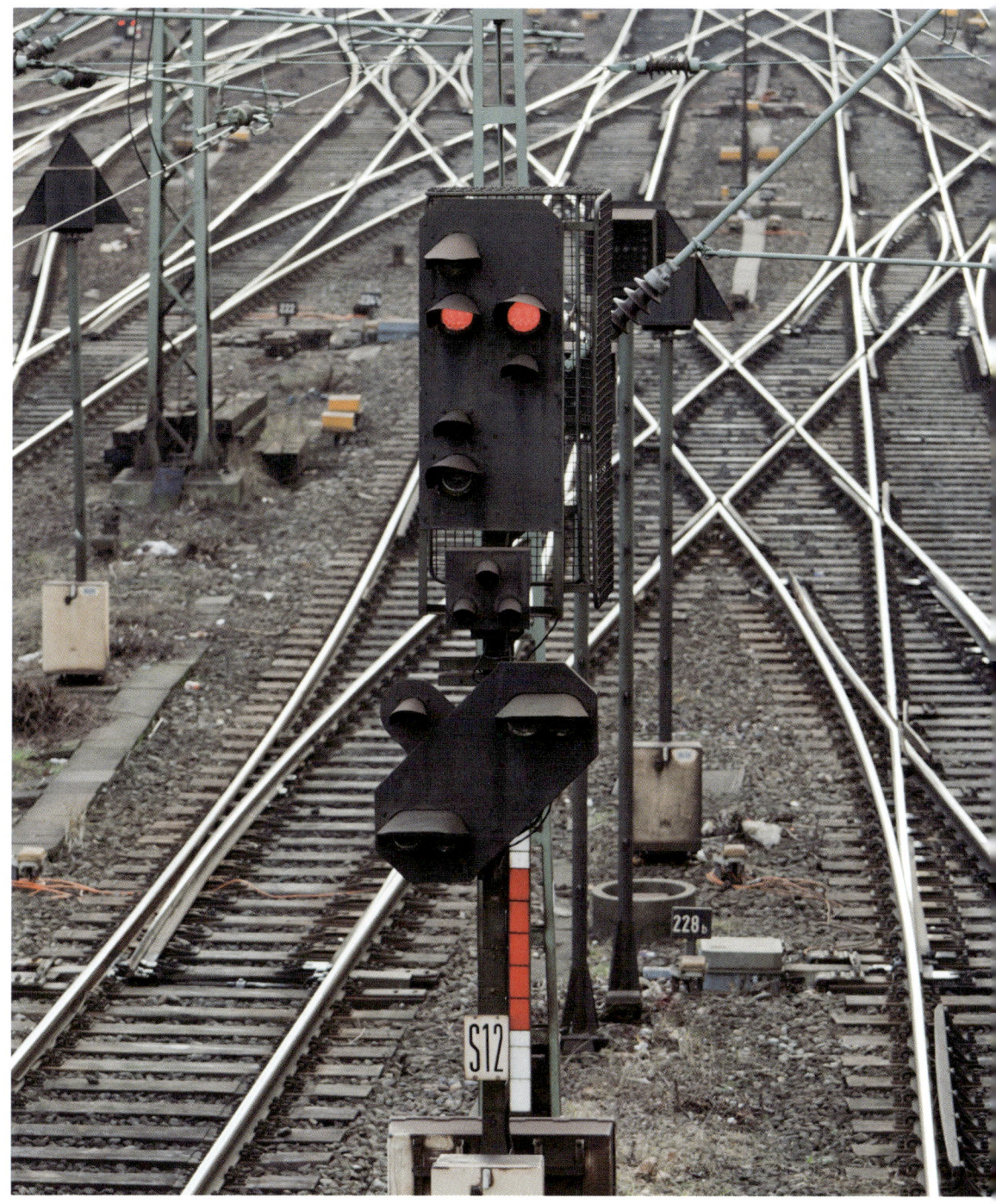

Alles auf NO-Kommando

Die Funktion der Endothelzelle ist elementar verknüpft mit dem zentralen Botenstoff der Zelle, dem Stickstoffmonoxid (NO), in diesem Buch »E-Faktor« genannt. Ohne die ausreichende, aber auch gezielte lokale Verfügbarkeit des E-Faktors kann die Endothelzelle oder E-Zelle all die beschriebenen Funktionen gar nicht oder nicht optimal ausüben.

Die wissenschaftlichen Erkenntnisse über das Molekül NO sind aus vielerlei Hinsicht bedeutend. Über viele Jahre war es für Furchgott und sein Forscherteam schwierig gewesen, NO überhaupt biochemisch nachzuweisen, weil es ein sehr flüchtiges Gas ist, das seine Wirkung auf die glatte Gefäßmuskulatur nur ca. eine Sekunde lang ausüben kann, bevor es entweder abgebaut oder eingefangen wird. Außerdem folgt das NO einem ganz eigenen Prinzip der Informationsübermittlung.

Ungefilterte Wirkung

Normalerweise werden Informationen im Körper über Eiweiße, sogenannte Proteine, vermittelt. Diese Proteine haben ein bestimmtes Aussehen oder eine spezielle Konformation (eine spezifische räumliche Anordnung) und können nur an extra für sie zur Verfügung stehende Rezeptoren oder Andockstellen Informationen weitergeben. Dieses Schlüssel-Schloss-Prinzip zwischen Eiweiß und Eiweiß-Rezeptor regelt zum Beispiel die Informationsvermittlung zwischen Insulin und Insulinrezeptor oder Adrenalin und Adrenalinrezeptor.

Aufgrund der simplen Struktur von NO gibt es keinen spezifischen Rezeptor, und die Wirkung wird ungefiltert an die direkte Umgebung weitergegeben. Sie ist also ausschließlich lokal und allein über die Konzentration von NO geregelt.[9] Somit ist das Gleichgewicht aus Produktion und Abbau von NO entscheidend für die Wirkung in den Gefäßwänden.

NO ist außerdem wegen seiner überaus geringen Größe nicht an Kanäle in Zellwänden gebunden, sondern kann sie ungehindert passieren. Dabei beträgt die Geschwindigkeit, mit der sich das Molekül bewegt, ca. 400 Meter pro Sekunde, der Informationsfluss verläuft also extrem schnell. Aufgrund dieser hohen Geschwindigkeit kann NO trotz seiner scheinbar geringen Lebensdauer von nur einer Sekunde permanent zwischen Zellkompartimenten hin und her diffundieren und seine Wirkung ausüben.

Eine Sekunde erscheint auf den ersten Blick sehr kurz, im Vergleich zu anderen Strukturen ist es aber eine recht

---

Von der Grundlagenforschung zur klinischen Anwendung

Basierend auf den Erkenntnissen der Grundlagenforschung zum Wechselspiel von NO und Gefäßreaktion konnte sich im Laufe der Zeit ein neues therapeutisches Anwendungsfeld in der Medizin entwickeln. So werden heute – wie damals zur Zeit Alfred Nobels – Herzpatienten mit Angina Pectoris (im Volksmund Brustenge oder Herzschmerz) im akuten Fall und auch bei chronischer Erkrankung mit Nitratspray, Nitratinfusion und -tabletten behandelt.

Bei fortbestehendem Lungenhochdruck bei Neugeborenen oder bei Patienten mit Lungenkomplikationen während der künstlichen Beatmung kann das NO-Gas direkt zur Erweiterung der Lungenstrombahn verwendet werden. Außerdem wird das Wissen auch in anderer Form genutzt, nämlich beim Potenzmittel Viagra als Hemmer beim NO-Abbau, was eine Weitstellung der Gefäße fördert.

---

lange Zeit – die Informationsvermittlung in Nervenzellen beispielsweise verläuft deutlich schneller. Und immerhin legt ein Sprinter in einer Sekunde 10 Meter zurück.

Der E-Faktor im Zentrum

Der E-Faktor hat die Kommandofunktion über all die beschriebenen Prozesse im Gefäßsystem und ist übergeordnete Instanz, wenn es darum geht, unseren Organismus möglichst lang biologisch jung zu halten. Der E-Faktor ist der Stoff in unserem Organismus, der uns langfristig jung hält, vital und leistungs-

stark macht und unser Risiko für Krankheiten mindert. Seine Produktion ist maßgeblich davon abhängig, wie wir seine Produktionsstätte, die E-Zelle, pflegen und warten.

Bevor im Folgenden eine optimale »Pflege- und Wartungsanleitung« beschrieben wird, sollen zunächst die Faktoren im Blickpunkt stehen, die die E-Zelle in ihrer Funktion stören und im Extremfall sogar zerstören können. Umgekehrt ist eine Verjüngung aus Sicht der Zellbiologie nur dann möglich, wenn Alterungsfaktoren deaktiviert werden.

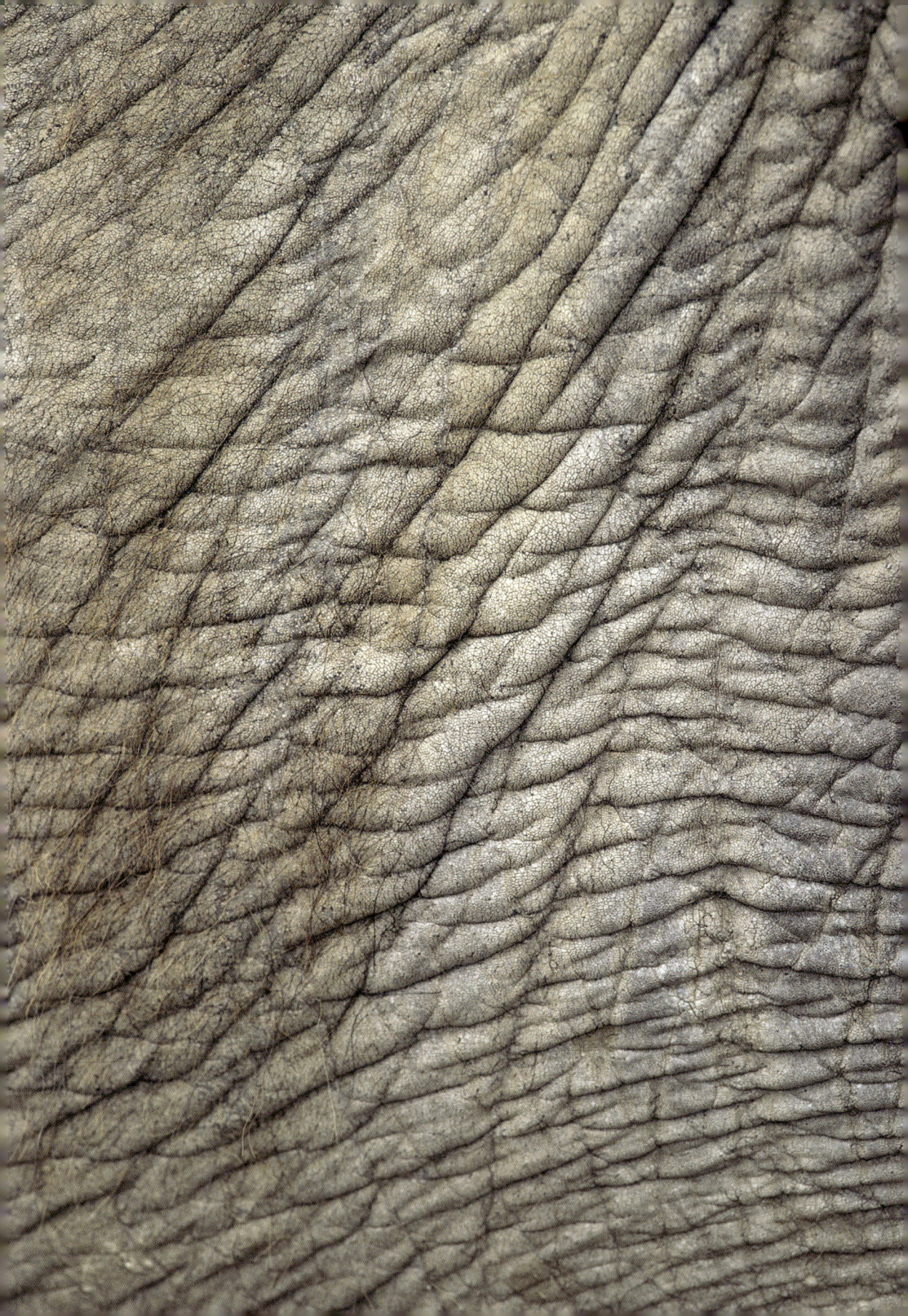

Anleitung zum Altwerden

Der Prozess des Alterns ist bisher wissenschaftlich noch nicht abschließend untersucht worden. Zwar wurden viele Hypothesen aufgestellt und überprüft, doch viele Fragen bleiben bis heute offen.

Den Altersforschern geht es zum einen darum, Erkenntnisse darüber zu gewinnen, wie die Alterungsprozesse vonstattengehen, wie sie möglicherweise beschleunigt oder auch aufgehalten werden können, und zum anderen um die Frage, ob und wie diese Vorgänge genetisch determiniert sind, also programmiert ablaufen.

Auch die Veränderungen der Chromosomen wie die Verkürzung der Telomere (Chromosomen-Enden) und externe Faktoren wie Oxidationsprozesse und freie Radikale stehen bis heute dabei im Mittelpunkt der Betrachtung, ebenso wie die Bedeutung des Energiestoffwechsels der Zellen für den Alterungsprozess.

Die E-Zelle im Mittelpunkt

Versucht man, alle Ergebnisse der verschiedenen Ansätze auf einen zentralen gemeinsamen Aspekt zu reduzieren, wird klar, dass genetische Komponenten beim Altern zwar schon eine wesentliche Rolle spielen, dass aber ein gesundheitsbewusster Lebensstil entscheidender ist und nachweislich günstige Wirkung zeigt.

Somit sind sämtliche Theorien – was auch immer sie im Einzelnen besagen –

in vielerlei Hinsicht mit der Ansicht vereinbar, dass die physiologischen und biochemischen Vorgänge des fragilen Ökosystems in der E-Zelle in den Mittelpunkt der Betrachtung gestellt werden sollten.

Denn nur, wenn die Leistungskraft des E-Faktors über lange Zeit auf einem möglichst hohen Niveau bleibt, verlaufen Alterungsprozesse insgesamt deutlich langsamer. Ist das Niveau niedrig, kommt es zur vorzeitigen Alterung.[10]

Alterungsfaktoren

Die Kontrolle über die typischen Alterungsursachen bringt Schritt für Schritt Ihre Verjüngung:

- Inaktivität,
- Übergewicht,
- Stress,
- Fehlernährung,
- Rauchen,
- Bluthochdruck,
- erhöhte Blutfette,
- Diabetes

sollten nicht Ihre Verbündeten sein. Nur deren Vermeidung macht Sie biologisch jünger.

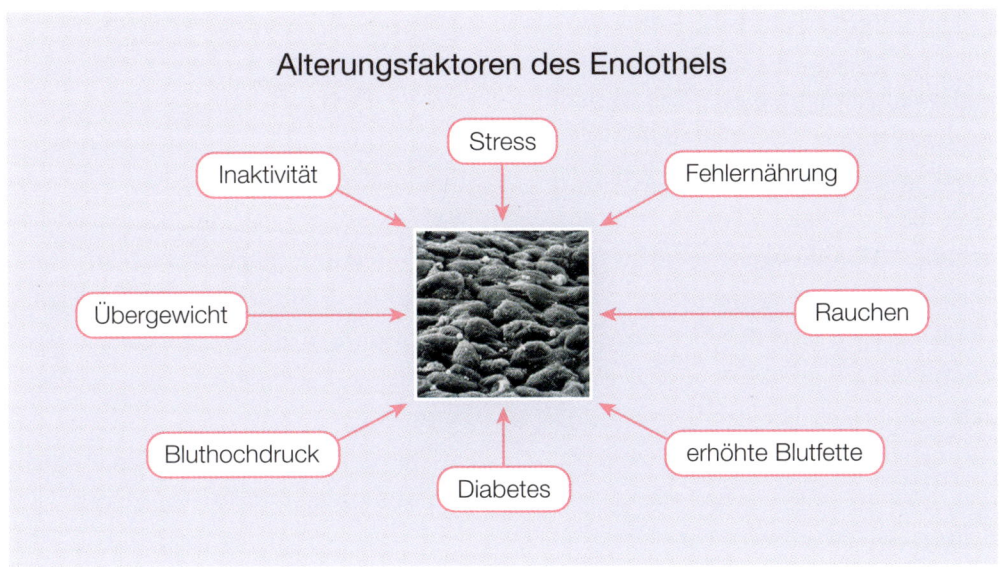

Alterungsfaktoren des Endothels

Inaktivität — Stress — Fehlernährung — Übergewicht — Rauchen — Bluthochdruck — Diabetes — erhöhte Blutfette

Ein Paradebeispiel

Es gibt viele Beispiele für Stellschrauben, bei denen der E-Faktor eine große Rolle spielt. Eindrücklich kann die Bedeutung des E-Faktors beispielhaft an einem bestimmten Krankheitsbild verdeutlicht werden, und zwar an dem der erektilen Dysfunktion, der Erektionsstörung.

Hat ein Mann beispielsweise Übergewicht, Diabetes, einen erhöhten Blutdruck, bewegt er sich wenig und raucht er viel, kommt es zur vorzeitigen Fehlreaktion seiner Gefäße, so auch im Bereich des Penis. Unter Umständen können sich erste Symptome schon zeigen, bevor er konkrete Probleme mit der Sexualität bekommt. Das kann bereits im Alter von 40 bis 50 Jahren oder in noch jüngerem Alter deutlich werden.

Betroffen ist das gesamte Gefäßsystem, an Extremitäten, Herzgefäßen und eben auch an den Gefäßen des Schwellkörpers. Für eine Erektion ist eine Erweiterung der Gefäße des Schwellkörpers notwendig. Sind die Gefäße hierzu nicht mehr in der Lage, kann eine Blutfüllung des Schwellkörpers nicht mehr ausreichend stattfinden, und der Patient beklagt Erektions- oder Potenzstörungen. Besonders Männer mit mehreren Herz-Kreislauf-Risikofaktoren wie Rauchen, Diabetes und Übergewicht sind betroffen. Grundsätzlich gilt:

Je mehr Risikofaktoren zusammenkommen, desto früher tritt ein ausgeprägtes Krankheitsbild zutage.

55

Das Problem zeigt sich in diesem Fall an einer Stelle, aber es existiert an vielen anderen gleichermaßen. Die gesamte Endothelschicht ist betroffen. Denn durch die Risikofaktoren wird das Gefäßsystem an allen wichtigen Stellen geschädigt. Die Probleme werden an jedem Ort des Körpers manifest.

Die Folge: Die Arterienverkalkung nimmt ihren Lauf. Wenn alles so weitergeht wie bisher, hat der Betroffene ein deutlich erhöhtes Risiko, in den folgenden Jahren einen Herzinfarkt oder Schlaganfall zu entwickeln. Denn das sind beides Spätkomplikationen des jahrelangen Fortschreitens der Arteriosklerose.

Für den Patienten lautet nun die Devise: körperliches Training, Gewichtsreduktion und Senkung des Herz-Kreislauf-Risikos. Die Gefäßfunktion muss konsequent verbessert werden, um die Zellen rasch wieder zu regenerieren.

Je mehr und stärker die Alterungsfaktoren verbessert werden, desto verjüngender ist der Effekt für die Gefäße – und das im gesamten Organismus.

Das Metabolische Syndrom

Störgrößen sind bei diesem großen Krankheitskomplex im Gegensatz zu den Infektionskrankheiten nicht Viren, Bakterien oder andere Mikroorganismen, sondern die Folgen eines typisch westlichen Lebensstils in den Industrienationen.

Der Grund dafür liegt in der Aufnahme von ungesundem, kalorienreichem Essen, zu wenig Bewegung und oft auch zu viel Stress. Übergewicht, ein erhöhter Cholesterin- und Blutzuckerspiegel sowie ein erhöhter Blutdruck zählen zu den unmittelbaren Folgen. Dieses Quartett an Alterungsfaktoren wird in der Medizin als Metabolisches Syndrom bezeichnet (vgl. Abb.).

Raucht der Patient zudem noch, wird das Quartett zum Quintett. Die E-Zellen-Funktion wird weiter eingeschränkt. Folge: Die Produktion von NO lässt nach, und die Alterungsprozesse verlaufen zum Teil dramatisch beschleunigt.

Kommt an dieser Stelle alles Schlechte zusammen, so kann das biologische Alter eines übergewichtigen 30-Jährigen, der erhöhten Blutdruck aufweist und dessen Fett- und Zuckerstoffwechselwerte entgleist sind, durchaus bereits auf dem Alterungsniveau eines 60-Jährigen angelangt sein.

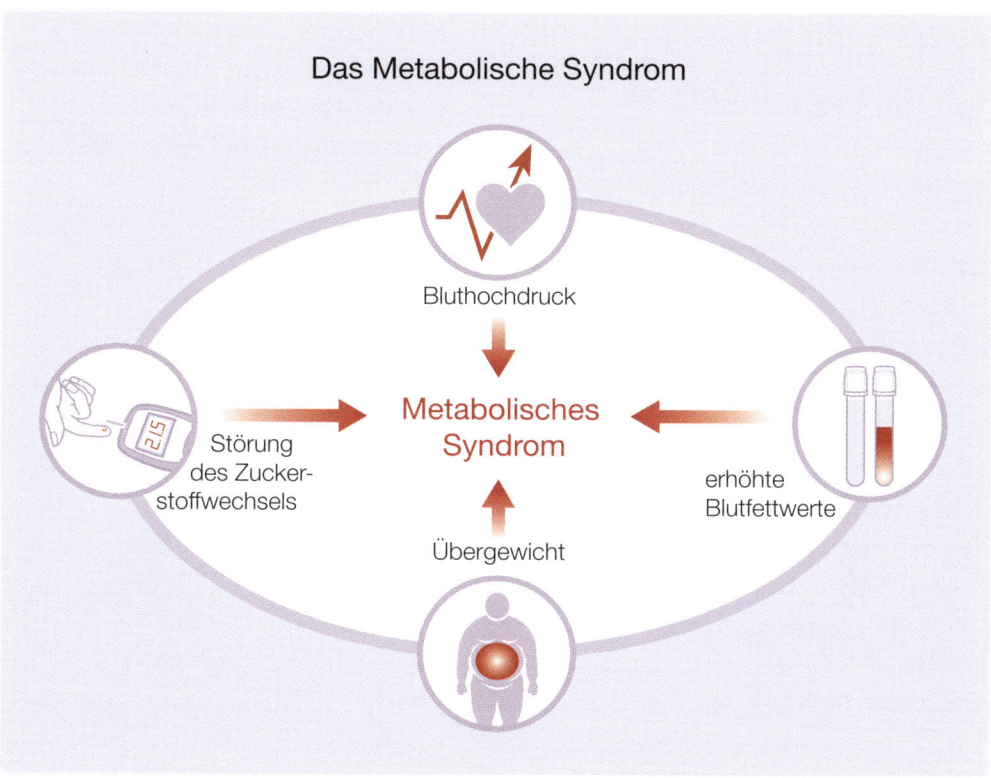

Das Metabolische Syndrom

Bluthochdruck

Metabolisches Syndrom

Störung des Zuckerstoffwechsels

erhöhte Blutfettwerte

Übergewicht

Zwei plus eins ist acht

Darüber hinaus ist von Bedeutung, dass sich die einzelnen Alterungsfaktoren in ihrer Auswirkung auf die Gefäße nicht nur addieren, sondern – was die Dynamik der Alterung anbelangt – exponentiell verhalten. So ist bekannt, dass der Alterungsprozess bei zwei vorliegenden Alterungsfaktoren (wie zum Beispiel bei einem übergewichtigen Diabetiker) nicht doppelt so schnell abläuft, sondern viermal schneller vonstattengeht. Kommt ein dritter Faktor dazu (raucht er bei-

spielsweise außerdem noch), erhöht sich die alterungsbeschleunigende Wirkung um das Achtfache.

Berücksichtigt man in diesem Kontext die Tatsache, dass Deutschland die Nation in Europa mit den meisten Übergewichtigen ist (vgl. Abb. S. 59) und dass fast die Hälfte aller über 50-Jährigen Deutschen am Metabolischen Syndrom leidet, wird klar, dass wir fast alle biologisch älter sind, als wir es eigentlich sein müssten.

Alterungsfaktor Übergewicht

Wohlstandsphänomen Nummer eins ist und bleibt das Übergewicht. Die Folgen für die Gesundheit sind bislang nur zu erahnen. Für Europa lässt sich aber bereits ein fürchterliches Szenario ausmalen.

Die USA haben diese dramatische Entwicklung schon vorweggenommen und sind eindeutig Vorreiter, was die Folgen einer ungesunden Lebensweise angeht.[11] Ein Anstieg der Folgekrankheiten bei schwerem Übergewicht ist dort schon seit Jahren zu beobachten. Mit 15 bis 20 Jahren Abstand sind wir, was diese Entwicklung angeht, den Amerikanern dicht auf den Fersen.

Ähnliches ist inzwischen auch bereits in den arabischen Ländern und China zu beobachten. Beispielsweise steigen dort die Zahlen für Diabetes Typ 2, die erworbene Alterszuckerkrankheit, kontinuierlich. Die entsprechenden Zahlen beweisen das augenfällig.

Wir wissen also eigentlich genug über die Gefahren. Wie kommt es aber, dass wir nicht in der Lage sind, uns entsprechend zu verhalten?

Schließlich ist die Entstehung von Übergewicht auf eine ganz einfache Formel zu bringen: Ein Zuviel an Kalorienaufnahme bei einem gleichzeitig verminderten Kalorienverbrauch. Es wird mehr Energie aufgenommen als verbraucht, es entsteht also eine positive Energiebilanz (vgl. Abb. S. 60).

Jäger und Sammler

Mit den fetten Jahren des Wirtschaftswunders in den Fünfzigerjahren fing alles an. Und nun sitzen wir immer noch vor vollen Tellern und wählen gern immer zuerst das Ungesunde. Weil das so wenig von uns fordert: kein Kauen, keine geschmackliche Herausforderung, oftmals keine Anstrengungen bei der Zubereitung.

Nicht ganz unschuldig sind auch die Evolution und die Anpassung des Menschen an seinen Lebensraum. Über Jahrtausende hat sich der Mensch genetisch so entwickelt, dass Bewegungsabläufe, also die Muskelfunktion, immer weiter perfektioniert wurden. Betrachtet man die ganze Phase der Zeitrechnung, war der Mensch einen überwiegenden Teil als Jäger und Sammler unterwegs. Sein Alltag bestand einzig und allein darin, sich Nahrung zu beschaffen, um so sein Überleben und das seiner Familie zu sichern. Und dazu war voller Körpereinsatz gefordert.

Unsere Gene sind also seit Ewigkeiten auf Nahrungsmangelausgleich gepolt und arbeiten in gleicher Weise weiter,

Übergewicht und Fettleibigkeit in 25 EU-Staaten

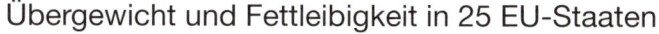

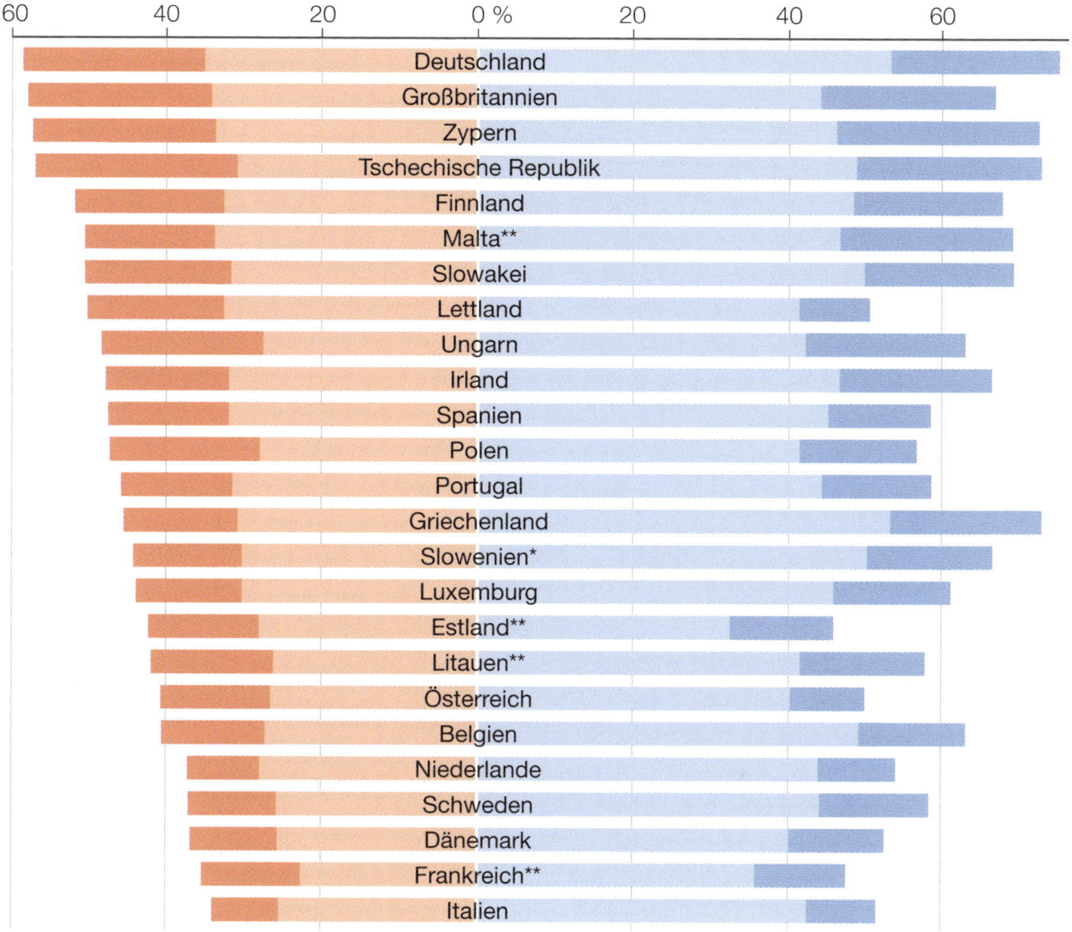

	60	40	20	0 %	20	40	60
Deutschland							
Großbritannien							
Zypern							
Tschechische Republik							
Finnland							
Malta**							
Slowakei							
Lettland							
Ungarn							
Irland							
Spanien							
Polen							
Portugal							
Griechenland							
Slowenien*							
Luxemburg							
Estland**							
Litauen**							
Österreich							
Belgien							
Niederlande							
Schweden							
Dänemark							
Frankreich**							
Italien							

Anteil Fettleibige: Frauen ▮ Männer ▮   * Stadtbevölkerung   *Quelle:* International
Anteil Übergewichtige: Frauen ▮ Männer ▮   ** nach eigenen Angaben   Association for the
Study of Obesity

obwohl sich die Lebensbedingungen für uns mittlerweile dramatisch verändert haben. Es scheint, als wäre der Neandertaler am Lagerfeuer eingeschlafen und am nächsten Morgen bei McDonald's aufgewacht. Nur ein Wimpernschlag in unserer langen Geschichte scheint vergangen zu sein. Urplötzlich ist die Umwelt das Gegenteil von dem, was sie einmal war. Aus Mangel ist Überfluss ge-

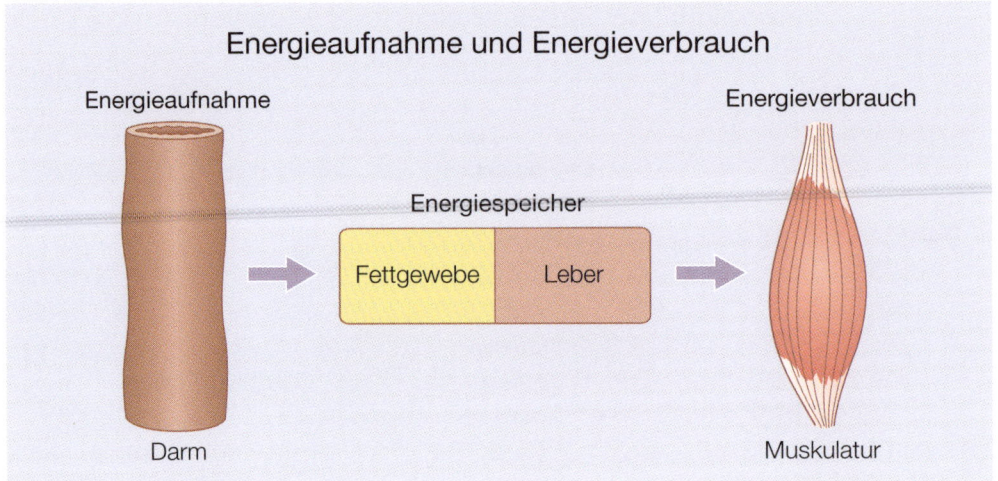

worden, und wir stehen staunend davor, ohne zu wissen, was das eigentlich für uns und unsere Gesundheit zu bedeuten hat.

Auch Bewegung ist zur Luxusoption geworden. Manche nehmen diese Möglichkeit wahr, weil es ihnen vernünftig erscheint oder auch ein natürliches Bedürfnis ist, andere verspüren überhaupt keinen Drang dazu und lassen es einfach. Das ist fatal für die Gesundheit.

Unser Organismus ist von Natur aus nicht darauf geeicht, mehrere kalorienhaltige Mahlzeiten pro Tag an sieben Tagen in der Woche zu verarbeiten. Überschüssige Energie wird so unablässig in Form von Fettzellen gespeichert, die besonders in der Bauchregion lokalisiert sind.

Erst in den letzten Jahren hat die Medizin erkannt, dass die Fettzellen dort nicht nur eine Speicherfunktion haben, sondern dass die Fettzellen im Bauchraum über die Produktion von bestimmten Hormonen aktiv in Stoffwechselprozesse des Körpers eingreifen. Fettzellen in der Bauchregion schütten Hormone und Entzündungsfaktoren aus, sogenannte Adipokine und Interleukine, die über das Gefäßsystem im ganzen Körper verteilt werden.

Die Notbremse ziehen

Die ersten Zellen, die mit diesen Faktoren in Kontakt kommen, sind die E-Zellen. Sie werden direkt in ihrer Funktion beeinträchtigt, wodurch ihre Filterfunktion und weitere wichtige Versorgungsaufgaben gestört werden. Die unerfreuliche Konsequenz: Die Zellen der Or-

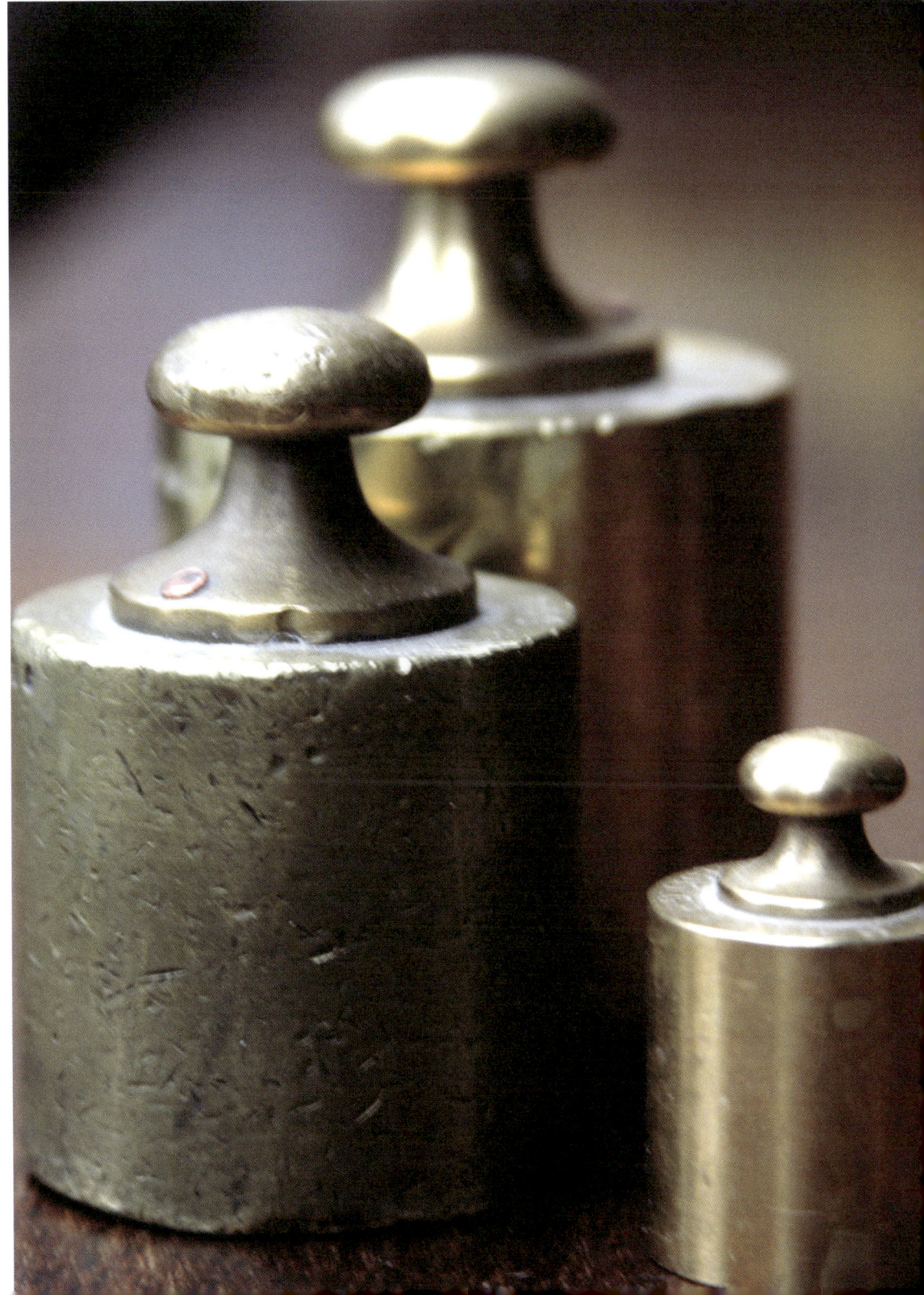

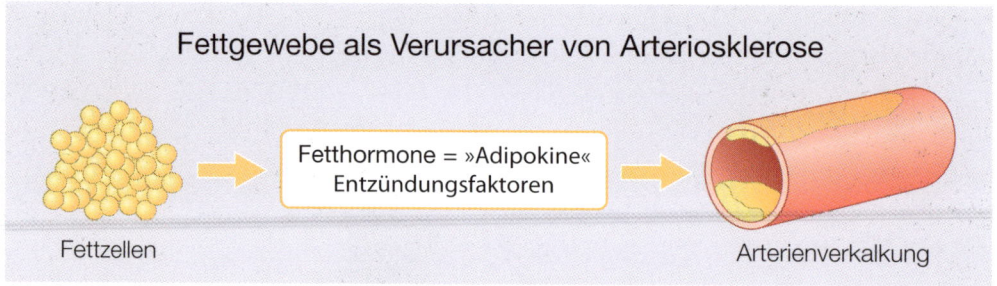

Fettgewebe als Verursacher von Arteriosklerose

Fettzellen → Fetthormone = »Adipokine« Entzündungsfaktoren → Arterienverkalkung

gane beginnen schneller zu altern (vgl. Abb.).

So ist nicht verwunderlich, dass stark Übergewichtige im Durchschnitt biologisch ein bis zwei Jahrzehnte vorgealterte Gefäße und Organe aufweisen können als gleichaltrige Normalgewichtige.

Dieses spiegelt sich auch an Krankheitszahlen wider: Übergewichtige haben ein deutlich höheres Risiko, an Herzinfarkt oder Schlaganfall, Darm- und Brustkrebs sowie Demenz zu erkranken.

Sogar schon bei Kindern und Jugendlichen zeigen sich massive Folgen des modernen Junkfoodlebens. So weisen manche übergewichtige, körperlich inaktive Kinder bereits deutliche körperliche Veränderungen auf, die sie biologisch zu 30-Jährigen werden lassen. Die Gefäßwände sind verdickt und deutlich versteift, die Funktion der E-Zelle ist bereits beeinträchtigt. Zum Glück handelt es sich dabei um reversible Veränderungen, die innerhalb von Wochen bis Mo-

naten regenerieren können, wenn die Kinder sich täglich körperlich mehr bewegen, ihre Ernährung umstellen und dadurch Gewicht verlieren.

Alterungsfaktor Cholesterin

Ist in diesem Buch von Stoffwechselerkrankungen die Rede, ist generell der Fett- bzw. Zuckerstoffwechsel gemeint.

Biologisch gesehen versteht man unter dem Begriff »Stoffwechsel« alle Prozesse im Körper, die mit der Versorgung der Zellen mit Nährstoffen und deren Abbau zu tun haben.

Die zentrale Funktion des Stoffwechsels – der auch als Metabolismus bezeichnet wird – ist die Energiegewinnung durch die Verbrennung von Kohlenhydraten (Zucker) und Fettsäuren (Fettanteilen). Von einer Stoffwechselkrankheit spricht man, wenn es zu einem gestörten Abbau und einer krankhaften Anhäufung und Speicherung von Stoffwechselprodukten gekommen ist. Dies trifft vor allem für den Diabetes, die Zuckerkrankheit zu. In diesem Fall werden Zucker übermäßig aufgenommen, aber nur unzureichend abgebaut. Erhöhte Blutzuckerspiegel sind die Folge, die besonders die E-Zellen, die direkt mit Blut in Kontakt kommen, bei ihrer Arbeit stören und langfristig schädigen.

Cholesterin im Fokus

Eine Hauptrolle beim Fettstoffwechsel spielt das Cholesterin.

Cholesterin ist eine fettähnliche Substanz, die der Körper vor allem als Baumaterial für Zellwände oder Funktionseinheiten wie Hormone benötigt.

Es wird zum größten Teil im Körper selbst produziert, der Rest an Cholesterin wird über die Nahrung aufgenommen, vor allem über tierische Fette. Das Cholesterin braucht aber sogenannte Transporter mit einer bestimmten Navigationsfähigkeit, die es an die richtigen Stellen im Körper bringen. Dies sind die Eiweiße. Verbindungen, die sie dafür eingehen, werden als Lipoproteine – also als Fett-Eiweiß-Verbindungen – bezeichnet. Sie weisen unterschiedlich ausgeprägte Anteile auf, je nach Transportertypus.

Möglich sind die Varianten HDL und LDL. HDL steht für »High Density Lipoprotein«, LDL für »Low Density Lipoprotein«, ein Kürzel, das sich auf die physikalische Dichte und damit auf das Mengenverhältnis zwischen dem Fett- und dem Einweißanteil bezieht.

Die Lipoproteine LDL und HDL kann man sich als Transporter vorstellen, die das Cholesterin im Körper verteilen und bei Bedarf an die entsprechenden Stellen bringen. Die Leber ist dabei das Schlüsselorgan. Von dort transportiert LDL das Cholesterin über die Gefäße in alle Organe, während das HDL alles wieder aufräumt und überflüssiges Cholesterin entsorgt, d. h. zur Leber zurücktransportiert. Normalerweise ein ausgeglichener Regelkreis. Ist allerdings die Aufnahme von Cholesterin über die Nahrung oder die Bildung in der Leber erhöht, gerät das Sys-

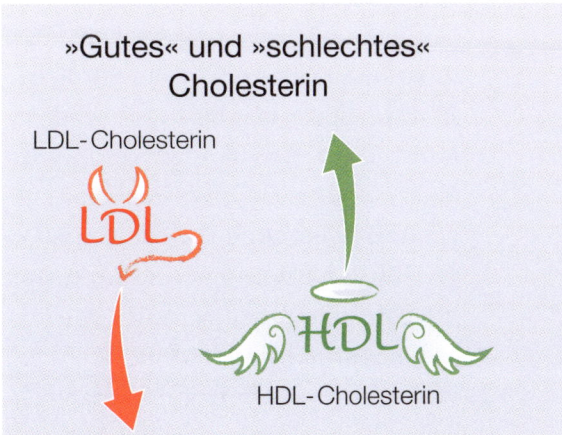

63

Cholesterin – der feine Unterschied: HDL und LDL

HDL wird auch als gutes Cholesterin bezeichnet.

Eine Gedankenstütze, um sich die Eigenschaften von HDL zu merken, heißt:

»**H**ab **d**ich **l**ieb«.

LDL wird auch als schlechtes Cholesterin bezeichnet, weil sich diese Cholesterinvariante ungünstig auf die Gefäßfunktion auswirkt.

Die Eselsbrücke für das LDL heißt:

»**l**ie**d**er**l**ich«.

---

tem in Schieflage. Nun wird mehr Cholesterin über LDL in die E-Zellen und Gefäße transportiert, während der Anteil vom Rücktransporteur HDL unverändert ist.

Die Problematik besteht darin, dass unser Organismus für überschüssiges LDL-Cholesterin nur unzureichend viele natürliche Entsorgungsmechanismen besitzt und seine HDL-Kapazität begrenzt ist. Diese wird auch noch wesentlich durch Übergewicht und Inaktivität beeinflusst, und zwar negativ.

Ein erneuter Blick auf die Evolution verdeutlicht die Hintergründe dafür. In grauer Vorzeit bestimmten Hunger und Entbehrungen das Dasein der Menschen. Und auf diese Situation war alles abgestimmt. Die Evolutionsbiologen wissen einiges über unsere Entwicklung, und es wird angenommen, dass der Steinzeitmensch einst mit einem Cholesterinspiegel von unter 100 mg/dl lebte. Dieser Wert ist auch heute noch bei den meisten Naturvölkern nachweisbar.

Man darf also annehmen, und das gilt als gesichert, dass der zivilisatorische Quantensprung, der über Nacht für alle Nahrung im Überfluss brachte, den menschlichen Stoffwechsel überfordert. Offensichtlich haben wir große Schwierigkeiten, uns an die neuen Bedingungen anzupassen.

Der menschliche Körper ist, zumindest genetisch und von seiner Funktion, auf den Umgang mit Nahrungsüberfluss nicht optimal eingestellt.

Schnelles Einsatzkommando

Zur Schädigung an der E-Zelle kommt es, sobald das eingedrungene LDL beginnt, sich chemisch zu verändern. Diese Modifizierung wird als Oxidation bezeichnet. Erst das oxidierte LDL bildet die Grundlage für das Entstehen eines folgenschweren Teufelskreises, der die E-Zelle angreift und den Alterungsprozess unaufhörlich beschleunigt.

Ein optimaler Cholesterin-spiegel – Faustformel

- Ein Cholesterinspiegel von unter 200 mg/dl wird im Allgemeinen als günstig angesehen. Der HDL-Spiegel sollte dabei über 50 mg/dl, der LDL-Spiegel unter 130 mg/dl angesiedelt sein. (Den Rest von 20 mg/dl machen andere Fette, die Triglyceride, aus.)

- Gefahr droht erst durch eine dauerhafte Erhöhung des LDL, da dies zu einer Verschiebung des prozentualen Verhältnisses von HDL zu LDL führt. In diesem Fall reichen die HDL-Transporter nicht mehr aus, die E-Zelle von dem sich dort anlagernden LDL zu befreien.

Die E-Zelle antwortet auf das Eindringen von LDL mit dem Andocken von Entzündungszellen mit konsekutiver, stetiger Ausschüttung von Entzündungsstoffen, in der Hoffnung, auf diese Weise das LDL loszuwerden.

Leider bewirken diese ausgeschütteten Entzündungsstoffe eine fatale Reaktion des Immunsystems: Sie rufen Fresszellen auf den Plan, eine Art schnelles Einsatzkommando. Das ist sozusagen die erste Notfallreaktion auf die uner-

wünschten Eindringlinge. Diese verschlingen das oxidierte LDL, woraus riesige Monsterzellen entstehen, die als Schaumzellen bezeichnet werden. Unter dem Mikroskop sieht man, woher der Name kommt: Die »Schaumzellen« sind mit vielen kleinen Bläschen, den Fettpartikeln, gefüllt.

Eine nachhaltige, also chronische, Schädigung der E-Zelle liegt vor, wenn die Fresszellen nach getaner Arbeit nicht wie im Normalfall in ihren Ruhezustand zurückkehren, sondern in dieser aktivierten Form weiterexistieren – mit verheerenden Folgen.

Generell reicht die Ladefläche eines HDL-Transporters für drei LDL-Einheiten. Somit ist auch das prozentuale Verhältnis von HDL und LDL ein entscheidender Indikator, wenn es um die Aufrechterhaltung der Funktion und somit um das Tempo der Alterung der E-Zelle geht.

Gefährliche Werte

Schaut man sich die Familiengeschichten kranker und gesunder Menschen an, so wird ersichtlich: Chronisch erhöhtes LDL hat eine besondere Bedeutung für die Alterungsprozesse, die in und um die E-Zelle ablaufen.

Besonders deutlich wird das durch das Beispiel von Familien, deren Cholesterinspiegel genetisch bedingt um das Vier- bis Fünffache erhöht ist. Sie können das Cholesterin in der Leber nicht oder nur ganz schlecht wieder aufnehmen. Dies führt dazu, dass sich das Cholesterin wie oben beschrieben frühzeitig ablagert und den Organismus im Zeitraffer altern lässt. Die Gefäße der Betroffenen sehen im Alter von 20 bereits aus wie die von 80-Jährigen. Bleiben die schlechten Werte unentdeckt und unbehandelt, können Menschen mit einer solchen Disposition bereits vor dem 20. Lebensjahr einen Herzinfarkt erleiden.

Alterungsfaktor Zucker

Wie ein Übermaß an LDL-Cholesterin die E-Zelle schädigt, schädigt auch der Zucker ab einer gewissen Konzentration ihre Funktion. Um den Effekt des Zuckers auf die Alterung zu verstehen, ist ein Blick auf die Bedeutung des Hormons Insulin wichtig.

Insulin hat im wahrsten Sinne des Wortes eine Schlüsselfunktion, sobald es um die Ernährung der Zellen im Körper geht. Erst das Insulin sorgt dafür, dass der im Blut zirkulierende Zucker (aus dem Griechischen abgeleitet Glukose genannt) in die Zellen gelangen kann. So beginnt

die Bauchspeicheldrüse bei Nahrungsaufnahme Insulin zu produzieren. Dieses dockt nach einem Schlüssel-Schloss-Prinzip an der Außenhaut der Zellen, der Zellmembran, an, wodurch innerhalb der Zelle eine Kette von chemischen Reaktionen ausgelöst wird. Am Ende dieser Signalkette steht ein Speicher mit Tunnelröhren für Zuckermoleküle. Diese Zuckerkanäle, die »Glukosetransporter«, werden an die Zellwand geschickt und ermöglichen den Transport der Nährstoffe vom Blut in das Zellinnere.

Ohne Insulin als Türöffner können also keine Zuckermoleküle in die Zellen gelangen.

Vor verschlossenen Türen

Der wichtigste Energielieferant für die Zelle sind die Kohlenhydrate, die nach der Verdauung im Darm in ihre kleinsten Bausteine, in Einfachzucker wie Glukose, zerlegt werden. So können sie von den Zellen schnell und unkompliziert zur Energiegewinnung aufgenommen werden.

Zirkuliert wegen chronischer Überernährung zu viel Glukose im Blut, reagieren die Zellen, indem sie sozusagen ihre Pforten schließen: Sie schützen sich vor einer ungesunden Überflutung mit Nährstoffen, indem sie ihre Insu-

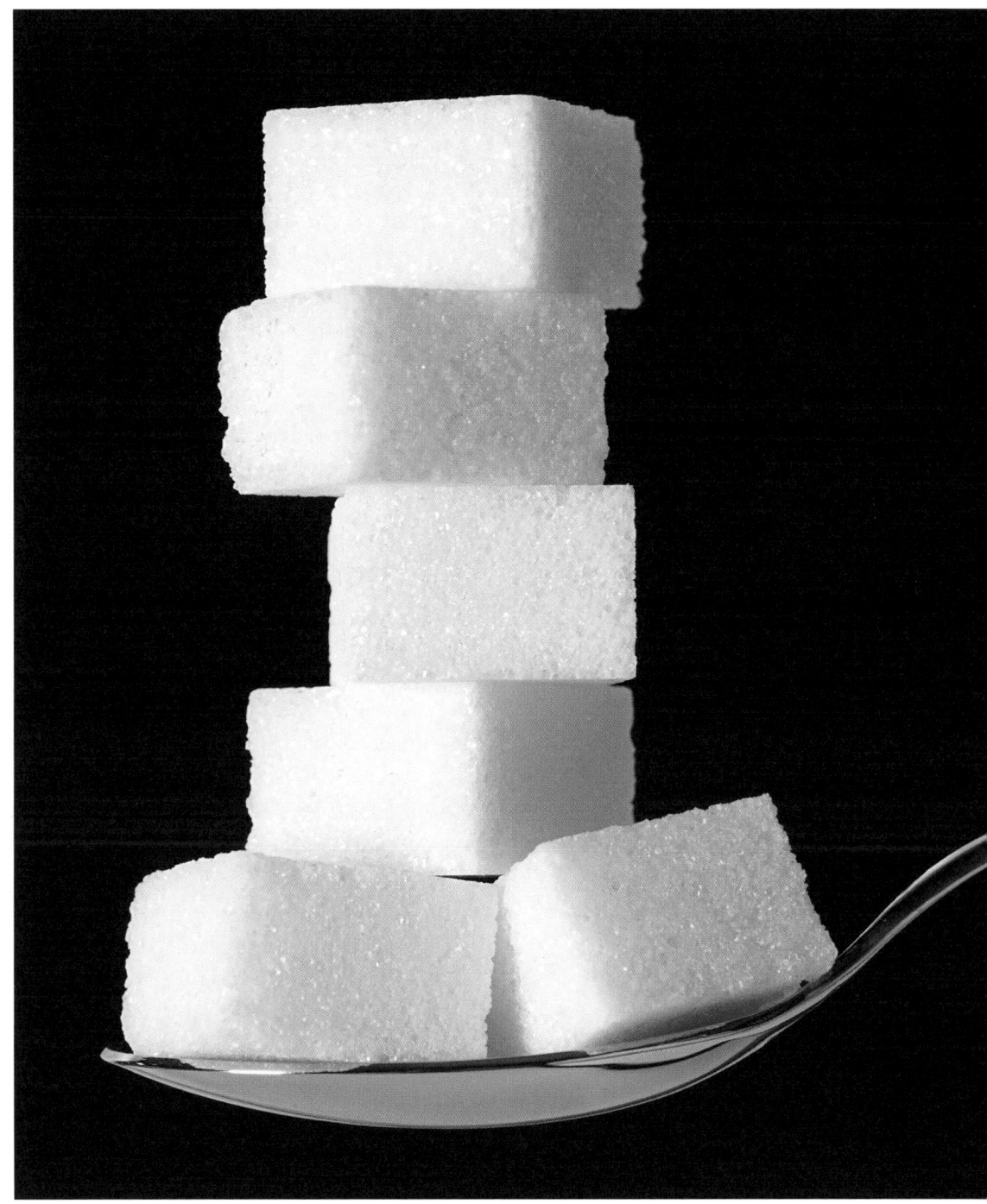

linrezeptoren an der Membran in ihrer Zahl und Aktivität reduzieren.

Die Zelle hält sozusagen ihre Einlasstore geschlossen, wenn draußen ein großer Andrang herrscht. Dieser intelligente Schutzmechanismus sorgt dafür, dass ein Übermaß an einströmendem Zucker die hochsensiblen Bestandteile im Zellinnern nicht schädigen kann. Die logische Konsequenz: Es kommt zum Rückstau des Zuckers im Blut, der Blutzuckerspiegel steigt chronisch an.

Um diesen Zuckerstau im Blut zu beseitigen, versucht der Körper nun, ihn mit aller Gewalt loszuwerden. Ein Teil wird über die Nieren mit dem Urin ausgeschieden, ein anderer Teil in der Leber gespeichert. Der Rest jedoch muss verstoffwechselt und deshalb in die verriegelte Zelle hineingedrückt werden. Die Insulinproduktion wird verdoppelt, verdrei- oder vervierfacht, um so den Zucker wie mit der Brechstange in die Zelle zu quetschen.

Damit steigt neben dem erhöhten Blutzuckerspiegel auch der Insulinspiegel dramatisch an – beides ist Gift für die E-Zelle.

Fatale Kombination

Sowohl das Insulin als auch der Zucker schädigen das hochsensible Ökosystem der E-Zelle.

Der Zucker verklebt die feinen Filter und Transportschächte.

Fatalerweise verbindet sich der Zucker außerdem mit LDL-Cholesterin zu einer unheilvollen Kombination, die den Alterungsprozess der E-Zelle nochmals beschleunigt. Klinisch zeigt sich dies daran, dass Patienten mit Zuckerstoffwechselstörungen (Diabetes) eine Fehlfunktion der E-Zellen aufweisen und frühzeitig Arteriosklerose entwickeln. Nicht selten sind die Zellen und Gefäße durch diese Beeinträchtigungen um 10 bis 15 Jahre vorgealtert.

Alterungsfaktor Bluthochdruck

Die durch Zucker- und Fettstoffwechsel verursachten Veränderungen der E-Zelle ziehen neben diesen unmittelbaren Schäden eine weitere verhängnisvolle indirekte Konsequenz nach sich: Die Gefäße beginnen im Laufe der Zeit zu versteifen und nach und nach an Elastizität zu verlieren.

Grundlage dafür sind Umbauarbeiten als Antwort auf die Beeinträchtigungen, bei denen geschädigtes E-Zellen-Gewebe durch Bindegewebe ersetzt wird. Die Gefäßwand verändert sich und verliert immer mehr an Elastizität. Dies führt zur Erhöhung des Blutdrucks.

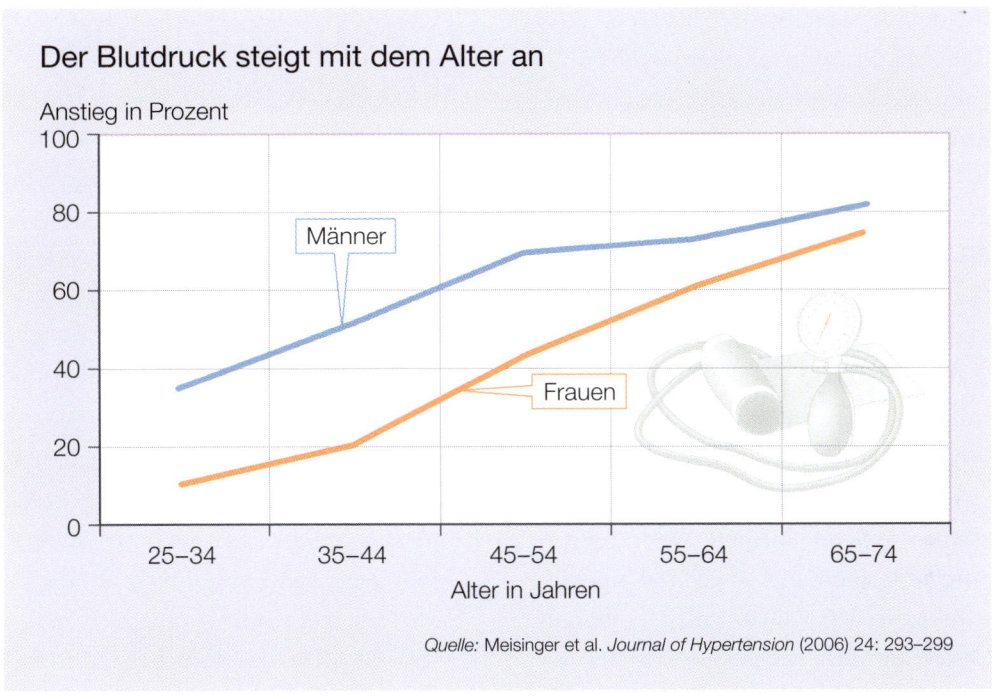

Der Blutdruck steigt mit dem Alter an

Anstieg in Prozent

Männer

Frauen

Alter in Jahren

Quelle: Meisinger et al. *Journal of Hypertension* (2006) 24: 293–299

Zunächst erhöht sich der Blutdruck nur unter Belastung, das heißt, er ist immer nur hoch, wenn man sich gerade anstrengt. Nach einigen Jahren wird der Blutdruck allerdings auch im Ruhezustand erhöht sein. Beide Blutdruckwerte sind davon betroffen, sowohl der systolische als auch der diastolische Wert. Speziell die Erhöhung des diastolischen, also des zweiten Blutdruckwerts, der den Basisdruck anzeigt, weist darauf hin, dass die Elastizität des Gefäßsystems eingeschränkt sein könnte und sich nicht mehr entsprechend weiten kann.

Wie in einem engen Gebirgsbach naturgemäß eine höhere Strömungsge-schwindigkeit herrscht als in einem breiten, ruhig dahinfließenden Fluss, nimmt der Druck in den verengten Gefäßen immer mehr zu.

Schön geschmeidig

Die Elastizität der Gefäße ist die Grundvoraussetzung dafür, dass sich das Blut im Gefäßsystem gleichmäßig verteilen und ein konstanter Druck aufrechterhalten werden kann. Diese natürliche Dehnbarkeit bildet die Grundlage dafür, dass mithilfe einer über Nerven und Hormone vermittelten Eng- und Weitstellung der Gefäße fünf bis sechs Liter Blut exakt dorthin geliefert werden können, wo sie dem aktuellen Bedarf entsprechend benötigt werden.

Geht die Elastizität im Laufe der Jahre zurück, ergibt sich in der Folge durch den steigenden Blutdruck ein weiterer Gefahrenherd für die E-Zelle: Der erhöhte Druck reißt förmlich an den E-Zellen, und das kann zu Mikroverletzungen direkt in der E-Zelle und ihren Rändern führen.

Unter normalen Druckverhältnissen können solche kleinen Verletzungen durch Blutplättchen abgekittet und repariert werden, doch unter erhöhtem Druck ist dies deutlich erschwert. So kommt das Blut über die Einrisse in direkten Kontakt mit der Schicht unterhalb der E-Zelle, was dazu führt, dass Blutplättchen und Gerinnungsfaktoren andocken, um die Wunde zu verkleben.

Die fatale Konsequenz: Es entsteht ein Blutgerinnsel, ein Thrombus, der das Gefäß dramatisch verengen kann. Im ungünstigsten Fall wird der Thrombus vom Blutstrom abgerissen und mitgenommen und verstopft das Gefäß an einer eng zulaufenden Stelle. An den hauchdünnen Herzkranzgefäßen führt dies zu einem Herzinfarkt, an den haarfeinen Gefäßen im Gehirn zum Schlaganfall.

Alterungsfaktor Rauchen

Neben dem Metabolischen Syndrom greift auch das Rauchen – mit der damit verbundenen Zirkulation von Giftstoffen und aggressiven Radikalen im Körper – in die Funktion der E-Zelle ein und beschleunigt den ohnehin schon schneller ablaufenden Alterungsprozess zusätzlich. So verändern die inhalierten Giftstoffe die bereits ungünstigen LDL- und Zuckermoleküle noch weiter, wodurch der schädigende Effekt auf die E-Zelle verstärkt wird.

Damit wird das Rauchen zum Beschleunigungsfaktor Nummer eins für den Alterungsprozess der E-Zelle.[12]

Kommen Rauchen und andere Alterungskatalysatoren zusammen, wirkt sich der giftige Zigarettenrauch definitiv negativ auf die Lebenserwartung aus (vgl. Abb.). Wir reden hier von durchschnittlich mindestens zehn Jahren, um die sich das Leben des Rauchers verkürzt, bei Männern und Frauen nahezu gleichermaßen.

Wenn man sich klarmacht, dass 80 Prozent der Nichtraucher das 70. Lebensjahr erreichen, aber nur 50 Prozent der starken Raucher, spricht das Bände. Rauchen verkürzt das Leben im Durchschnitt um zehn Jahre.

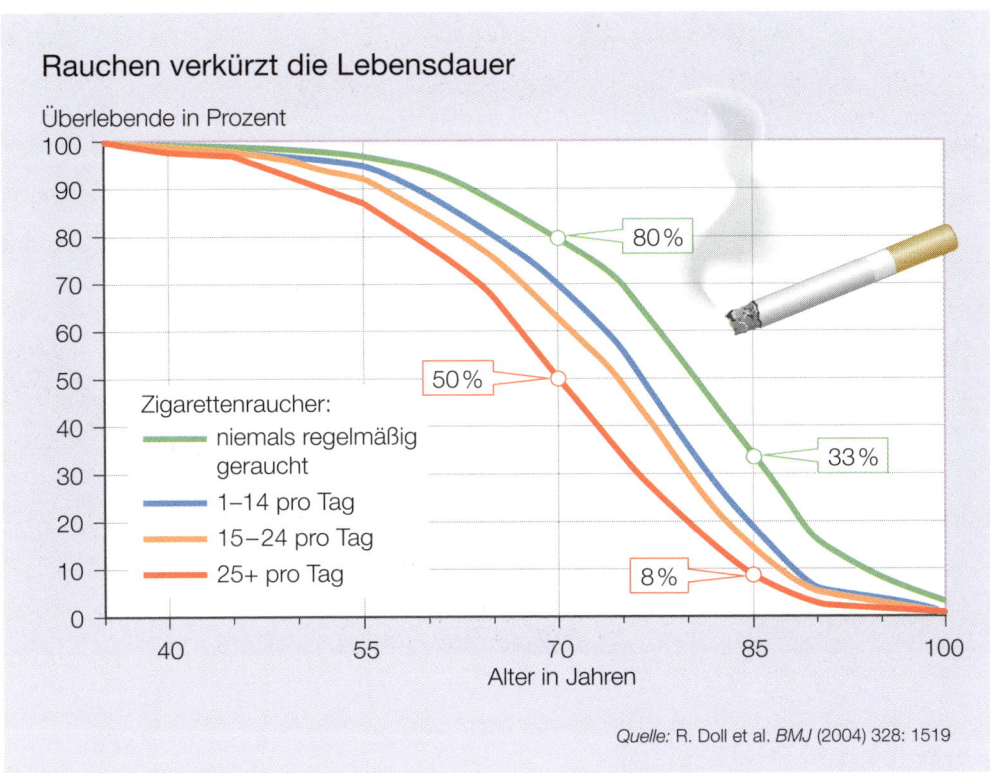

Rauchen verkürzt die Lebensdauer

Überlebende in Prozent

Zigarettenraucher:
niemals regelmäßig geraucht
1–14 pro Tag
15–24 pro Tag
25+ pro Tag

80%
50%
33%
8%

Alter in Jahren

Quelle: R. Doll et al. *BMJ* (2004) 328: 1519

Ein klarer Fall

Den Zusammenhang von Rauchen und Qualität der E-Zelle zeigt besonders deutlich eine aktuelle Studie aus dem US-Staat Wisconsin: Die Wissenschaftler untersuchten 1500 Raucher mittleren Alters, die etwa eine Schachtel Zigaretten pro Tag konsumierten. Bei denen, die das Rauchen aufgaben, verbesserte sich die E-Zellen-Funktion signifikant, während bei der Gruppe, die weiter rauchte, keine Veränderungen der Situation zu beobachten waren.

Interessanterweise war gleichzeitig eine Verbesserung des HDL-Cholesterins und der Blutzuckerwerte zu beobachten, was den Zusammenhang zwischen Rauchen und Stoffwechsel besonders sichtbar macht.

Auch in Italien hatte das Rauchverbot in öffentlichen Gebäuden nachhaltige Gesundheitseffekte. So traten akute Gefäßverschlüsse im folgenden Jahr um über zehn Prozent weniger auf, denn insgesamt war die Raucherquote in der Bevölkerung nach dem Verbot gesunken.[13]

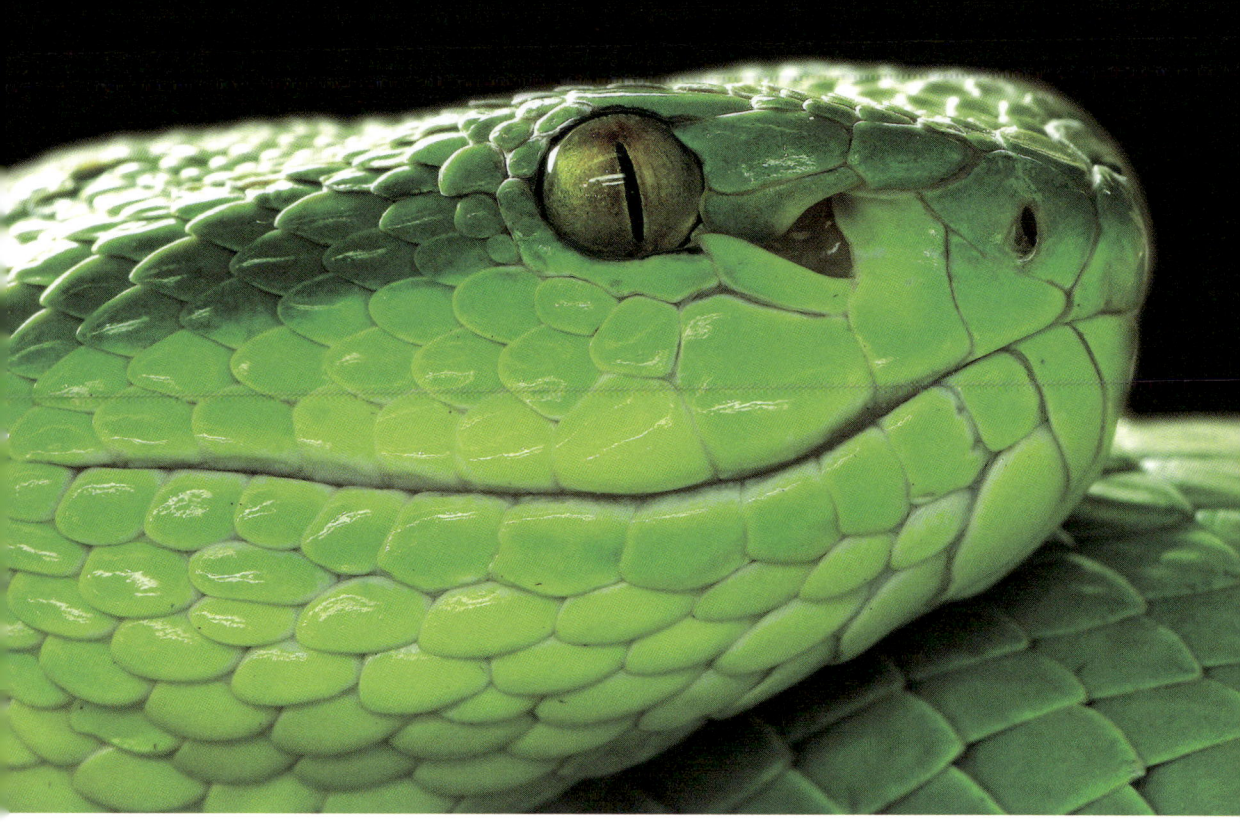

Alterungsfaktor chronische Entzündung

Zu den bisher aufgeführten Alterungsfaktoren gesellt sich ein weiterer Gefahrenherd, der die Alterungsprozesse im gesamten Körper nachhaltig beschleunigt: die Entzündung.

Es verdichten sich die Beweise, dass chronische Entzündungsreaktionen in engem Zusammenhang mit den bereits angesprochenen Alterungsfaktoren stehen. Speziell eine durch die Ablagerungen von LDL erzeugte Immunreaktion scheint der Grund zu sein, dass die kranken E-Zellen chronisch entzündet sind.

Wie bereits beschrieben, führt die überschüssige Immunreaktion dazu, dass sich eingewandertes LDL-Cholesterin chemisch verändert und Fresszellen zu Schaumzellen verwandelt werden. Diese werden wiederum von den Immunzellen angegriffen.

Normalerweise klingt die Entzündung nach einer Immunreaktion ab, nicht jedoch in diesem Fall. Dies scheint der Grund zu sein, dass bei Menschen mit Metabolischem Syndrom sogenannte Entzündungsmarker, allen voran das C-reaktive Protein (CRP), erhöht im Blut nachzuweisen sind.

Giftige Dosis

Übergewicht, fehlende Bewegung, falsche Ernährung und Gifte, wie sie durch das Rauchen in den Körper gelangen, führen über die Jahre zu einer zunehmenden chronischen Entzündungsreaktion, die direkt die Entstehung von Arterienverkalkung, Krebs, Alzheimer und Diabetes bedingt (vgl. Abb. S. 74).

Dieser Prozess kann ungehindert beschleunigt werden. So ist bekannt, dass deutlich übergewichtige Kinder bereits Entzündungsreaktionen und Gefäßveränderungen aufweisen, wie sie sonst bei 30- bis 40-Jährigen zu beobachten sind.

Besonders eindrücklich ist eine Untersuchung bei Schwangeren, die Schwangerschaftsdiabetes haben, übergewichtig sind und rauchen. Ihre ungeborenen Kinder weisen bereits Veränderungen der Gefäße auf. Glücklicherweise sind die Veränderungen bei den Kindern nach der Geburt innerhalb von wenigen Monaten rückläufig.

Dieses Szenario illustriert allerdings sehr eindrücklich, dass auch für die E-Zellen und Gefäße der Lebensstil gravierenden Einfluss nimmt und dass die Dosis das Gift macht. Wie Paracelsus bereits im 16. Jahrhundert sagte: »Dosis sola venenum facit« – allein die Menge macht das Gift.

Alterungsfaktor chronischer Stress

Dauernde Belastungen und Anforderungen haben nicht nur schädliche Wirkungen auf die Seele, auch das Herz-Kreislauf-System wird in Mitleidenschaft gezogen. Die schädlichen Wirkungen manifestieren sich bereits im frühen Stadium auch an der E-Zelle.

Chronischer Stress wirkt der gesunden E-Zellen-Funktion und ihren verjüngenden Effekten entgegen: Die vermehrte Ausschüttung von Stresshormonen bedingt einen längerfristig anhaltenden Anstieg des Blutdrucks, eine Blutplättchenaktivierung und eine Verstärkung der Blutgerinnung – alles Faktoren, die die E-Zelle altern lassen.

Aus biologischer Sicht kann Stress durchaus positiv sein, denn durch die Ausschüttung des Stresshormons Adrenalin werden wir in Millisekunden kampf- oder fluchtbereit. Erblickte der Steinzeitmensch auf seiner Jagd plötzlich ein Raubtier, bedeutete diese Begegnung Lebensgefahr, was im Körper unmittelbar zu einem Adrenalinschub führte. Der gesamte Körper war dadurch auf »Kampf oder Flucht« eingestellt. Dieser Zustand bedeutet: Das Herz schlägt schneller, der Blutdruck steigt, die Muskeln spannen sich an – alles unbewusst durch das Gehirn initiierte

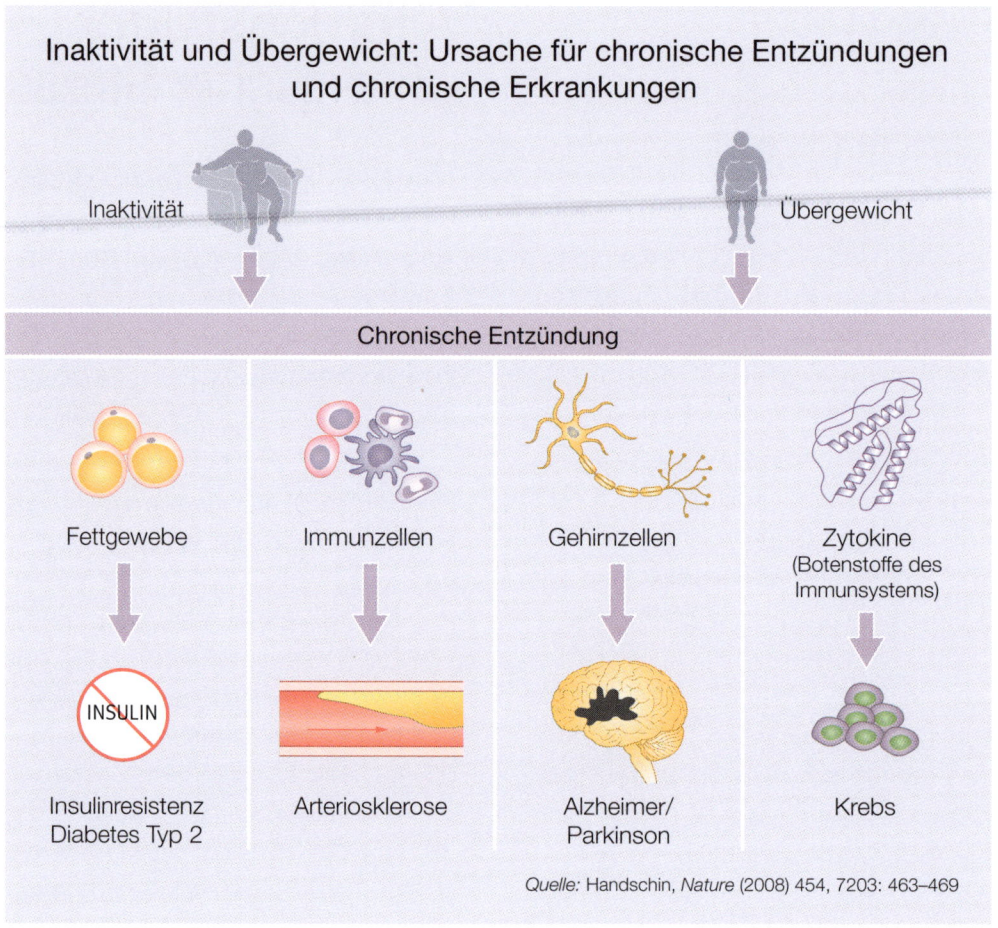

Inaktivität und Übergewicht: Ursache für chronische Entzündungen und chronische Erkrankungen

Inaktivität

Übergewicht

Chronische Entzündung

Fettgewebe

Immunzellen

Gehirnzellen

Zytokine
(Botenstoffe des
Immunsystems)

INSULIN

Insulinresistenz
Diabetes Typ 2

Arteriosklerose

Alzheimer/
Parkinson

Krebs

Quelle: Handschin, *Nature* (2008) 454, 7203: 463–469

Maßnahmen, die eine schnelle Reaktion möglich machten.

Allerdings sorgt heute chronischer Stress oft dafür, dass sich das System überhitzt, weil es zu oft hochgefahren wird und zu wenig Zeit hat, sich zwischen den Beanspruchungen wieder auf das Normalniveau einzupendeln.

Kommt es zu oft, zu lange und zu heftig zu Stressbelastungen, löst dies im Körper Daueralarm aus. Permanent zirkulieren mehr Stresshormone im Blut, als verbraucht werden, mit der Konsequenz von chronisch erhöhtem Blutdruck, ein Faktor, der Herz und Gefäße altern lässt.

So verwundert es nicht, dass chronischer Stress nicht nur die Lebensqualität massiv beeinträchtigt, sondern auch die Lebenserwartung verkürzen kann.[14, 15]

Im Spinnennetz der schlechten Gewohnheiten

All dies zeigt: Cholesterin, Zucker, hoher Blutdruck, Entzündungen, Stress und Rauchen sind mehr als Herz-Kreislauf-Risikofaktoren. Es sind Alterungsfaktoren, die die E-Zelle beeinträchtigen. Sie führen zu Fehlfunktionen der E-Zelle, weniger NO und einer eingeschränkten Wirksamkeit dieses Energielieferanten und Lebenselixiers der E-Zelle.

Das Resultat ist ein rasches Voraltern der E-Zellen und damit auch der nachgeschalteten Zellen anderer Organe, und zwar vom Herz über Leber und Nieren bis zum Gehirn.

Wollen Sie eine Verjüngung Ihrer Gefäße erreichen, müssen Sie die Alterungsfaktoren minimieren. Das kann ausschließlich über den Königsweg geschehen: Die aus den Fugen geratene Energiebilanz muss in ihr ursprüngliches Gleichgewicht zurückgeführt werden. Durch mehr Bewegung (Energieverbrauch) und gesündere, maßvolle Ernährung (Energieaufnahme). Allerdings:

Weder Hungern noch weniger essen hat einen entscheidenden Verjüngungseffekt auf die E-Zelle, wenn Sie sich nicht zusätzlich körperlich betätigen.

Allein eine Kombination aus Aktivierung und gesunder Ernährung bringt die Verjüngungsmechanismen in Schwung. Nur so können Sie Ihre biologische Uhr zurückdrehen.

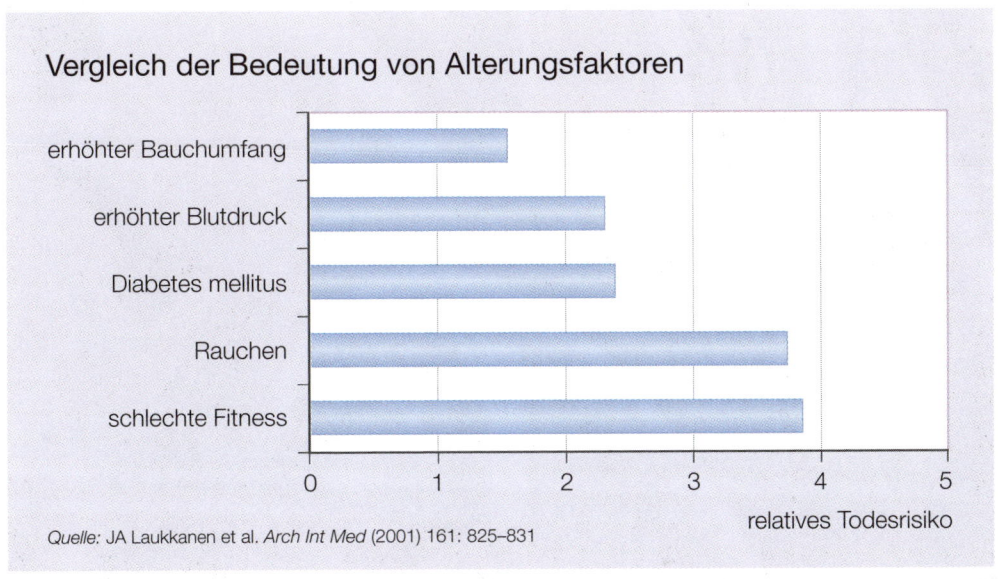

Vergleich der Bedeutung von Alterungsfaktoren

Quelle: JA Laukkanen et al. *Arch Int Med* (2001) 161: 825–831

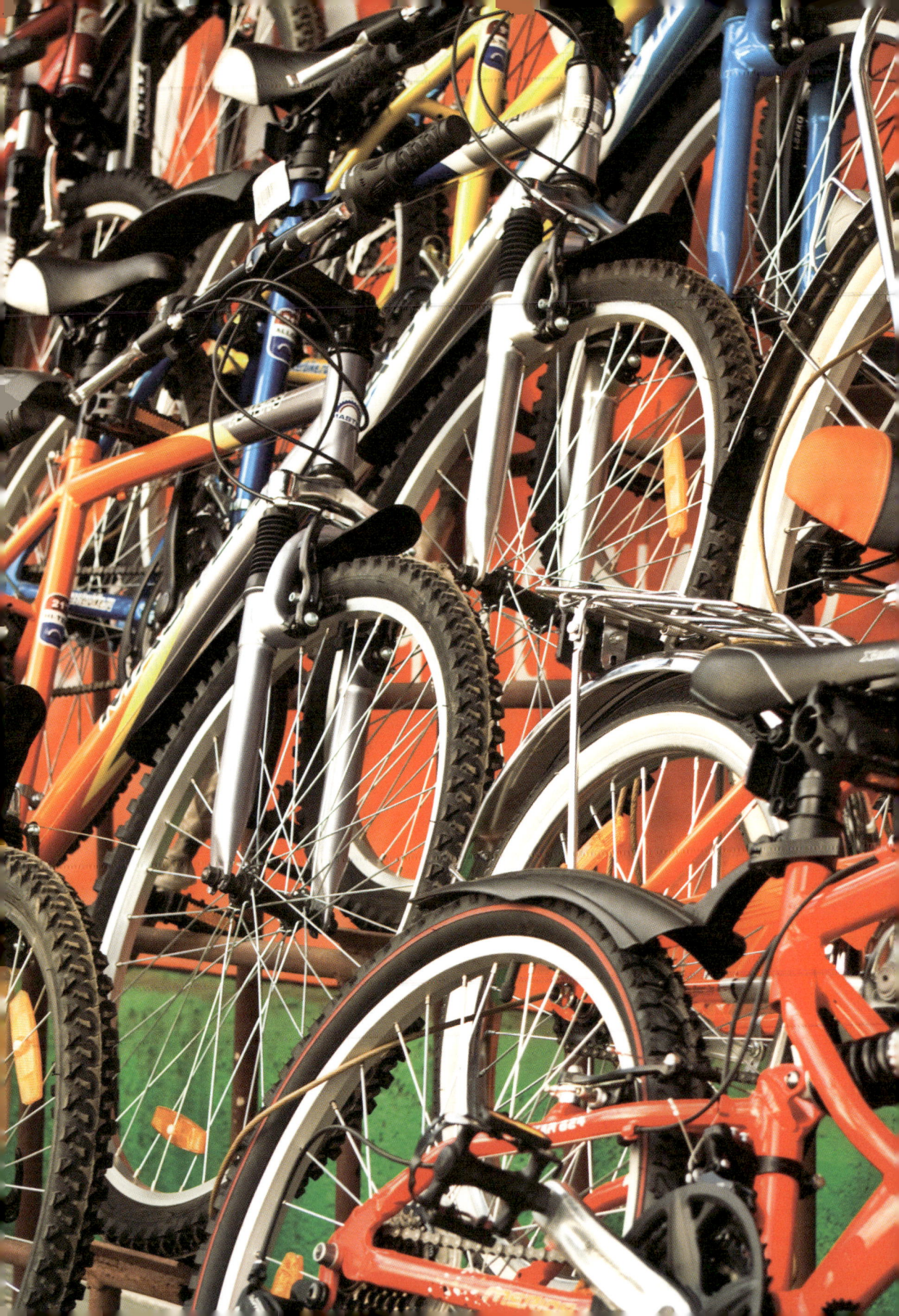

Verjüngungs-strategie Bewegung

Wollen Sie wissen, welche Anti-Aging-Strategie wirklich zum Ziel führt? Auch hier hilft der Blick auf den Neandertaler weiter. Er hatte nämlich einen Körper, der optimal an seine Umwelt angepasst war.

Wer die Energie aus der Nahrung am besten speichern und nutzen konnte und wessen Bewegungsabläufe am besten funktionierten, der hatte einen Überlebensvorteil. So hat sich unser Genmuster über mehrere 10 000 Generationen herausentwickelt.

Eine besondere Bedeutung hatte dabei die Optimierung der Bewegungsabläufe. So waren diejenigen Vorfahren des Menschen im Vorteil, die sich koordiniert, schnell und ausdauernd fortbewegen konnten. Sie waren den anderen bei der Nahrungssuche und bei der Jagd überlegen.

Sie zeichneten sich aus durch optimale:

- Sauerstoffversorgung (Lungenkapazität, Sauerstofftransport)
- Herzfunktion
- Gefäßreaktion (Endothelfunktion)
- Funktion der Nervenleitgeschwindigkeit und Verdrahtung mit der Muskulatur
- Energiespeicherung in Leber und Fettgewebe
- Verwertung von gespeicherter Energie für schnelle und ausdauernde Muskelaktivität (Verteilung der Muskelfasertypen und -speicherung)
- Koordination (Kleinhirn und Gleichgewichtsorgane).

All diese Funktionen beeinflussen den Sauerstofftransport aus der Einatemluft bis in die Kraftwerke der Zellen, die Mitochondrien. Dort werden Glukose und Fette nach Zuführung von Sauerstoff verbrannt und Energie zur Zellarbeit produziert.

Dies sind auch die Besonderheiten, die einen Sporttreibenden von einem Untrainierten unterscheiden. So weisen insbesondere Ausdauersportler ein größeres Herzvolumen, eine bessere Gefäßreaktion und effizientere Muskelfunktion auf.

Gute Gene?

Unterschiede, was diese genetische Ausstattung angeht, mögen auch dem Neandertaler zum Verhängnis geworden sein. Als er vor ca. 65 000 bis 90 000 Jahren aus dem Norden Europas kommend dem Homo sapiens von der afrikanischen Landmasse begegnete, zeigte sich, dass der Neandertaler hinsichtlich dieser Komponenten unterlegen war. Am Ende konnte sich der flinkere und koordinativere Homo sapiens durchsetzen. Noch heute zeichnen wir uns genetisch durch diese Vorteile aus.[16]

Allerdings ist der Mensch in den westlichen Ländern heute nicht mehr auf diese Fähigkeiten angewiesen. Der Supermarkt und das Auto haben die

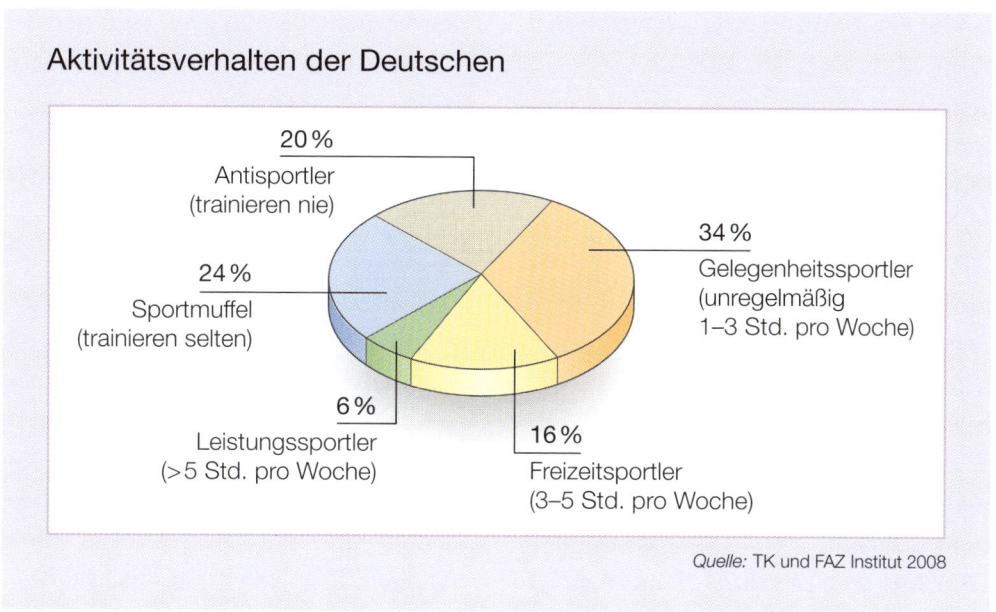

Aktivitätsverhalten der Deutschen

20 % Antisportler (trainieren nie)

34 % Gelegenheitssportler (unregelmäßig 1–3 Std. pro Woche)

24 % Sportmuffel (trainieren selten)

6 % Leistungssportler (>5 Std. pro Woche)

16 % Freizeitsportler (3–5 Std. pro Woche)

Quelle: TK und FAZ Institut 2008

Nahrungssuche und die dafür notwendige körperliche Aktivität überflüssig gemacht.

Doch die Gene sind die gleichen und beeinflussen uns noch unzählige Generationen, bis sich auch diese den geänderten Lebensumständen angepasst haben werden.

Aktiv bleiben

Doch nicht allein die Gene, also die Hardware unseres Körpers, sondern auch die Software, die Art und Weise, wie die genetische Information abgelesen und umgesetzt wird, sind entscheidend. Am Ende hängt das Resultat unse-

rer Bemühungen von der Schnelligkeit der Eiweißproduktion unseres Körpers ab. Deshalb gilt es zu beachten:

Natürlich werden die Gene für die Struktur von Herz, Lunge, Gefäßen, Nerven und Muskulatur genauso vererbt wie die Anpassungsfähigkeit an die Umwelt.

Wird allerdings ein Organ nicht ständig beansprucht, gefordert oder aktiviert, so wird die Funktion langsam herunterreguliert.

Dies gilt für die Muskulatur ebenso wie für das Gehirn, den Stoffwechsel oder die Gefäße. So verliert ein Muskel, der nach einem Unfall, beispielsweise einem Beinbruch, durch einen Gips zur Ruhe gezwungen wurde, innerhalb von ein bis zwei Wochen deutlich an Masse. Die Gefäße verengen sich, und in kürzester Zeit ist die Funktion des Beins stark eingeschränkt. Die Muskeln müssen unter Anstrengungen wieder gefordert werden.

Umgekehrt passen sich die Organe an, wenn sie gefordert werden. Sie können also Ihren Körper, und damit auch Ihre Organe, aktivieren, wenn Sie sie ausreichend fordern. So passt sich bei Ausdauersportlern die Herzgröße an und hat nach einiger Zeit des Trainings um 20 Prozent mehr Masse als die des Untrainierten. Ein durch Krafttraining trainierter Muskel wird im Querschnitt bald 20 bis 50 Prozent stärker sein. Und auch die Arterie im Schlagarm eines Profitennisspielers wird im Vergleich zu der des anderen Arms im Durchmesser deutlich größer.

Zum Teil wird diese Anpassung auch durch Gene bestimmt. Das wird allein anhand der Tatsache klar, dass nicht jeder Mensch durch Training zum Leistungssportler oder gar Medaillengewinner werden kann. Es muss eine grundsätzliche Eignung vorliegen. Doch die körperliche Bewegung ist ein Muss und über unsere Gene festgeschrieben. Die Aufforderung zur Bewegung ist also sehr tief in unserer Existenz verankert.

Wenn wir uns nicht genug bewegen, führt das nicht nur sehr schnell zu reduzierter Leistungsfähigkeit und schlech- **ter körperlicher Fitness, sondern der Körper wird in seinen Funktionen nachhaltig geschädigt.**

Folgen der Trägheit

An untrainierten und übergewichtigen Menschen lassen sich die Folgen für die Gesundheit deutlich ablesen: Sie haben eine geringere Muskelmasse und eine verminderte Funktion der Organe, zeigen Stoffwechselstörungen insbesondere beim Energiehaushalt, und zwar durch erhöhten Blutzucker und hohe Blutfettwerte. Hinzu kommt hoher Blutdruck – ein untrügliches Zeichen für eine Fehlfunktion der Gefäße.

Körperliche Inaktivität fördert die Herz-Kreislauf-Risikofaktoren – die Alterungsfaktoren – und beschleunigt darüber den Prozess der Arteriosklerose bis hin zum Gefäßverschluss.

Inaktivität und mangelnde Fitness sind also ein bedeutsamer Risikofaktor für die unterschiedlichsten Erkrankungen. Wissenschaftliche Studien aus den letzten 60 Jahren haben das übereinstimmend gezeigt.

Eine der ersten großen Untersuchungen zu dem Thema wurde bereits 1953 in der bedeutenden wissenschaftlichen Zeitschrift *The Lancet* von Professor Jerry Morris publiziert; er war der spätere Inhaber des Lehrstuhls für Public Health

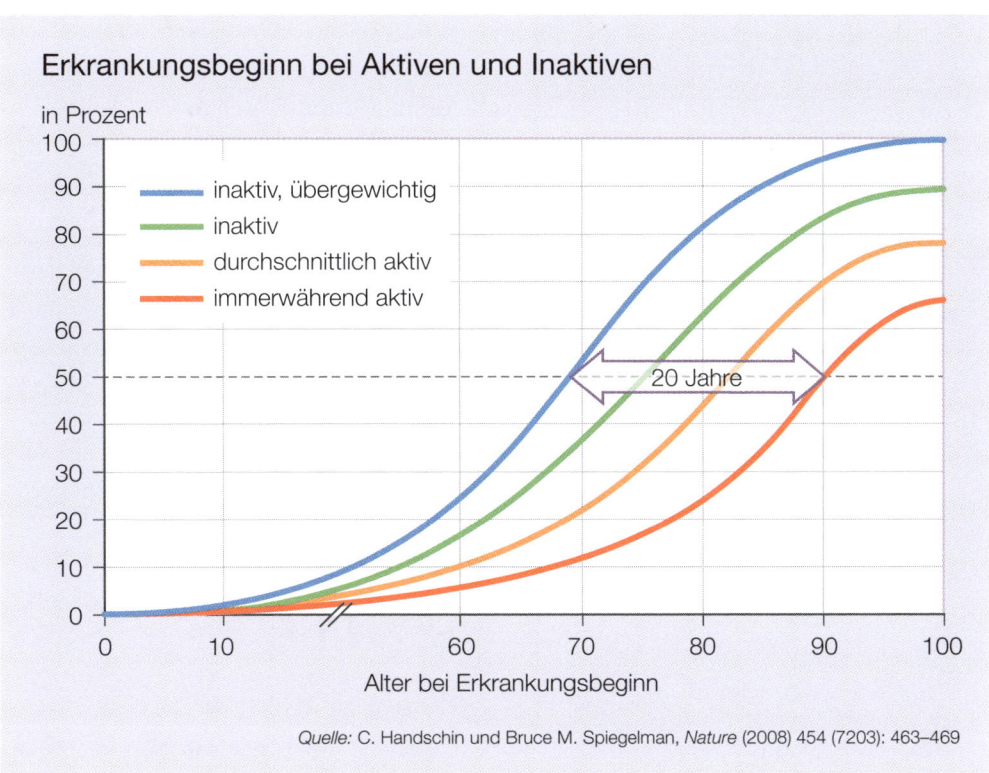

Erkrankungsbeginn bei Aktiven und Inaktiven

in Prozent

- inaktiv, übergewichtig
- inaktiv
- durchschnittlich aktiv
- immerwährend aktiv

20 Jahre

Alter bei Erkrankungsbeginn

Quelle: C. Handschin und Bruce M. Spiegelman, *Nature* (2008) 454 (7203): 463–469

am University College der London Medical School. Seit den Vierzigerjahren hatte er den Gesundheitszustand von Angestellten öffentlicher Verkehrsbetriebe untersucht und herausgefunden, dass die Busfahrer im Gegensatz zu den Kontrolleuren trotz des identischen sozioökonomischen Hintergrunds eine deutlich höhere Herzinfarktrate aufwiesen. Die Kontrolleure, die den Passagieren in den Doppeldeckerbussen die Fahrscheine entwerteten, mussten täglich nach jeder Bushaltestelle die Treppen im Bus hoch- und runterlaufen, waren also körperlich ständig überaus aktiv, während die Fahrer sich beim Steuern des Busses vergleichsweise wenig bewegten.[17]

Große Bevölkerungsstudien auf unterschiedlichen Kontinenten [18,19] konnten übereinstimmend belegen:

Regelmäßige körperliche Aktivität führt zu einem deutlich reduzierten Herz-Kreislauf-Risiko.

Eine Studie aus Finnland verglich den positiven Effekt von Bewegung mit dem Wirkungsgrad anderer Lebensstilfaktoren. Schlechte körperliche Fitness zeigte sich dabei als vergleichbar ungünstig wie

81

Bewegung ist Medizin

- Interessanterweise ist Bewegung auch ein wirksames Mittel, um Krankheiten zu bekämpfen, wenn sie schon ausgebrochen sind.[20]

- Egal, ob es um Diabetes, Herzinfarkt, Herzmuskelschwäche oder gar Brust- und Darmkrebserkrankungen, Depressionen oder Osteoporose geht – die Patienten profitieren von gezieltem Training.

- Auch Demenz und Alzheimer scheinen günstiger zu verlaufen, wenn die betroffenen Patienten körperlich aktiv sind.

---

das Rauchen. Der Konsum von einer Schachtel Zigaretten pro Tag hatte bedeutendere Auswirkungen auf die Gefäße als Bluthochdruck oder sogar Übergewicht[21] (vgl. Abb. S. 75).

Die gute Nachricht aber war auch in diesen Fällen: Durch regelmäßiges körperliches Training und das konsequente Verbessern der Fitnessparameter können die Auswirkungen eines ungesunden Lebensstils, auch wenn ihm über die Jahre gefrönt wurde, halbiert werden.

So liegt das Gefäßrisiko für einen aktiven Übergewichtigen um 50 Prozent niedriger als bei einem inaktiven Übergewichtigen.[22] Dies hat Professor Steve Blair, renommierter Epidemiologe aus South Carolina, der in den letzten 30 Jahren bahnbrechende Publikationen zur Bedeutung von Fitness als schützendem Faktor veröffentlicht und einen Senior Fellowship an der TU München innehat, zu dem Slogan Anlass gegeben:

»**Better fat and fit than lean and unfit.**« (Zu Deutsch: Besser fett, aber fit als dünn und unfit.)

E-Zellen auf dem Fahrrad

Denken Sie immer daran, wenn Sie als Nordic Walker oder Jogger unterwegs sind oder bei jedem Tritt in die Pedale: **Bewegung macht Ihre Endothelschicht geschmeidig.**

Und das geht so: Mit jeder sportlichen Anstrengung beschleunigt sich die Herzfrequenz. Der erste, der systolische, Blutdruckwert steigt an, das Blut zirkuliert mit mehr Tempo durch das Gefäßleitungssystem.

Durch die erhöhte Strömungsgeschwindigkeit entstehen sogenannte Scherkräfte an den Gefäßwänden, die mechanisch Druck auf die E-Zellen ausüben.[23] Hinzu kommt die Pulswelle: Die durch die Kontraktion des Herzmuskels bei Austritt des Bluts aus der

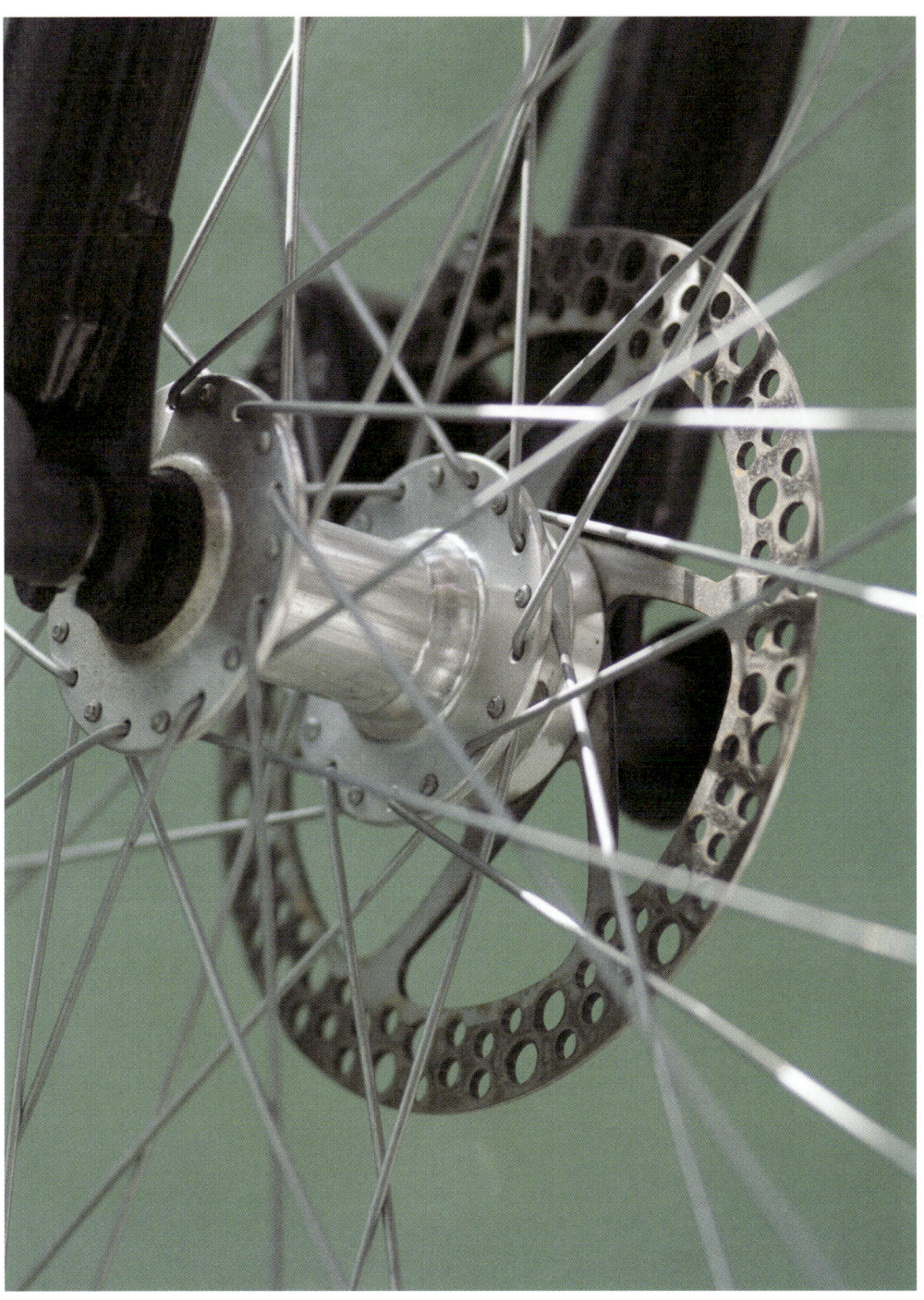

Herzkammer ausgelöste Dehnungswelle der Gefäße, die Pulswelle, klopft im entsprechenden Takt bei den E-Zellen an und dehnt diese unter Belastung in schnellem Rhythmus. Diese physikalischen Reize sind das Signal für die E-Zelle, den Botenstoff NO (den E-Faktor) zu produzieren und an ihre Umgebung weiterzugeben.[24]

Man kann sich den Prozess in etwa so vorstellen, als wäre der durch die Scherkräfte ausgelöste Reiz der Weckruf für die E-Zelle: »Jetzt geht es los mit körperlicher Bewegung! Stellt euch schon mal drauf ein, seid aktiv!« Diese Information hat zwei Effekte: Es weitet sich der Gefäßdurchmesser und die Blutversorgung wird besser, gleichzeitig schützt sich die E-Zelle so vor dem erhöhten Blutdruck unter Belastung.

Das NO verteilt sich nun unmittelbar in die darunter liegenden Gefäßschichten, wodurch sich deren glatte Muskelschicht entspannt und sich das ganze Gefäß automatisch weitet.

Auf einer dreispurigen Autobahn kann eben mehr Verkehr fließen als auf einer einzigen Bahn. Genauso kann durch die erweiterten Gefäßdurchmesser entsprechend mehr Blut zu den Organen – und hier besonders zur Muskulatur – gelangen.

Die optimal mit Sauerstoff versorgten Organe können jetzt leistungsstark, effektiv und ökonomisch arbeiten.

Nebeneffekte

Die reflektorische Ausschüttung des chemischen E-Faktors auf den physikalischen Schlüsselreiz »Bewegung« sorgt allerdings nicht nur für eine Weitung des Gefäßes, sondern setzt gleichzeitig eine ganze Reihe weiterer gefäßschützender Prozesse in Gang, die allesamt gefäßverjüngend wirken.

So wird unterm Strich weniger Cholesterin in die Arterienwand eingelagert, weil das Abräumen und Ausschleusen von Cholesterin zurück in das Gefäßsystem besser funktioniert und die schädlichen Entzündungsprozesse mit geringerer Aktivität ablaufen.

Trainierte Gefäße bleiben jung

Je regelmäßiger die Gefäße durch die Schwerkräfte beansprucht werden, desto besser passen sich die Gefäßwände an, die Elastizität verbessert sich. Es stellt sich ein regelrechter Trainingseffekt ein, der das gesamte Leitungssystem bis ins hohe Alter in einem flexiblen Zustand hält. So kann der Arteriosklerose und den damit verbundenen Alterungsprozessen erfolgreich entgegengewirkt werden.

Drei Beispiele sollen verdeutlichen,

wie es bereits früh zur Endothelfunktionsstörung kommen kann und welche Möglichkeiten es gibt, sie auch noch in höherem Alter wieder zu beheben.

Beispiel 1

Der Prozess der Arteriosklerose ist bereits früh bei übergewichtigen Teenagern zu beobachten. Sie zeigen durch Cholesterineinlagerungen in den Gefäßen eine deutliche Fehlfunktion der E-Zelle. Diese sind beispielsweise an den Halsgefäßen zu beobachten.

Ultraschalluntersuchungen dieser Kinder zeigen, dass bereits eine beschleunigte Alterung der Blutgefäße vorliegt. Sie sind in einem Zustand, wie man ihn normalerweise erst ab dem 30. Lebensjahr beobachten kann.

Erfreulicherweise kann diese Entwicklung schon nach wenigen Monaten wieder behoben werden, wenn die Betroffenen ihren Lebensstil verändern. Die Arteriosklerose ist hier also reversibel.

Beginnen die Jugendlichen regelmäßig, und zwar dreimal pro Woche, 60 Minuten lang Ausdauersport zu trei-

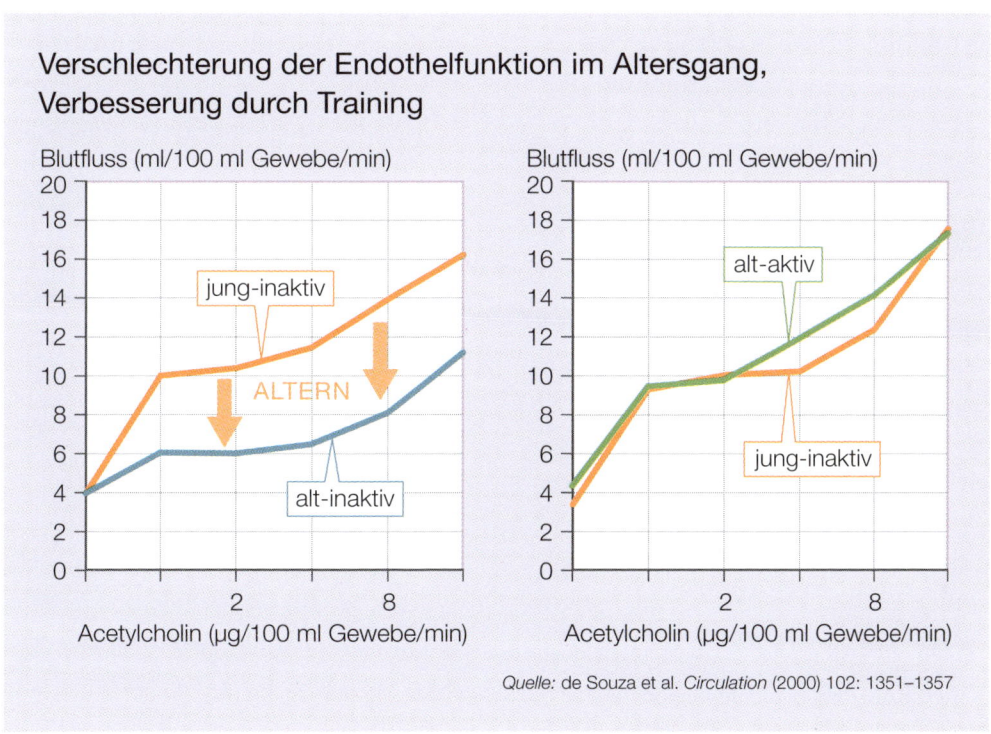

Verschlechterung der Endothelfunktion im Altersgang, Verbesserung durch Training

Blutfluss (ml/100 ml Gewebe/min)

jung-inaktiv

ALTERN

alt-inaktiv

Acetylcholin (µg/100 ml Gewebe/min)

Blutfluss (ml/100 ml Gewebe/min)

alt-aktiv

jung-inaktiv

Acetylcholin (µg/100 ml Gewebe/min)

Quelle: de Souza et al. *Circulation* (2000) 102: 1351–1357

ben, führt dies bereits innerhalb von Monaten zu einer Verbesserung der Gefäßfunktion um 125 Prozent.[25]

Beispiel 2

Auch Patienten mit einer bereits deutlich ausgeprägten Arteriosklerose an den Herzkranzgefäßen sprechen ausgesprochen gut auf ein regelmäßiges Training an.

So zeigt eine Studie der Arbeitsgruppe um Rainer Hambrecht aus Leipzig, jetzt in Bremen, dass ein vierwöchiges Training auf einem Fahrrad-Ergometer von sechs mal zehn Minuten pro Tag mit 80 Prozent der maximalen Herzfrequenz die Endothelfunktion um den Faktor zwei verbessert.[26]

Beispiel 3

Am eindrucksvollsten zeigt sich der Zusammenhang von Bewegung und Erhalt der Elastizität der Gefäße in einer Studie der Forschergruppe von Christopher DeSouza, einem Physiologen der University of Colorado in Boulder. Er publizierte bereits im Jahr 2000 die beeindruckenden Ergebnisse von Funktionsuntersuchungen an Gefäßen.

Der Studie lag das Datenmaterial von zwei Gruppen von Männern unter-

schiedlichen Alters und Trainingszustands[27] zugrunde. Um die Elastizität der Gefäße zu bestimmen, injizierte er die gefäßerweiternde Substanz Acetylcholin in steigender Konzentration in das Gefäß.

Das Ergebnis: Die Gefäße der Jüngeren reagierten deutlich stärker als die der 30 Jahre älteren Probanden, doch traf dies nur auf die Untrainierten zu. Bei älteren Probanden (60 bis 70 Jahre alt), die eine gute körperliche Fitness aufwiesen, war die klare Beziehung aufgehoben. Die trainierten Älteren hatten die gleiche Gefäßreaktion, und damit Gefäßsteifigkeit, wie die Jüngeren.

Fazit: Wird durch Bewegung regelmäßig ein Reiz auf das Endothel ausgeübt, kann dies den schleichend fortschreitenden Alterungsprozessen entgegenwirken. 60-jährige Sportler haben ein biologisches Gefäßalter von 30-Jährigen.

Anders ausgedrückt: Durch Sport können die Gefäße über 30 Jahre lang 30 Jahre jung bleiben.

Das Herz trainiert mit

Diese Befunde sind nicht auf das Gefäßsystem beschränkt, sondern schließen das Herz als Teil des Herz-Kreislauf-Systems mit ein. Auch die Elastizität des Herzmuskels – ebenso durch Alterungs-

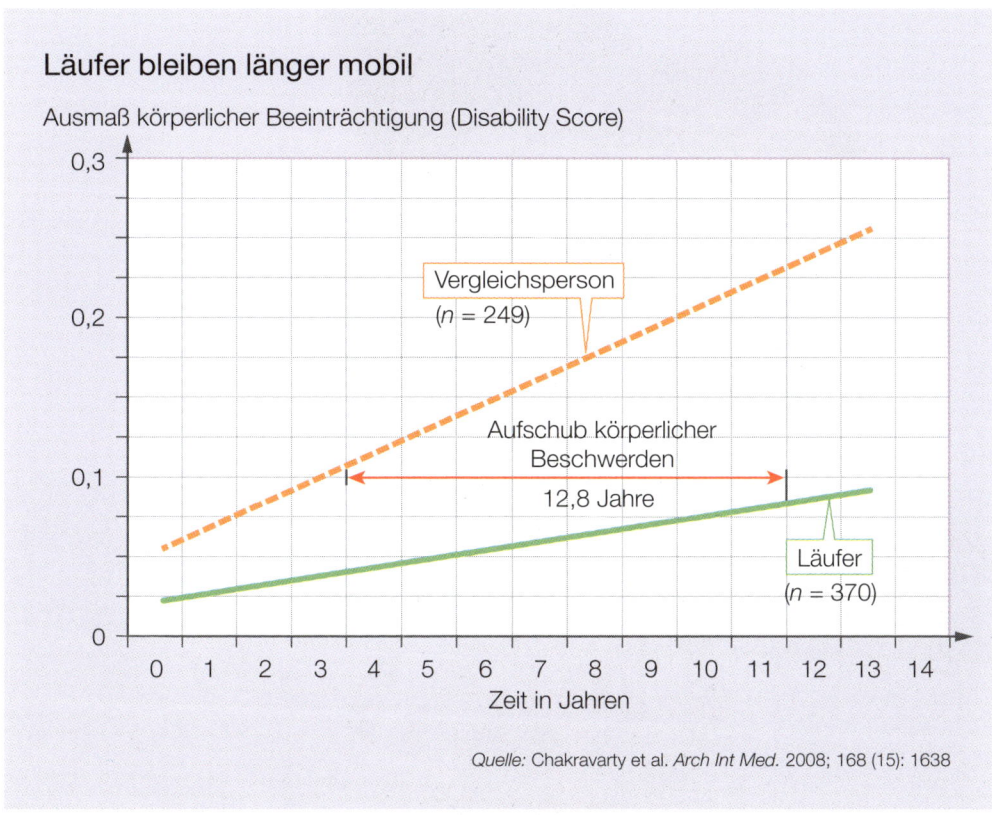

Läufer bleiben länger mobil

Ausmaß körperlicher Beeinträchtigung (Disability Score)

Vergleichsperson
($n = 249$)

Aufschub körperlicher Beschwerden

12,8 Jahre

Läufer
($n = 370$)

Zeit in Jahren

Quelle: Chakravarty et al. *Arch Int Med.* 2008; 168 (15): 1638

faktoren beeinflusst – kann durch körperliches Training innerhalb weniger Monate verbessert werden.

So zeigen aktuelle Studien meiner Forschergruppe mit Kollegen aus Göttingen, Berlin und Graz, dass eine altersbedingte eingeschränkte Elastizität des Herzens ebenso wie die der Gefäße zu einem bestimmten Maß reversibel ist. Bei einer Untersuchung durch körperliches Training an drei Tagen in der Woche, bestehend aus Ausdauer- und Krafttraining, konnte bei der überwiegenden Mehrzahl der Teilnehmer die Steifigkeit des Herzens innerhalb von drei Monaten deutlich verbessert werden.[28]

Risikofaktoren einfach wegstrampeln

Sie dürfen also als gesichertes Wissen mitnehmen, dass körperliche Bewegung die Gesundheit der Gefäße direkt über

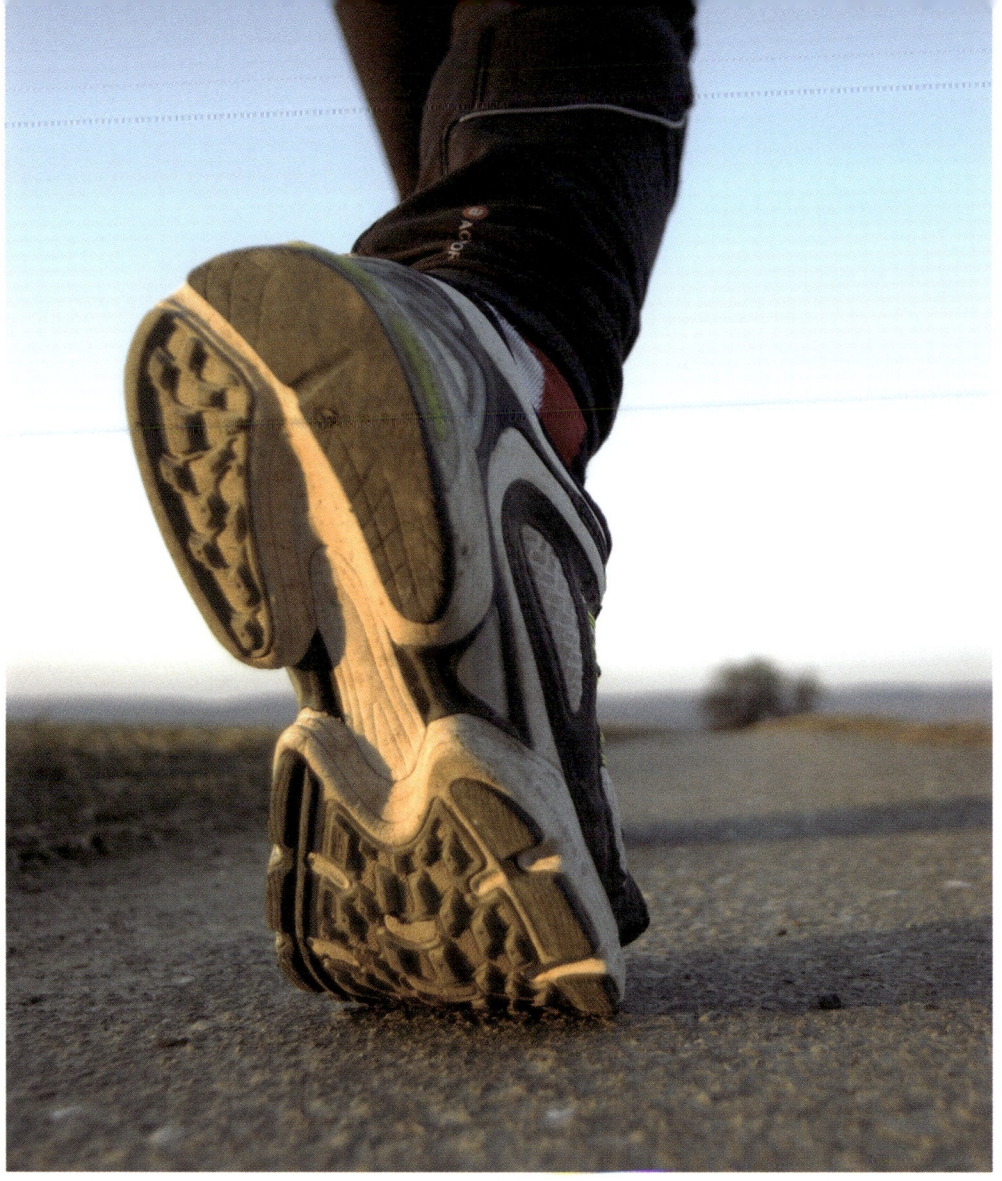

physikalische Reize am Endothel verbessert. Doch das ist noch nicht alles. Ihre allgemeine Situation verbessert sich zudem dadurch, dass es zu einer Eindämmung der Herz-Kreislauf-Risiken wie Fettstoffwechselstörung, Diabetes, Entzündungsreaktion und erhöhter Blutdruck kommt und die Gefäßalterung in ihrem Tempo gebremst wird.

Ausdauer zahlt sich aus

Ausdauersportarten wie Fahrradfahren, zügiges Gehen, Nordic Walking oder Joggen verbessern den Stoffwechsel. Sie verbrauchen Energie in Form von Fettsäuren oder Glukose in der Muskulatur. Gleichzeitig passt sich die Muskelzelle an, indem sie die Insulinrezeptoren (die Schleusen der Muskelzellmembran) empfindlicher macht. Die Wirkung: eine Verbesserung der Insulinresistenz.

Die Glukosetransporter werden so über physikalische Reize auf Signalwegen aus Speichern im Inneren der Zellen an die Oberfläche verlagert. Diese Glukose-4-Transporter erleichtern den Transport von Glukose in das Zellinnere und weiter in die Energiekraftwerke, die Mitochondrien, um dort in Energie umgewandelt zu werden.

Das alles kann auch ohne die Mithilfe von Insulin passieren und ist somit ein ganz spezifisches Resultat der Muskelfaserkontraktion. Dadurch sinkt – selbst bei Diabetikern mit erhöhtem Blutzuckerspiegel – der Zuckerwert innerhalb von 10 bis 20 Minuten ab.

Auch dynamisches Krafttraining (das bedeutet: viele Wiederholungen mit eher leichteren Gewichten und mäßigem Ausführungstempo) zeigt vergleichbare Effekte, eine Kombination aus beiden ist allerdings am effektivsten.

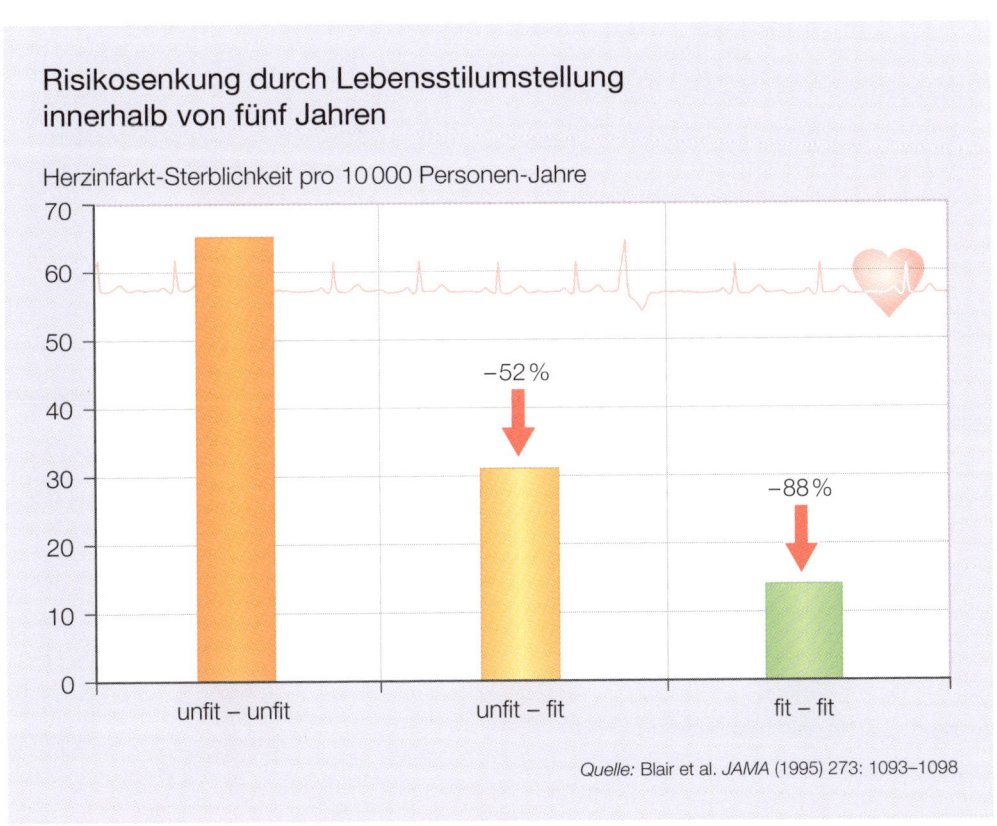

Risikosenkung durch Lebensstilumstellung innerhalb von fünf Jahren

Herzinfarkt-Sterblichkeit pro 10 000 Personen-Jahre

-52 %

-88 %

unfit – unfit　　　　unfit – fit　　　　fit – fit

Quelle: Blair et al. *JAMA* (1995) 273: 1093–1098

Die besten Ausdauersportarten

Laufen

Laufen heißt nicht immer gleich »Joggen«, sondern kann auch langsamer z. B. als »Tripp-Trab-Laufen« durchgeführt werden. Dies Tempo ist dann für Einsteiger und weniger gut Trainierte optimal. Bei dieser langsameren Geschwindigkeit trainieren aber auch Marathonläufer, allerdings über mehrere Stunden. Ihr Ziel ist es, insbesondere den Fettstoffwechsel zu optimieren, denn der wird bei langen Belastungen für die Energiegewinnung im Muskel benötigt. Beim Laufen kann natürlich auch der Zuckerstoffwechsel trainiert werden. Dazu sind intensivere Belastungen notwendig, wie z. B. beim Intervalltraining.

Somit ist Laufen bei unterschiedlichem Tempo eine optimale Belastungsform, die für Einsteiger wie auch Trainierte genutzt werden kann. Allerdings müssen die Knie orthopädisch intakt sein,

Eine Alternative für Übergewichtige und solche mit Knieproblemen ist »Aqua-Jogging«. Durch einen Schaumstoffgürtel erfährt der Körper im Wasser Auftrieb, und Belastungen der Gelenke werden wesentlich vermindert. Das Wasser sollte aber nicht wärmer als 26 Grad sein, da dann die Herz-Kreislauf-Belastung deutlich zunimmt.

Nordic Walking

Im Vergleich zum normalen zügigen Gehen verfolgt der Körper beim Nordic Walking eine »Hoch-Tief-Bewegung« mit gleichzeitigem Einsatz der Stöcke, die dies unterstützen. Dadurch werden die Muskeln des Oberkörpers und der Oberarme mitbelastet und deshalb 20 Prozent mehr Kalorien verbraucht.

Weil häufig Muskelverspannungen im Schulterbereich bei sitzender Berufstätigkeit vorliegen, ist diese Belastungsvariante optimal. Auch werden die Kniegelenke durch den Stockeinsatz weniger belastet. Allerdings ist Nordic Walking komplizierter, als es aussieht – eine Einführung in einem Kurs ist sinnvoll.

Radfahren

Eine Trainingseinheit, die auch für Übergewichtige geeignet ist, da die Knie nicht durch das Körpergewicht belastet werden. Auch die Führung über die Pedale und die Kräftigung der Oberschenkel entlastet die Kniegelenke. Für Anfänger und solche mit Rückenproblemen ist eher eine aufrechte Sitzhaltung zu empfehlen. Eine Sportart, die besonders gut in Ihren Alltag integrierbar ist und auch täglich z. B. zum Einkaufen oder zur Arbeit genutzt werden kann.

Schwimmen

Ein ganzheitliches Training, das Kondition und Muskelaufbau fördert und dabei die Gelenke schont. Vor allem bei Übergewicht, denn der Auftrieb im Wasser macht jeden leicht! Trotzdem sind die Herz-Kreislauf-Belastungen nicht zu unterschätzen, gerade wenn es an der Technik mangelt. Deshalb sollten die verschiedenen Schwimmstile richtig erlernt sein.

Brustschwimmen ist von der Atemtechnik am einfachsten, kann aber Rückenbeschwerden verstärken, weil das Hohlkreuz verstärkt und die Knie beim Scherenschlag belastet werden. Beim Rückenschwimmen ist der Rücken komplett entlastet, und die Bauchmuskulatur wird angespannt und trainiert.

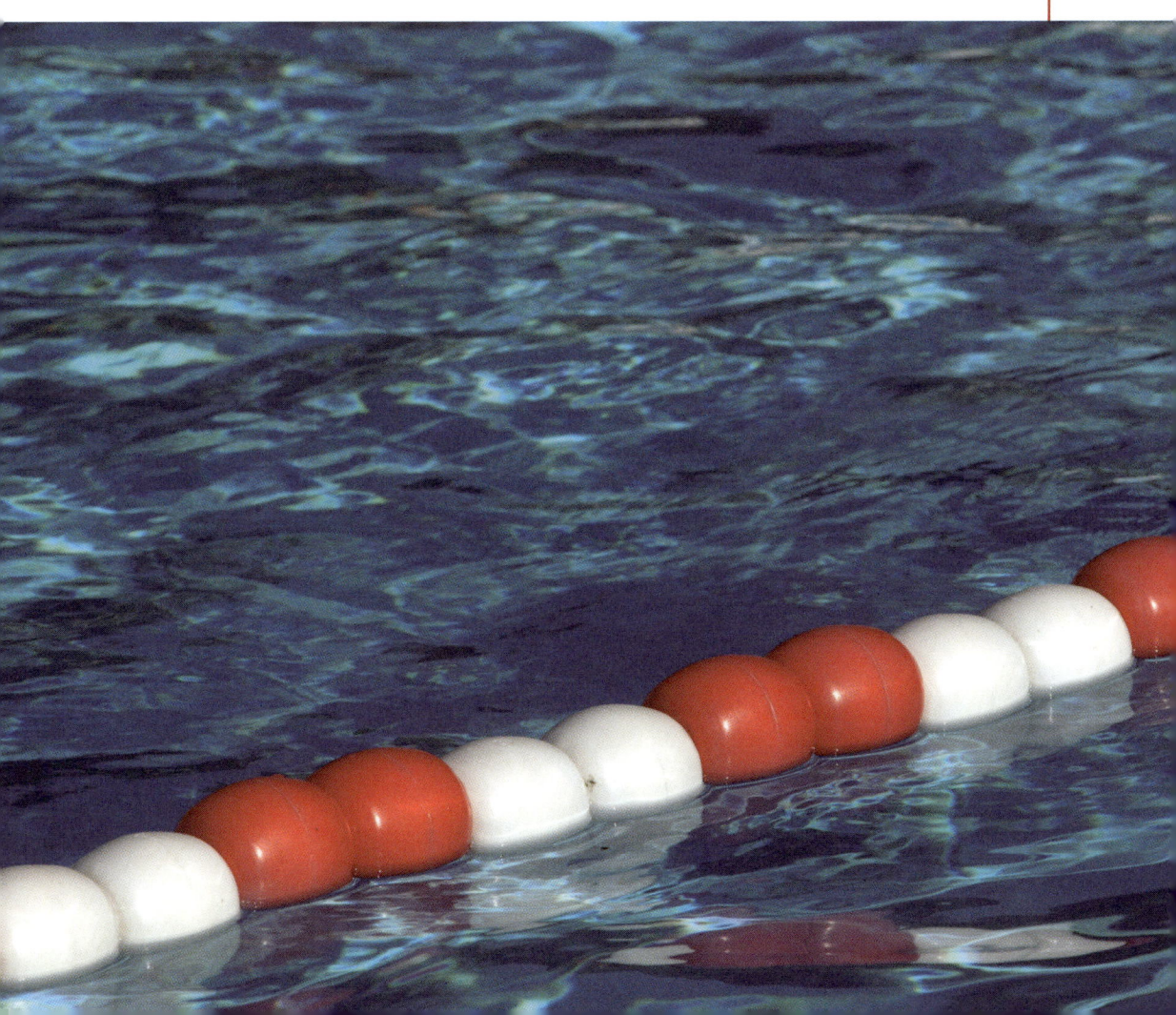

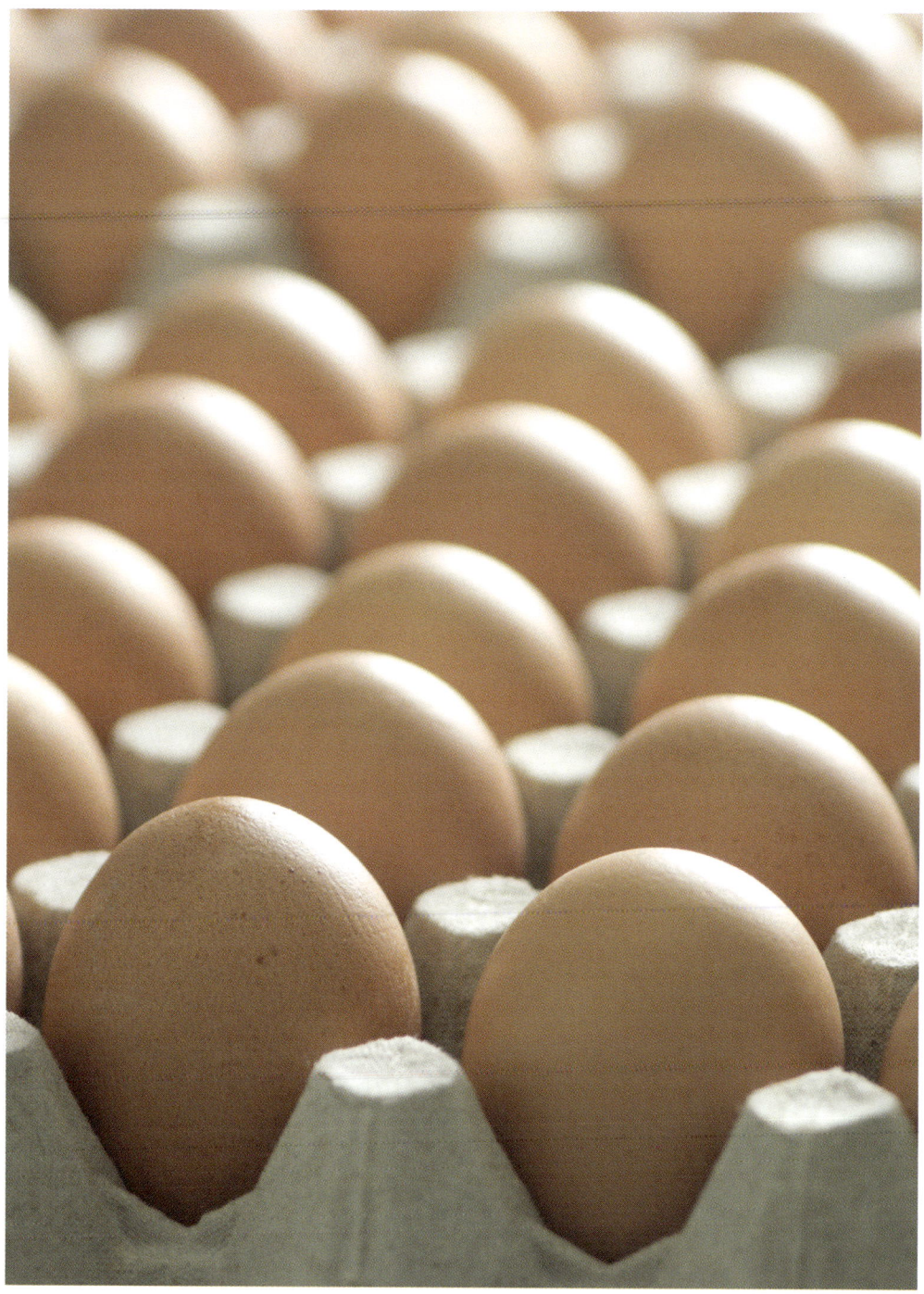

Fett und Zucker

Menschen mit einer Zuckerstoffwechselstörung, wie Diabetiker, haben häufig auch mit Störungen beim Fettstoffwechsel zu kämpfen. Bei ihnen ist ein erhöhter Triglycerid- und Fettsäurespiegel im Blut festzustellen, denn diese Stoffe werden vermindert abgebaut und zirkulieren dadurch besonders nach einer Mahlzeit länger als gewöhnlich im Blut. Gleichzeitig sind die Werte des guten HDL-Cholesterins niedriger.

Wie beim Blutzucker kommt es durch vermehrten Verbrauch von Fettsäuren im Muskel während körperlicher Belastung zu einer Abnahme im Blut. Triglyceride sind eine Verbindung aus drei Fettsäuren mit Glycerin. Um Fettsäuren für den Muskel bereitzustellen, werden diese aus sehr triglyceridreichen Partikeln, den VLD-Lipoproteinen, unter Belastung nach und nach aus diesen Transporteuren herausgelöst. Das Zusammenspiel dieser Partikel mit Fettspaltern (Enzymen) des Fettstoffwechsels führt zu einem regen Austausch von Fetten (Fettsäuren und Cholesterin) zwischen den Transporteuren (Lipoproteine).

Das Resultat: eine erhöhte HDL-Cholesterinkonzentration. Dies bedeutet eine Verbesserung des Rücktransports von Cholesterin aus den Arterienwänden zurück zur Leber. Durch die Muskelaktivität wird zusätzlich eine Funktionsverbesserung erzielt, die zu einem niedrigeren Blutzuckerspiegel führt.

Wichtig: Krafttraining hat auf diese Art von Stoffwechselstörungen wenig Einfluss. Verbesserungen sind in erster Linie durch längere Ausdauerbelastungen jenseits von 20 bis 30 Minuten zu erwarten.

Die Beeinflussung von beiden Komponenten – Fettstoffwechsel und Zuckerstoffwechsel – ist so wichtig, weil sich ihre zellschädigende Wirkung dadurch mehr als halbiert.

Übergewicht und Entzündung

Wie schon erwähnt, ist bei Übergewichtigen eine erhöhte Entzündungsneigung im Blut zu beobachten. Sie wird durch bestimmte Faktoren im Fettgewebe angefacht, die die Insulinresistenz verstärken. Dies geschieht durch eine Inaktivierung des Insulinrezeptors in der Muskulatur.

Mithilfe von körperlichem Training und durch eine gleichzeitige Gewichtsreduktion kann die Konzentration der im Blut zirkulierenden Entzündungsfaktoren vermindert und dadurch die Insulinsensitivität – also das Ansprechen des Insulinrezeptors beim Andocken von Insulin – verbessert werden.

Mäuse im Fitnessstudio

Die Wissenschaft begnügt sich nicht damit, klinische Daten am Menschen zu analysieren. Um der Physiologie und Pathophysiologie auf den Grund zu gehen und die Vorgänge im Körper besser zu verstehen, bedarf es einer detaillierten Analyse von Blutparametern, Gefäßfunktion und Gewebestrukturen nach einer Intervention, in diesem Fall nach körperlichem Training.

In der Herz-Kreislauf-Forschung werden dazu mit einer bestimmen Mäuseart Versuche gemacht. Die Tiere wurden genetisch so verändert, dass sie frühzeitig Arteriosklerose entwickeln. Diese Mäuse haben im Vergleich zu sogenannten Wildtyp-Stämmen aus der Natur um das Fünffache erhöhte Cholesterinwerte, weil sie das Cholesterin aufgrund fehlender Rezeptoren oder Schleusen in der Leber dort nicht binden können und es deshalb in der Blutzirkulation bleibt. Das führt zum frühen Schaden der Endothelzellen und zu baldiger Arteriosklerose.

Auch die Forschergruppe um Stavros Konstantinidis vormals an der Universitätsklinik in Göttingen, an der ich beteiligt war, konnte anhand von Mäusen belegen, wie Cholesterinablagerungen, Alterungsprozesse und Bewegung als »Anti-Aging« für Gefäße zusammenhängen.[29]

Die Idee

Es war einer dieser Einfälle, die zunächst im Übermut, nicht ganz ernst gemeint entstehen und später zu unerwarteten Resultaten führen. Konstantinidis und ich waren Oberärzte in der Kardiologie und hatten uns überlegt, seine Arteriosklerose-Mäuse zu trainieren.

Es war nicht einfach, ein Trainingsgerät für Mäuse zu organisieren, aber fündig wurden wir in den USA, wo es Laufbänder für Mäuse im Internet zu bestellen gab.

Das optimale Studiendesign war schnell gefunden, denn hochwissenschaftlich sollte es sein: Randomisierend in Interventions- und Kontrollgruppe, d. h. zufällige Verteilung in zwei gleich große Kollektive.

Das Experiment

Die eine Mäuse-Gruppe lief täglich 60 Minuten auf einem Laufband bei moderater Geschwindigkeit.

Die Mäuse aus der Kontrollgruppe durften nicht aufs Laufband, sondern blieben im Käfig.

Nach einem sechswöchigen Trainingsprogramm wurden verschiedene Blutparameter und feinste Strukturen der Halsschlagader der Tiere untersucht.

Das Ergebnis

Die sportlichen Mäuse zeigten deutlich weniger Arteriosklerose der Gefäßwände als die Kontrolltiere. Als Erklärung zeigte sich bei entsprechender Färbung der Gefäßwände eine deutlich verminderte Entzündungsreaktionen um 30 Prozent im Vergleich zu den Kontrolltieren (vgl. Abb.).

Charakteristischerweise zeigte das Anfärben für die Produktion von NO in den Endothelzellen unter dem Mikroskop eine markante Braunfärbung, ein Zeichen für einen Anstieg der NO-Produktion in den Endothelzellen, induziert durch körperliche Aktivität.

Die enge Verbindung von Bewegung, NO und Anti-Aging der Gefäße war belegt.

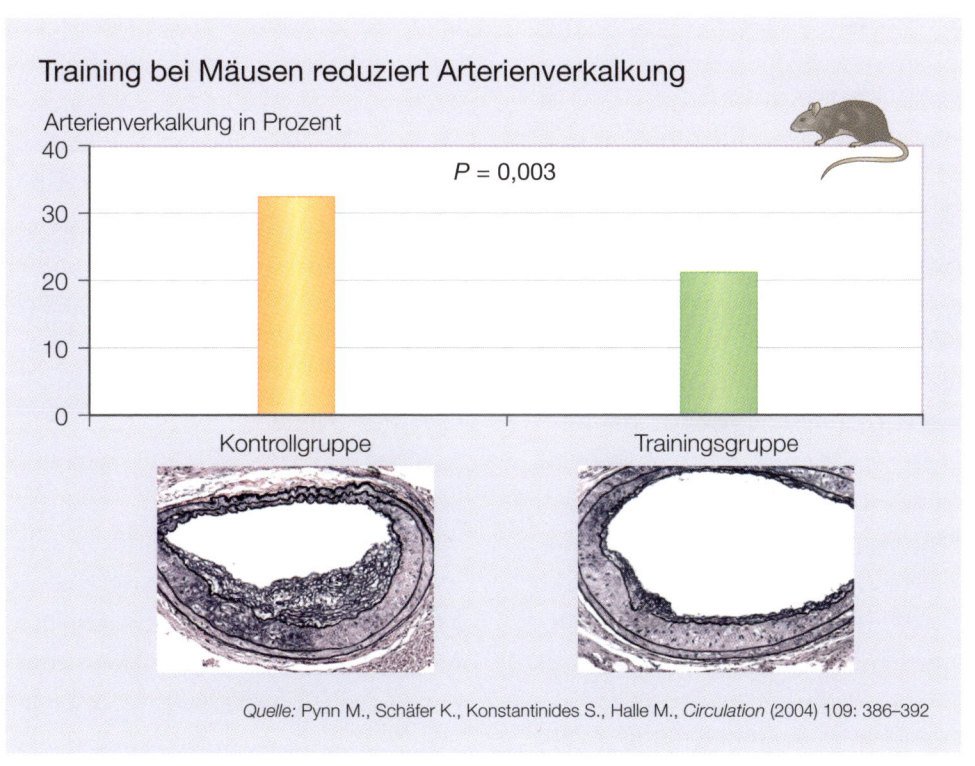

Training bei Mäusen reduziert Arterienverkalkung

Arterienverkalkung in Prozent

$P = 0,003$

Kontrollgruppe · Trainingsgruppe

Quelle: Pynn M., Schäfer K., Konstantinides S., Halle M., *Circulation* (2004) 109: 386–392

95

Vorsicht Blutdruck

Bei der Aktivierung der Muskulatur wird auch das Gefäßstrombett durch den erhöhten Blutfluss beeinflusst. Enzyme des Fettstoffwechsels, die an dem Endothel der Gefäße hängen und in den Blutstrom hineinragen, werden aktiviert. Dieses geschieht sowohl in der Leber (Rohstofflieferant) als auch in der Muskulatur (Energieproduzent).

Gleichzeitig kommt es durch den gesteigerten Blutfluss zu einer Aktivierung der Endothelzellen. Die Gefäße weiten sich. Diese Reaktion ist entscheidend für den Blutdruckabfall unter Belastung.

Dieser Effekt hält über einen ganzen Tag an, sodass dann bis zum nächsten Tag niedrigere Blutdruckwerte festzustellen sind.

Bitte denken Sie daran: Bei erhöhtem Blutdruck ist es besonders wichtig, dass es – vor allem zu Beginn eines Trainingsprogramms – zu keinen zu hohen Belastungsintensitäten kommt.

Diese werden von Ihrem Körper als purer Stress empfunden; der untrainierte Organismus reagiert ganz empfindlich darauf. Das kann zu Blutdruckspitzen führen, die in Ruhe selten vorkommen, aber durch die körperlichen Belastungen sofort provoziert würden.

Leiden Sie unter erhöhtem Blutdruck, kommen Sie um ein Medikament – zumindest in der Anfangsphase – nicht

herum. Zusätzlich gilt es, die Belastung mit niedriger Intensität zu starten und langsam zu steigern: zunächst den Umfang, später, nach etwa drei bis vier Wochen, auch die Intensität.

Stammzellen als Jungbrunnen

Alterungs- und Regenerationsprozesse müssen in einem steten Gleichgewicht gehalten werden. Risikofaktoren wie erhöhter Blutdruck, niedrige HDL-Cholesterinwerte und erhöhte Blutzuckerwerte sowie ganz besonders das Rauchen fördern das Absterben der Endothelschicht. Die Stammzellen sorgen dafür, dass eine Regeneration möglich wird.

Wie bereits dargestellt, ist das effektivste Mittel, um den Alterungsprozessen der Gefäße entgegenzuwirken, die Bewegung. Wenn Sie es schaffen, die Gefäßrisikofaktoren möglichst auszuschalten, stärken Sie die Regenerationskraft der E-Zellen.

Für diese Regenerationsprozesse spielen die Stammzellen eine entscheidende Rolle. Sie sind in der Lage, geschädigte Endothelzellen direkt vor Ort zu ersetzen und die Unversehrtheit der Endothel-Zellschicht wiederherzustellen.

Die Generalisten

Stammzellen werden im Knochenmark gebildet. Es handelt sich dabei um eine Art Materiallieferant der Biologie für alle Organe und Körperzellen. Diese Zellen sind nicht ausdifferenziert, sondern Urzellen, aus denen theoretisch jede andere Zellart hervorgehen könnte, je nachdem, welche Reize aus der Umgebung kommen. So bildet sich die Stammzelle beispielsweise erst als Herzmuskelzelle aus, wenn sie am Zielorgan, dem Herzen, angelangt ist.

Ist die Endothelschicht geschädigt oder zerstört, kann sie durch das Einwandern und Anlagern von Stammzellen regenerieren. Dieser Vorgang ist praktisch mit einer Wundheilung der Endothelschicht vergleichbar.

Auch diese Regeneration kann durch **körperliche Aktivität und Training gefördert werden.**

Sowohl regelmäßige Bewegung als auch akute Belastung wirken als Initialzündung für den Körper, Stammzellen im Knochenmark zu produzieren und an die Blutzirkulation abzugeben.

Regeneration durch Belastung

Wissenschaftler konnten in Studien belegen, dass ein einmonatiges Fitnesstraining die Anzahl der im Blut zirkulierenden Stammzellen bei Patienten mit Gefäßvorschädigungen wieder vermehren und sogar verdoppeln kann (vgl. Abb.).

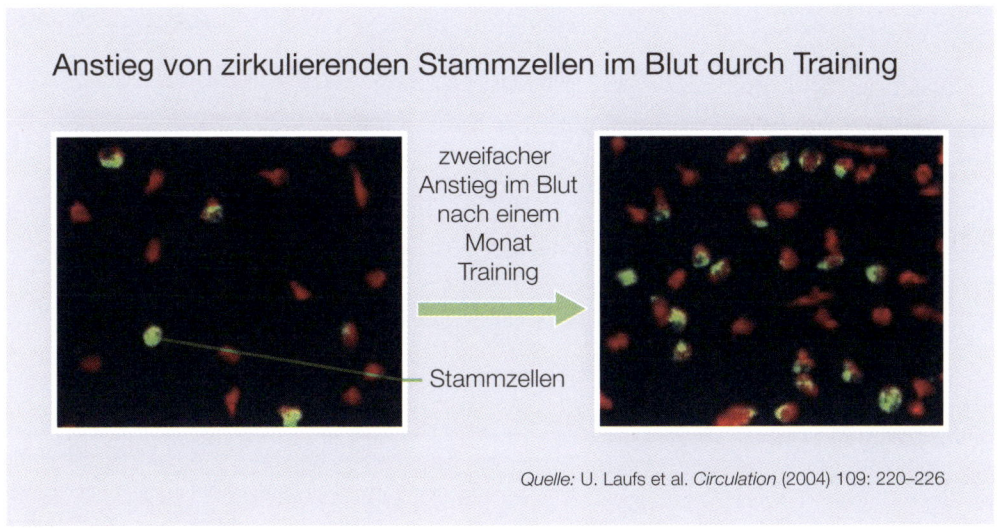

Anstieg von zirkulierenden Stammzellen im Blut durch Training

zweifacher Anstieg im Blut nach einem Monat Training

Stammzellen

Quelle: U. Laufs et al. *Circulation* (2004) 109: 220–226

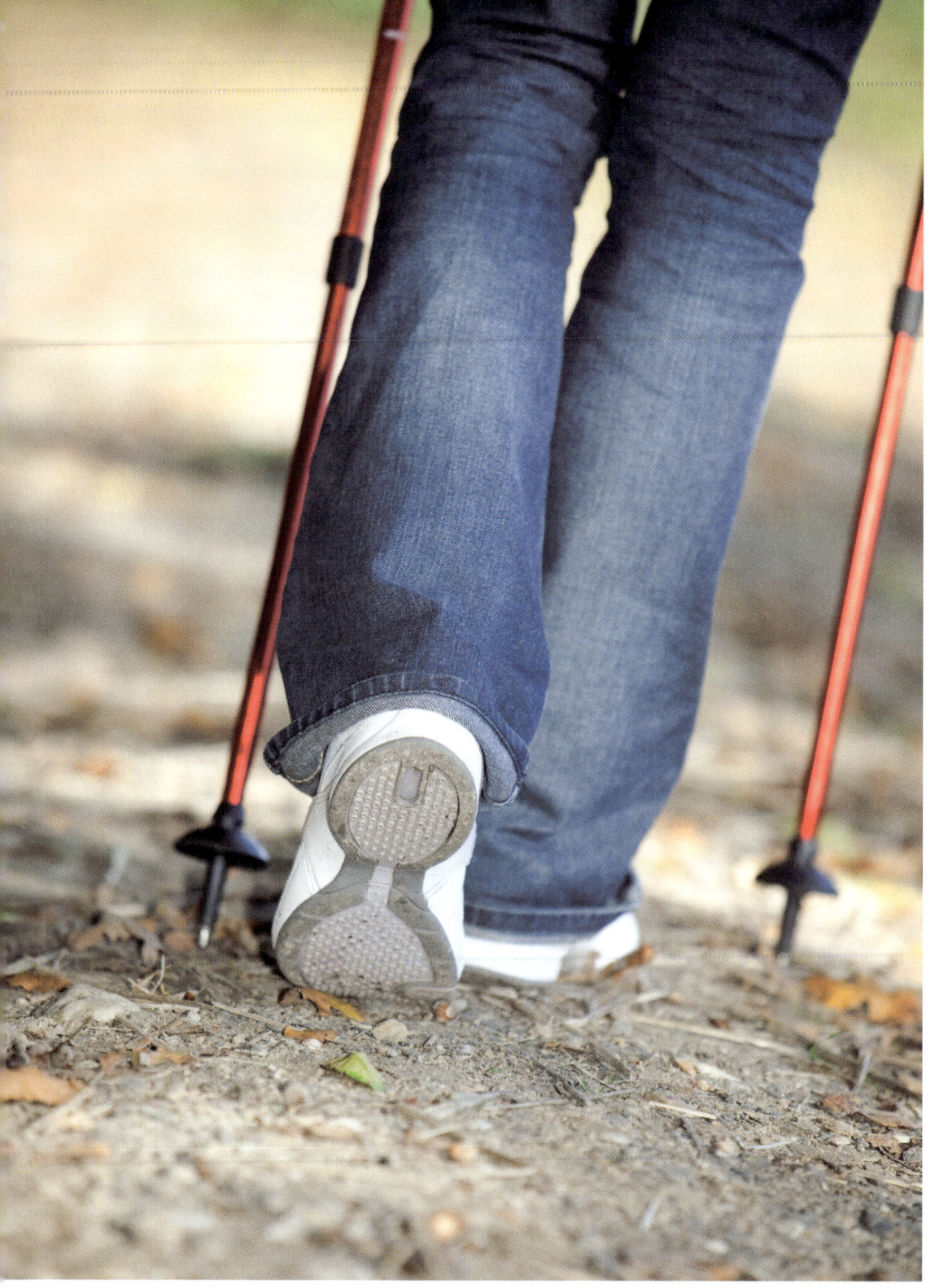

Gerade intensivere Belastungen bei 80 Prozent der Maximalleistung führen nach 30 Minuten zu höheren Werten als niedrigere Belastungen bei 60 Prozent der Maximalleistung.

Überlastungen, wie sie beim Marathonlaufen entstehen, stellen allerdings eine Überdosis dar. Die zirkulierenden Stammzellen fallen fast bis auf den absoluten Tiefpunkt und sind kaum mehr messbar. Dieser Effekt hält allerdings nur wenige Tage an.

Es ist nie zu spät

Zusammenfassend wird verständlich, wie einerseits die Gene und andererseits die Herz-Kreislauf-Risikofaktoren als Alterungsbeschleuniger die Endothelfunktion bzw. Gefäßalterung verstärken und wie körperliche Aktivität und Training diesen Prozess beeinflussen können. Die Botschaft an Sie lautet:

Sorgen Sie so bald wie möglich für regelmäßige Bewegung und gute Fitness, denn damit können Sie den Alterungsprozess entscheidend beeinflussen. So können Sie Ihre Gefäße für 30 Jahre auf demselben Niveau halten.

Ist das nicht ein Versprechen, das Sie motivieren könnte, Ihren inneren Schweinehund zu überwinden und mit dem E-Zellen-Training zu beginnen? Es gibt viele Menschen, die das mit großem Erfolg geschafft haben.

Dass es nie zu spät ist, zeigt das Beispiel von Fauja Singh, der erst mit 89 Jahren mit seinem Marathontraining begonnen hat und noch enorme Trainingserfolge erzielen konnte. Als 100-Jähriger nahm er 2011 in London noch am Wettkampf teil und beendete ihn mit einer Zeit unter sieben Stunden.

Aber es muss definitiv nicht Joggen – und schon gar nicht Marathonlaufen – sein: Die positiven Effekte treten schon nach täglich 15 Minuten Walken ein.

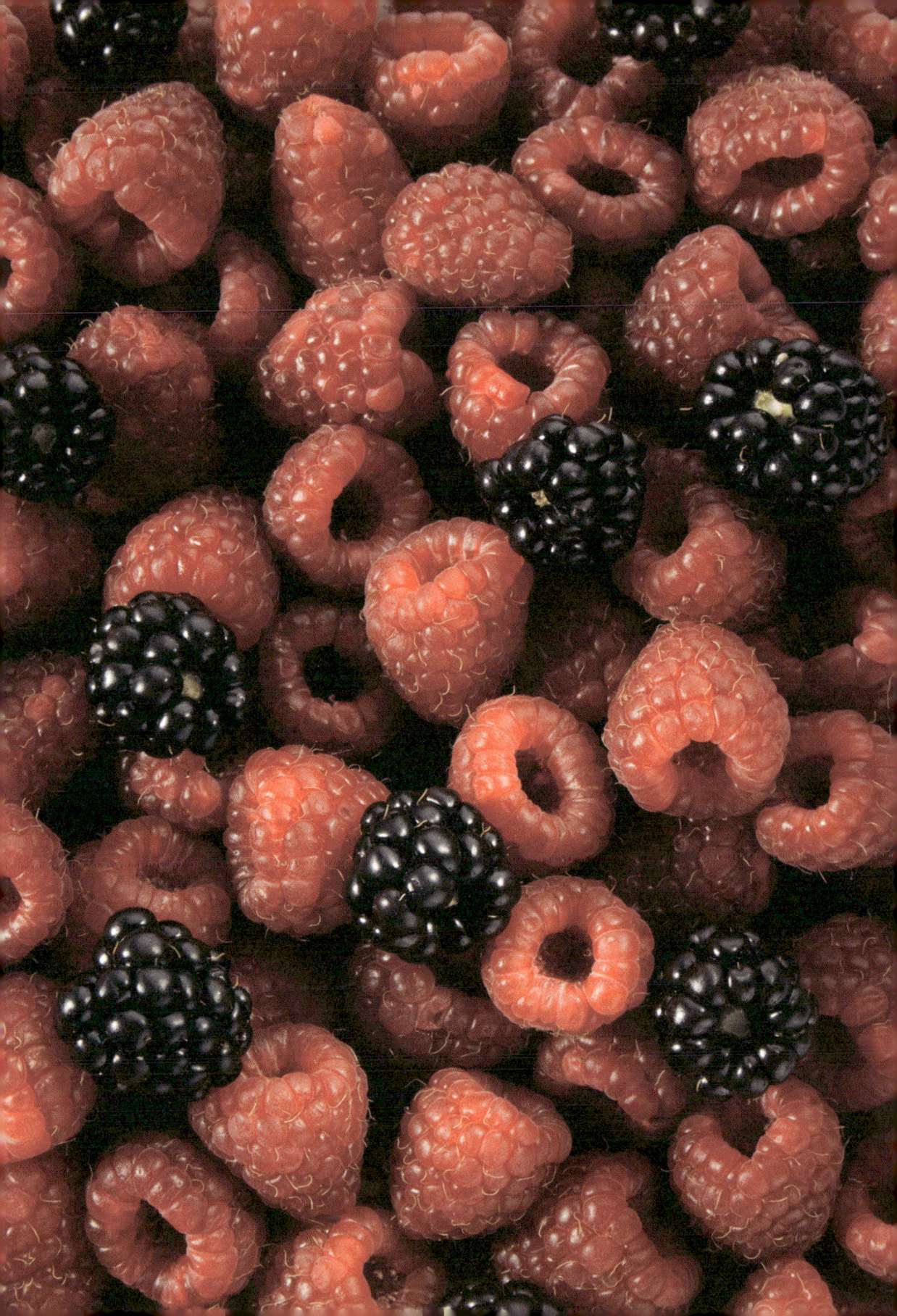

Verjüngungs-strategie Ernährung

Nicht nur was die Bewegung angeht, sollten Sie sich auf die Erfordernisse des E-Faktors einstellen, auch Ihre Ernährung sollten Sie überprüfen. Denn die Antwort auf die Frage, was gesundes Essen ist, hat sich innerhalb der letzten zehn Jahre grundlegend gewandelt.

Neben dem Bewegungsverhalten hat sich auch die Ernährung in Deutschland innerhalb der letzten 50 Jahre deutlich gewandelt. Bei unseren Großmüttern gab es noch Braten, Kartoffeln mit Soße und Gemüse als Festtagsmahl, Handwerker nahmen ihren Henkelmann mit Eintopf für das Mittagessen zur Arbeit mit. Heute ist Fastfood 24 Stunden am Tag an 365 Tagen im Jahr verfügbar. Bäckereien und Metzgereien ermöglichen überall den schnellen Hamburger oder Coffee to go, den Imbiss für zwischendurch. Obst und tropische Früchte stehen das ganze Jahr über zur Verfügung, sodass uns schon das Wissen darum verloren gegangen ist, was zu welcher Jahreszeit reif ist. Kinder in der Schule trinken eher Softdrinks als Milch oder Kakao.

Volkskrankheit Übergewicht

Sowohl unsere Nahrungsmittel und ihre Inhaltsstoffe als auch das Essverhalten haben entscheidenden Einfluss auf unsere Gesundheit. Fehlende Bewegung und ein relativer Überschuss an Kalorien über die Nahrung führen zu Übergewicht oder gar zur Adipositas, dem schweren Übergewicht. Definiert ist die Adipositas als Body-Mass-Index über 30 (siehe Kasten »Der Body-Mass-Index« rechts und die Tabelle S. 177). Mit über 100 Kilogramm bei 1,80 Metern Körpergröße sind Sie beim schweren Übergewicht angelangt.

Vor allem das bauchbetonte Übergewicht (Körpertyp Apfelform) ist für ein erhöhtes Herz-Kreislauf-Risiko verantwortlich. Gegenüber den Menschen, die ihre überflüssigen Pfunde eher um die Hüfte herum verteilt haben (Körpertyp Birnenform), sind die Betroffenen im Nachteil, da die apfelförmige Körpersilhouette mit einem gestörten Stoffwechsel und Herz-Kreislauf-Risikofaktoren in Verbindung gebracht wird.

Gefäßgesund essen

Die zentrale Frage jedoch ist: Welche Ernährung ist herz- und gefäßgesund, und welche fördert das Altern der Endothelzellen und das frühzeitige Auftreten der Arterienverkalkung? Zwei Aspekte stehen dabei im Mittelpunkt:

1. Reduktion der Quantität, also der Kalorienmenge in der Nahrung – zur Gewichtsreduktion (schlanke Menschen können sich auf den Punkt Nummer 2 beschränken)

2. Verbesserung der Qualität der Ernährung – zur Verbesserung der Gefäßfunktion

Gesund ist nicht immer kalorienarm

Warum Qualität und Quantität zusammenspielen müssen, wird an einem einfachen Beispiel besonders anschaulich:

Ein tonangebender Teil des Ehepaares Müller – die Ehefrau – möchte die Ernährung umstellen, da sie meint, ihr Mann sei übergewichtig, und damit müsse jetzt ein für alle Mal Schluss sein.

Ihr erster Schritt zur Verbesserung der Situation: Sie streicht ihm das dicke Leberwurstbrot und den schwarzen Kaffee zum Frühstück und ersetzt diese Speisen durch eine große Schale mit Müsli plus Obst und frisch gepressten Orangensaft.

Zwischendurch isst Herr Müller brav seine Bio-Äpfel – vier Stück am Tag, jeweils zwei um 10 und 16 Uhr – als Zwischenmahlzeit, denn Äpfel sollen doch so gesund sein.

Zu Mittag gibt es keinen deftigen Eintopf mit Fleisch oder Würstchen mehr, sondern zum Beispiel Spaghetti mit Gemüse-Sahne-Sauce und Salat mit Putenbruststreifen.

Abends steht bei Müllers nun keine Brotzeit samt Weißbier mehr auf dem Tisch, sondern eine Platte mit Parmaschinken, französischem Käse, Obst, Baguette und dazu zwei Gläschen Rotwein, wegen der guten Gefäßwirkung und den Antioxidantien.

Das Ergebnis nach drei Monaten: Herr Müller ist dicker als vorher, trotz der so gesunden Ernährungsmaßnahmen seiner Ehefrau, und beide sind erstaunt und frustriert.

Des Rätsels Lösung: Natürlich ist das Essen, das Frau Müller ausgewählt hat, »gesund«. Aber es ist insgesamt auch kalorienreich. Herrn Müllers Ernährungsweise von vorher – bestehend aus drei Mahlzeiten am Tag mit Wurstbrot, Eintopf, einer Kanne schwarzem Kaffee und einer Brotzeit am Abend – mag vielleicht ungesünder gewesen sein, sie war aber deutlich kalorienärmer als der neue Ernährungsstil mit viel Obst, Fruchtsäften und Käse. Der Unterschied macht immerhin 500 kcal pro Tag aus. Dafür könnte Herr Müller jeden Tag fast eine Tafel Schokolade essen!

Kalorienvergleich: Hausmannskost – mediterran

Hausmannskost			*mediterran*		
Menge	Zutaten	kcal	Menge	Zutaten	kcal
	Frühstück			**Frühstück**	
5 Tassen	Kaffee	50	300 Milliliter	Milchkaffee	100
2 Scheiben	Graubrot	200	200 Milliliter	Orangensaft	100
15 Gramm	Butter	100	60 Gramm	Müsli	200
50 Gramm	Bierschinken	100	150 Gramm	Joghurt	100
30 Gramm	Kalbsleberwurst	100	1	Birne	150
			1	Orange	150
	Zwischensumme	*550*		*Zwischensumme*	*800*
				Zwischenmahlzeit	
			2	Äpfel	150
				Zwischensumme	*150*
	Mittagessen			**Mittagessen**	
450 Gramm	Gemüseeintopf	250		Olivenöl	50
100 Gramm	Wiener Würstchen	250	1 Scheibe	Baguette	50
1 Scheibe	Graubrot	100	½ Liter	Mineralwasser	0
			1 Portion	Spaghetti mit Gemüse-Sahne-Sauce	450
			1 Portion	Salat mit Putenbrust-streifen	150
	Zwischensumme	*600*		*Zwischensumme*	*700*
	Zwischenmahlzeit			**Zwischenmahlzeit**	
3 Tassen	Kaffee	30	2	Äpfel	150
1 Stück	Apfelkuchen	270			
	Zwischensumme	*300*		*Zwischensumme*	*150*
	Abendessen			**Abendessen**	
500 Milliliter	Weißbier	250	400 Milliliter	Rotwein	250
3 Scheiben	Graubrot	300	3 Scheiben	Weißbrot	250
15 Gramm	Butter	100	70 Gramm	Hartkäse, 45 % Fett i. Tr.	250
60 Gramm	geräucherter Schinken	150	35 Gramm	Parmaschinken	100
50 Gramm	Fleischwurst	150	50 Gramm	Oliven	50
½ Glas	Essiggurken	30	1	Birne	150
100 Gramm	Tomaten	20	3	Feigen	100
	Zwischensumme	*1000*		*Zwischensumme*	*1150*
	Gesamt	**2450**		**Gesamt**	**2950**

Herr Müller nimmt nicht ab

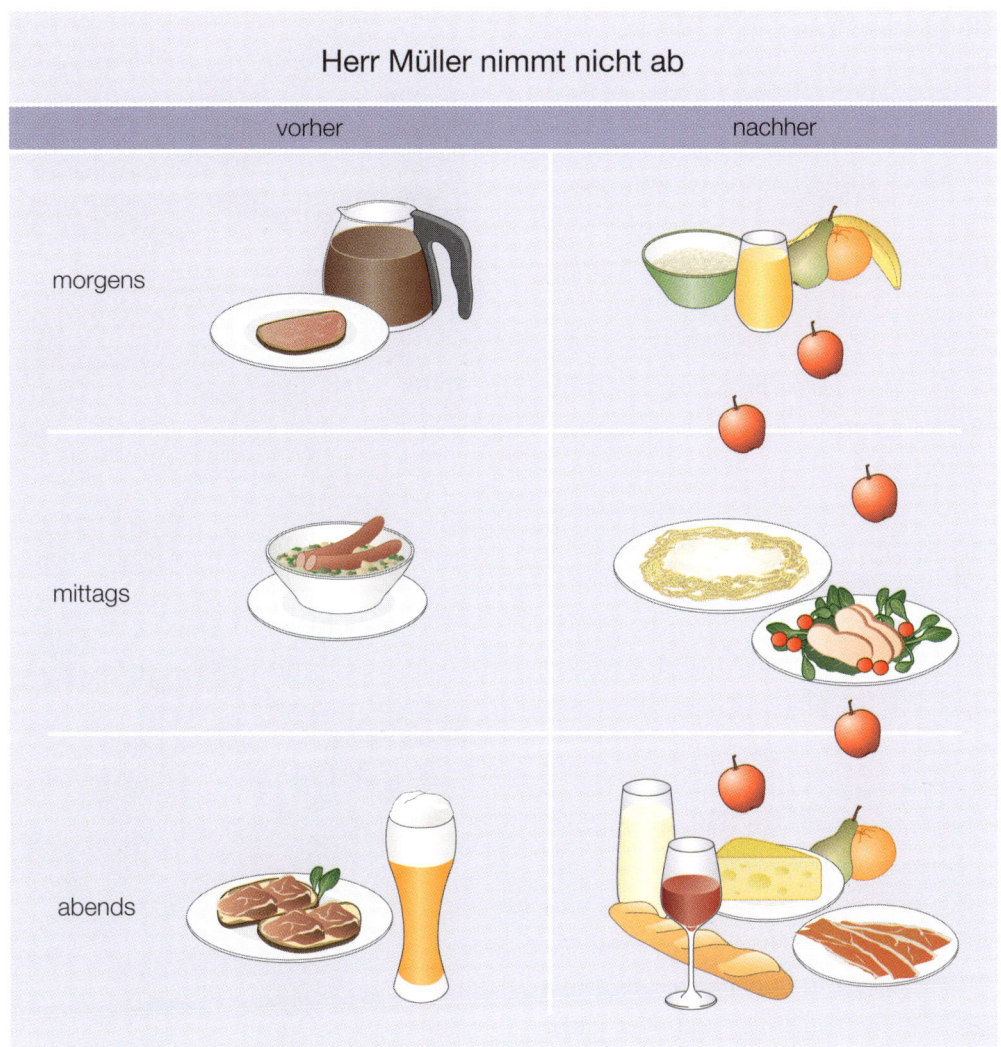

Gesund, aber zu viel

Grundsätzlich ist eine mediterrane Kost mit viel Gemüse und Obst, viel Fisch und wenig Fleisch (und wenn, dann gegrillt oder gedünstet) für das Endothel und die Gefäße günstig.[30] Die Endothel-funktion wird verbessert, die Entzündungsreaktion in der Gefäßwand nimmt ab, und die Gefäße altern auf Dauer deutlich langsamer.

Allerdings werden diese positiven Effekte durch eine Gewichtszunahme wieder zunichtegemacht. Nimmt Herr

Müller aus dem obigen Beispiel also durch den neuen Ernährungsstil zu, sind die Effekte der herz- und gefäßgesunden mediterranen Ernährung gleich null.

Überschüssige Kalorien aus der Nahrung werden im Fettgewebe gespeichert, was zu einem Anschwellen der Fettzellen, vor allem am Bauch, führt. Der Stoffwechsel dieser Fettzellen wird dadurch dazu gebracht, mehr Entzündungsstoffe zu bilden und ins Blut abzugeben.

Das Resultat: höhere Konzentrationen an Entzündungsstoffen, Fettsäuren und Blutzucker im Blut. Die Insulinrezeptoren werden durch diese Stoffe blockiert und folglich am Einschleusen von Blutzucker in den Zellen zu deren Abbau gehindert. Gleichzeitig führt die Kombination aus all diesen Faktoren zu einer Fehlfunktion der Endothelzellen.

Fazit: Es kommt auf beides an – gesunde Inhaltsstoffe in der Nahrung und Vermeidung von Gewichtszunahme.

Letzteres kann nur durch eine geringere Kalorienaufnahme und/oder einen erhöhten Kalorienverbrauch erreicht werden.

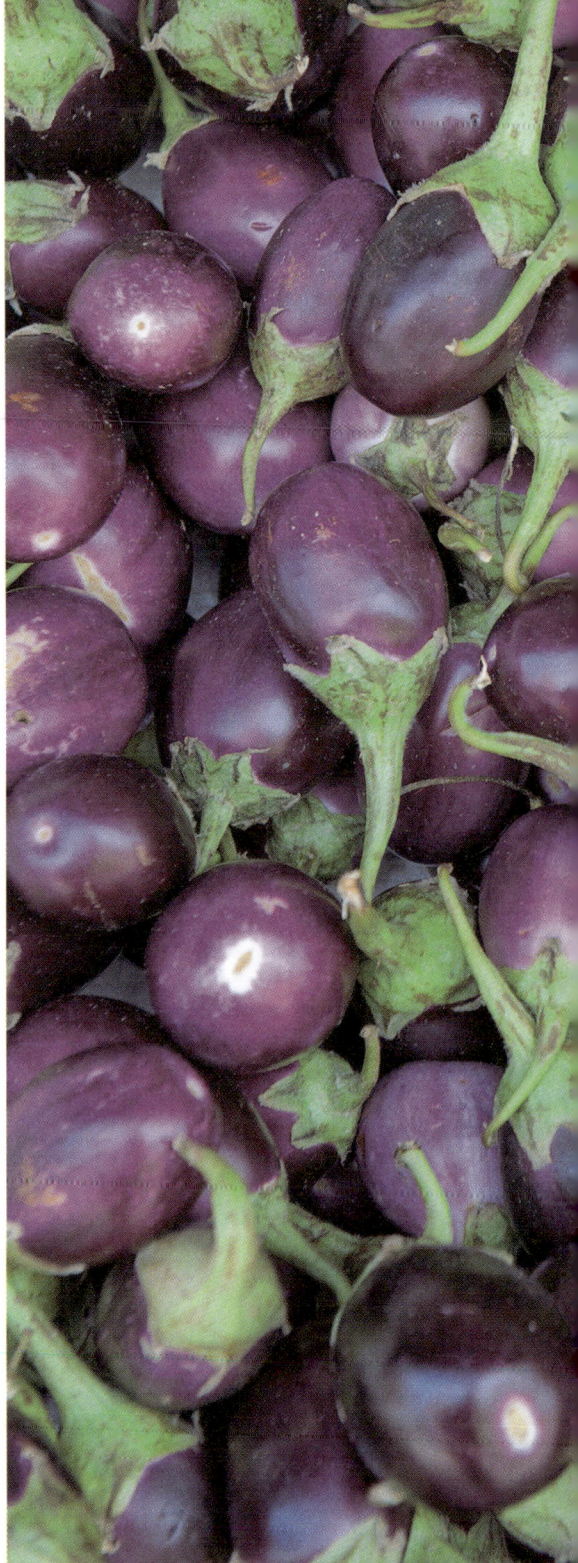

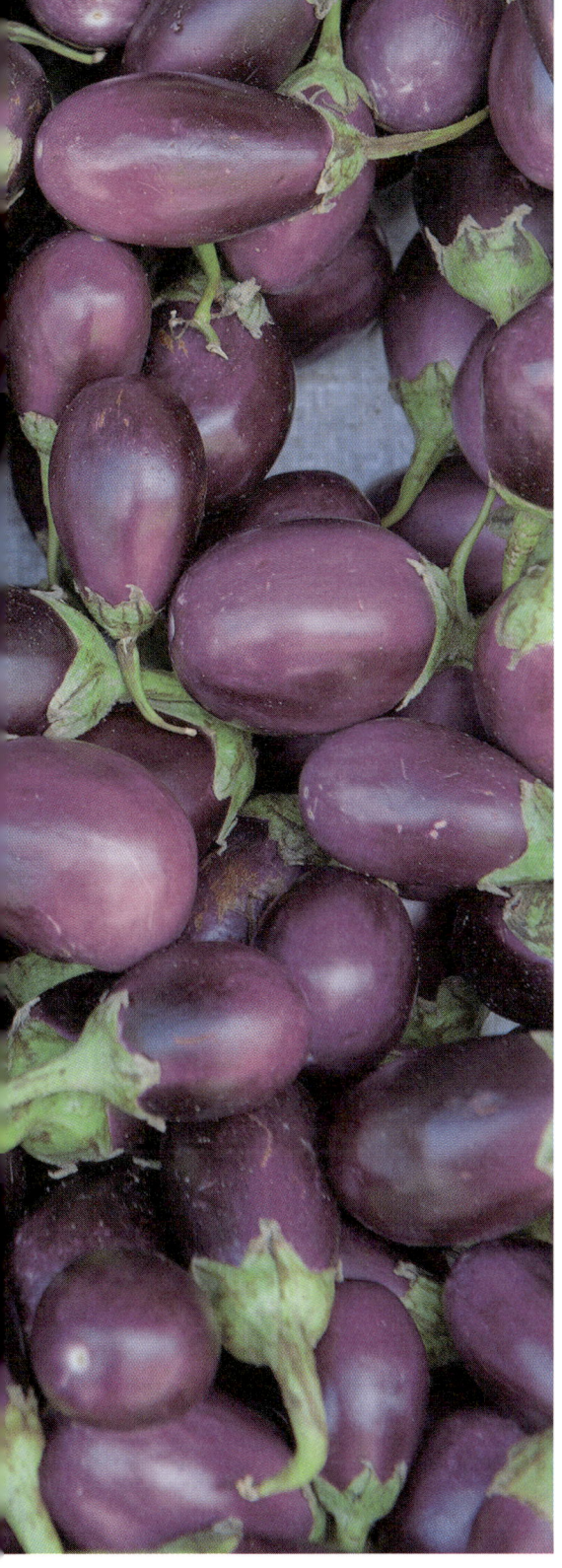

Mittelmeerkost – Elixier für die E-Zelle

Die traditionelle Küche im Mittelmeer-raum ist gekennzeichnet durch einen hohen Anteil an Gemüse, Hülsenfrüch-te, Obst, Getreide (vorwiegend unverar-beitet), viel Fisch (meist gegrillt) und wenig Fleisch und Milchprodukte. Ins-gesamt ist sie sehr fettarm, und wenn Fett eingesetzt wird, dann solches mit ei-nem hohen Anteil an ungesättigten Fett-säuren wie etwa das native Olivenöl.

Über mehrere große Beobachtungs-studien hat man übereinstimmend bele-gen können, dass besonders die Bewoh-ner des Mittelmeerraums – und dort vor allem die Menschen, die auf der Insel Kreta leben – viel älter werden und län-ger gesünder bleiben als Bewohner der Länder Nordeuropas wie etwa Finnland. Ähnliches konnte man für Frankreich zeigen. Besonders alt werden Japaner, unter anderem wegen ihrer besonders niedrigen Herzinfarktrate.

Gemüse und Fisch

Um diese Unterschiede zu erklären, wurden das Verhalten und insbesondere auch die Essgewohnheiten zwischen den

Ländern verglichen. Eindeutiges Ergebnis aller Untersuchungen ist, dass besonders diejenigen, die viel Gemüse und Fisch essen, wenig rotes Fleisch (Rind, Schwein, Lamm) verzehren und täglich sehr mäßig Alkohol trinken, am besten abschneiden: Ihre Gefäße bleiben länger fit, Gefäßerkrankungen wie Herzinfarkt oder Schlaganfall treten später auf.[31] Auch Diabetes, Bluthochdruck und hohe Cholesterinspiegel kommen seltener vor.[32]

Ich trinke, wie ich esse

Was wirklich das Entscheidende in der Nahrung ist, das den Ausschlag gibt, ist nicht so eindeutig zu klären. Sind es die Vitamine im Obst und Gemüse oder die Antioxidantien im Wein? Die ungesättigten Fettsäuren in Hülsenfrüchten, Olivenöl und Fisch – oder die Kombination aus allem?

Durch Studien wird das kaum je zu differenzieren sein, denn diejenigen, die sich gesundheitsbewusst ernähren, essen in der Regel sowohl Gemüse als auch Fisch und trinken ein Glas Wein zum Essen, und – die Menschen, die sich so ernähren, bewegen sich mehr, sie sind weniger übergewichtig und sie rauchen weniger. Dies belegen Untersuchungen von Kassenbons bei Einkäufen in Supermärkten:

Während die einen den Einkaufswagen mit Rotweinflaschen, kalt gepresstem Olivenöl, frischem Obst und Gemüse, Parmaschinken und Walnüssen beladen, kaufen die anderen eher eine **Kombination aus Bier, Wurst, Gewürzgurken, Margarine, Toastbrot und Chips ein.**

Hier zu unterscheiden, ob es das eine oder andere Lebensmittel aus dem »gesunden Einkaufswagen« ist, welches vor Gefäßerkrankungen schützt oder diese fördert, ist fast unmöglich.

Was Franzosen und Eskimos gemeinsam haben

Franzosen und Inuit haben auf den ersten Blick wenig gemeinsam. Weder ihre Umweltbedingungen noch ihr Lebensstil ähneln sich. So ernähren sich die einen praktisch ohne frisches Obst und Gemüse, während es bei den anderen täglich auf dem Speiseplan steht.

Trotzdem haben beide eines gemeinsam: Ihre Erkrankungshäufigkeit, was Herzinfarkte angeht, ist gering. Bereits in den 1970er-Jahren wurde bei groß angelegten Erhebungen beobachtet, dass bei den in Grönland lebenden Inuit vergleichsweise selten Herz-Kreislauf-Erkrankungen auftraten (vgl. Abb. S. 110).

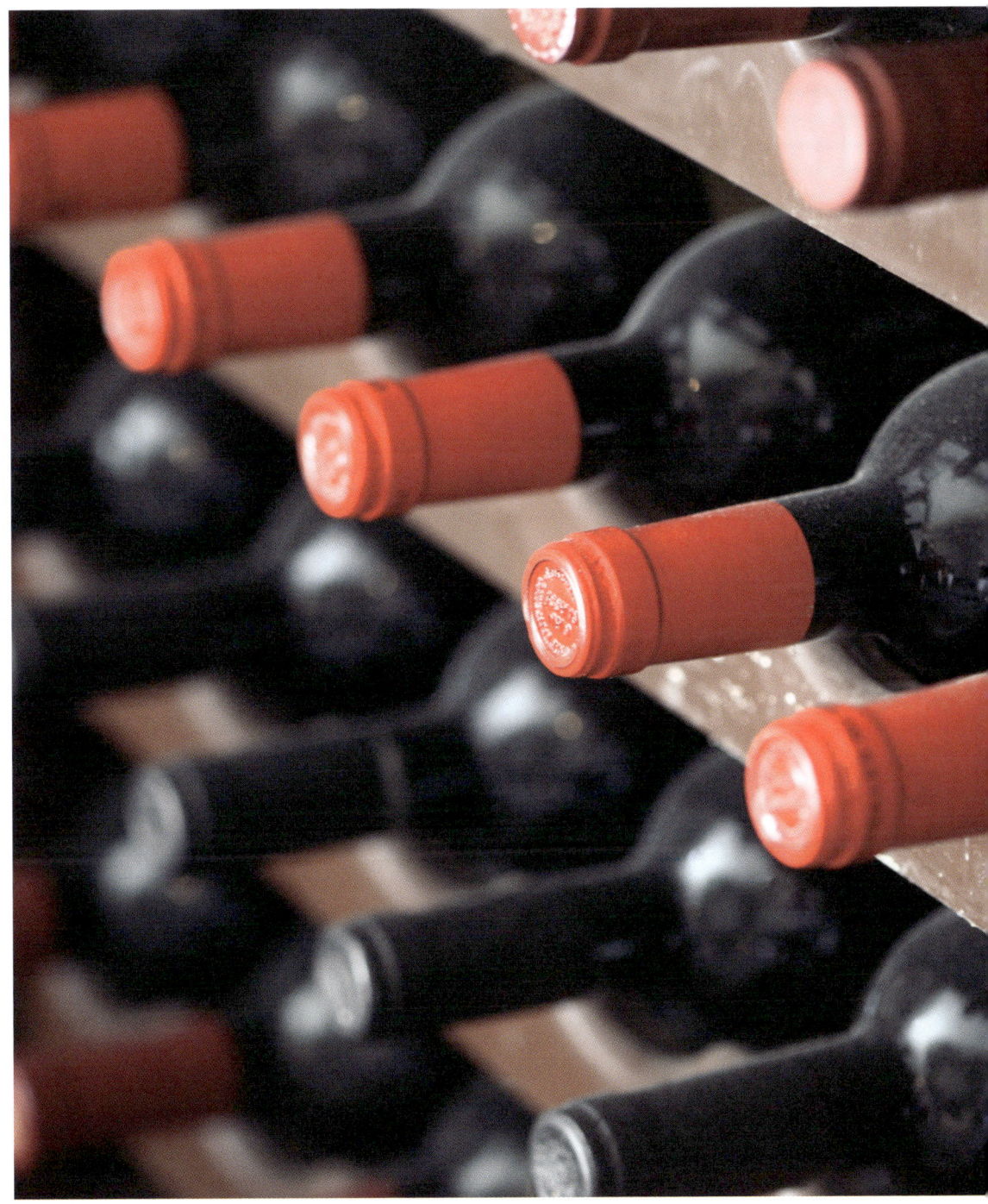

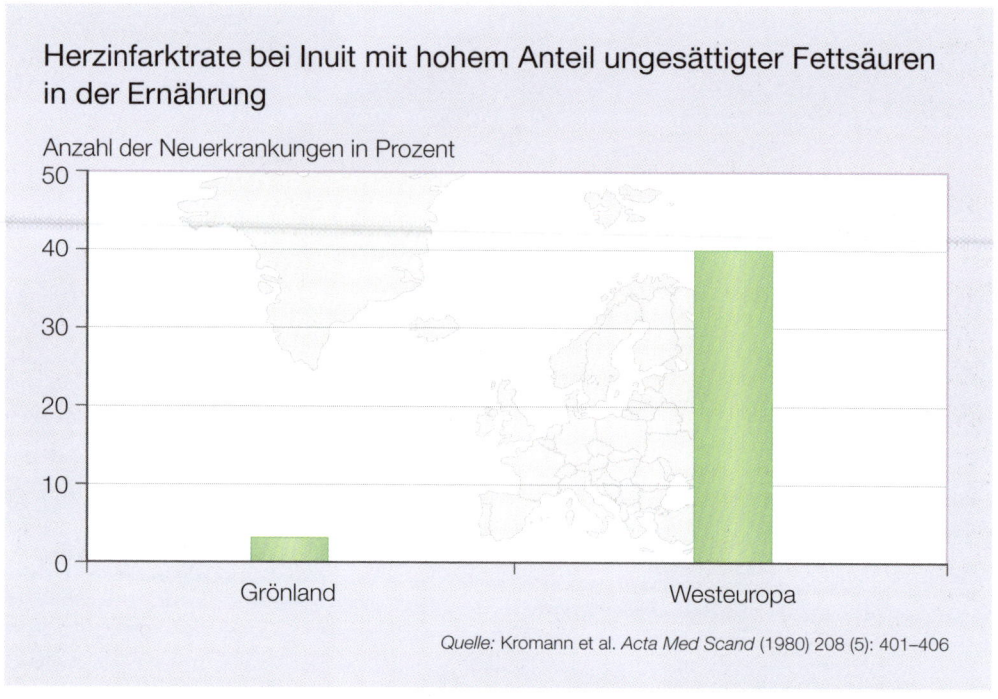

Herzinfarktrate bei Inuit mit hohem Anteil ungesättigter Fettsäuren in der Ernährung

Anzahl der Neuerkrankungen in Prozent

Grönland   Westeuropa

Quelle: Kromann et al. *Acta Med Scand* (1980) 208 (5): 401–406

Eigentlich hatten die Wissenschaftler ein gegenteiliges Ergebnis erwartet, da Inuit sich überwiegend von Fisch mit hohem Fettgehalt – wie etwa beim fettreichen Fleisch von Walen – ernähren. Es lag also nahe, genau in der fischreichen Nahrung nach den positiven Effekten für Herz und Gefäße zu suchen.

Der gemeinsame Nenner

Der gleiche Ansatz führte zur Entschlüsselung des »französischen Paradoxons« – des »French Paradox«[33]: Wie konnte die fettreiche Ernährung des Franzosen mit Käse und frittierten Kartoffeln vor Herzinfarkt schützen? Dazu später mehr, aber schon hier sei verraten:

Der gemeinsame Nenner zwischen Eskimos und Franzosen waren die ungesättigten Fettsäuren.

Verschiedene Fettsäuren

Fettsäuren sind unterschiedlich lange Ketten von Kohlenstoffelementen. Nicht nur die Anzahl der Kohlenstoffelemente variiert, die Ketten unterscheiden sich auch in der Art der Verknüpfung ihrer einzelnen Elemente:

Ist die Verbindung zwischen den Elementen durchgängig in einfacher Form vorhanden, so spricht man von **gesättigten Fettsäuren**.

Ist die Verbindung an einer (einfach) oder an mehreren (mehrfach) Stellen doppelt verbunden, liegen **ungesättigte Fettsäuren** vor.

Sind zwei oder mehr Doppelbindungen vorhanden, werden sie als **mehrfach ungesättigte Fettsäuren** bezeichnet. Dazu gehören auch die Omega-3-Fettsäuren. Sie sind für ihre besonders gesundheitsfördernden Effekte gerade auch im Hinblick auf die Gefäßwände bekannt und kommen besonders in Fisch und in den Zellwänden von Pflanzen vor.

Ungesättigte Fettsäuren – Weichmacher für die Zellwände

Da der Körper die ungesättigten Fettsäuren nicht selbst produzieren kann, ist ihr Gehalt in den menschlichen Zellen fast ausschließlich von der Nahrung und der Aufnahme entsprechender Stoffe im Darm abhängig.

Man kann den Gehalt an ungesättigten Fettsäuren über eine Analyse des Anteils von Fettsäuren in der Zellwand ermitteln – etwa in den Zellen der roten Blutkörperchen. Sie sind gut zugänglich und ihre Fettsäureverteilung entspricht der von anderen Körperzellen. Gleichzeitig liefern die Blutkörperchen einen guten Überblick über die Gewohnheiten der zurückliegenden drei Monate, da sie eine durchschnittliche Überlebenszeit von 120 Tagen haben.

Je höher der relative Gehalt dieser Fettsäuren in der Zellmembran der Erythrozyten ausfällt, desto niedriger ist das Herz-Kreislauf-Risiko insgesamt:[34] Liegt der durchschnittliche Gehalt – wie etwa in Japan – bei 11 Prozent, ist das Risiko der Gefäßschädigung als sehr niedrig anzusehen. Werte von über 8 Prozent im Durchschnitt werden für Deutschland von den Medizinern noch als tolerabel bewertet. Bewegt sich der sogenannte Omega-3-Index aber unterhalb dieses Werts oder geht er in der Tendenz sogar auf 4 Prozent zu, erhöht sich das Herztodrisiko als Folge von Gefäßverengung, Minderversorgung mit Sauerstoff oder Rhythmusstörungen um 10 Prozent.[35]

Diese Zusammenhänge konnten Studien bestätigen, die nachgewiesen haben, dass die regelmäßige Einnahme von Omega-3-Fettsäuren über einen Zeitraum von drei Jahren das Risiko für erneut auftretende Herz-Kreislauf-Erkrankungen um 10 bis 15 Prozent reduziert.[36,37] (Dabei handelt es sich allerdings um Befunde, die in den letzten Jahren bei Patienten mit Herzerkrankung unter sonstiger maximaler medikamentöser Therapie nicht mehr beobachtet werden konnten.) Auch ein plötzlicher, unerwarteter Herztod, der durch Rhythmusstörungen hervorgerufen wird, trat in einer Folgestudie wesentlich seltener auf. Die allgemeine Empfehlung lautet:

Bei einem niedrigen Omega-3-Wert sollte man die Ernährung umstellen: mehr Fisch und mehr Hülsenfrüchte.

Die besten Quellen

Wo kommen die guten Fettsäuren her? Einige Nahrungsmittel wurden bereits genannt, aber es gibt noch mehr attraktive Quellen.

Interessant ist, dass Omega-3-Fettsäuren in der Natur vor allem in Algen vorkommen – und in Kaltwasserfischen, die sich von Algen ernähren. Algen gehören zu den ältesten Lebewesen der Erde und existieren bereits seit vielen Millionen Jahren. Sie sind vor allem auf dem Meeresgrund in großen Tiefen zu finden.

Die ungesättigten Fettsäuren liefern der Alge einen optimalen Schutz vor den eisig kalten Umständen in großen Meerestiefen. Die Fettsäuren machen ihre Struktur elastisch und geschmeidig.

Dies erklärt, warum Omega-3-Fettsäuren vor allem in Kaltwasserfischen wie Hering, Lachs, Makrele oder Thunfisch vorkommen. Jedoch gibt es auch pflanzliche Lieferanten: Nüsse, Leinsamen oder Soja zählen dazu.

Medizinische Effekte

Wie kann man die positiven Effekte der ungesättigten Fettsäuren auf die Gefäße aber nun medizinisch erklären?

Die ungesättigten Fettsäuren werden kontinuierlich in die Zellhüllen des Körpers eingebaut. Sie sind somit essenzieller Bestandteil aller Zellen im Körper.

Die Fettsäuren haben in Abhängigkeit von ihrer Länge – und vor allem in Abhängigkeit davon, ob sie Doppelbindungen aufweisen – unterschiedliche physikalische Eigenschaften. So sind mehrfach ungesättigte Fettsäuren im Gegensatz zu gesättigten Fettsäuren sehr geschmeidig, was dazu führt, dass die Zellhülle oder -membran, in die sie eingebaut werden, je nach Gehalt an ungesättigten Fettsäuren weniger oder mehr elastisch sind.

Diese höhere Elastizität erleichtert es den Zellen – wie beispielsweise den roten Blutkörperchen –, sich leichter zu verbiegen und sich so besser durch die

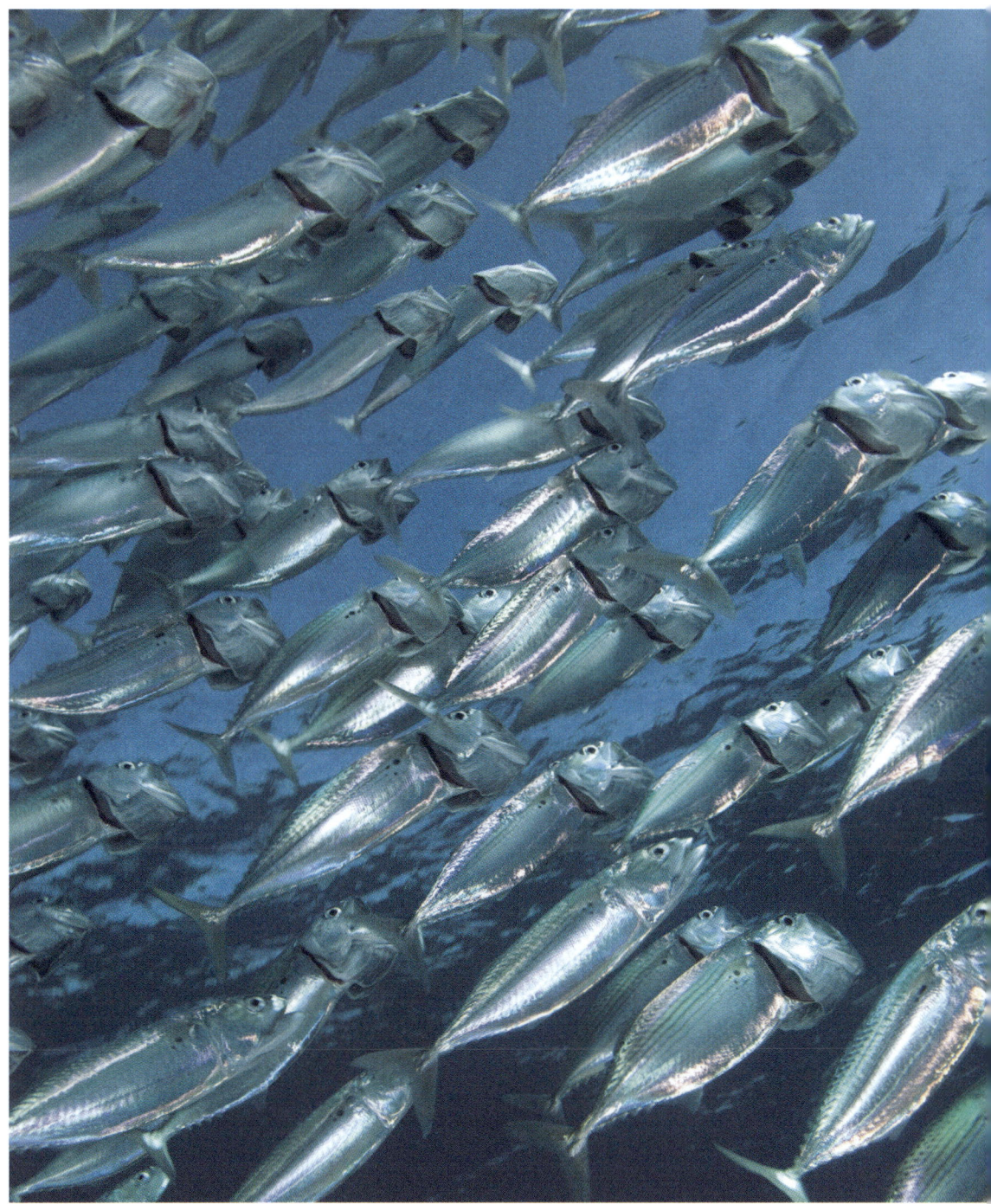

engen Kapillaren zu zwängen. Bei den Blutplättchen, verantwortlich für die Gerinnung, führt die verbesserte Elastizität dazu, dass sie weniger aneinanderkleben und verhindert somit die Bildung von Blutgerinnseln.

Dies sind zwei ganz entscheidende Mechanismen, die sehr deutlich zeigen, warum die Sauerstoffversorgung im Körper, und vor allem auch im Bereich des Herzens, besser gewährleistet wird, wenn der Gehalt an ungesättigten Fettsäuren besonders hoch ist.

Aber nicht nur das. Wichtig zu wissen ist außerdem, dass der Stoffwechsel in der Zelle selbst durch die Zellwände gesteuert wird. Auch hier gilt: Je höher dort der Gehalt an ungesättigten Fettsäuren in der Zellhülle ist, desto aktiver ist die Zelle und desto empfindlicher reagiert sie auf Insulin. Sie baut also den Blutzucker schneller und besser ab.

Balsam für die E-Zelle

Ähnliches zeigt sich auch an der Endothelzelle: Werden Omega-3-Fettsäuren in die Hülle der Endothelzelle eingebaut, verbessert dies den Ablauf sämtlicher Transport- und Austauschvorgänge über die Membran. Ihre Schutzfunktion kann länger und effektiver erhalten werden. Die LDL-Partikel dürfen sie nur bedingt passieren, und die Blutplättchen

heften sich seltener an. Zudem läuft die Informationsvermittlung in die tieferen Schichten der Gefäßwand besser ab.

Das sind alles Mechanismen, die die Funktion der E-Zelle und der Gefäßwand erhalten und so zur Elastizität beitragen. All diese Effekte machen deutlich:

Eine Ernährung mit ausreichend ungesättigten Fettsäuren kann die grundlegenden Alterungsprozesse der Gefäßwände entscheidend verlangsamen.

Transfette – E-Zellen-Killer

Was ist also eigentlich das Gesundheitsschädliche an Fastfood und Fertigmahlzeiten, an Kuchen und Pizza aus der Tiefkühltruhe?

Es sind nicht nur die Kalorien, die solche Produkte im Übermaß bereithalten. Es sind die gesättigten Fettsäuren und die sogenannten Transfette, die darin enthalten sind. Sie entstehen bei starkem Erhitzen von Pflanzenölen, und zwar ab einer Temperatur über 130 Grad Celsius, sodass sie besonders in frittierten Lebensmitteln wie Pommes frites oder bestimmten Backwaren wie etwa Croissants vorkommen. Denn:

Die meisten Fertigprodukte können nur deshalb so lange haltbar gemacht

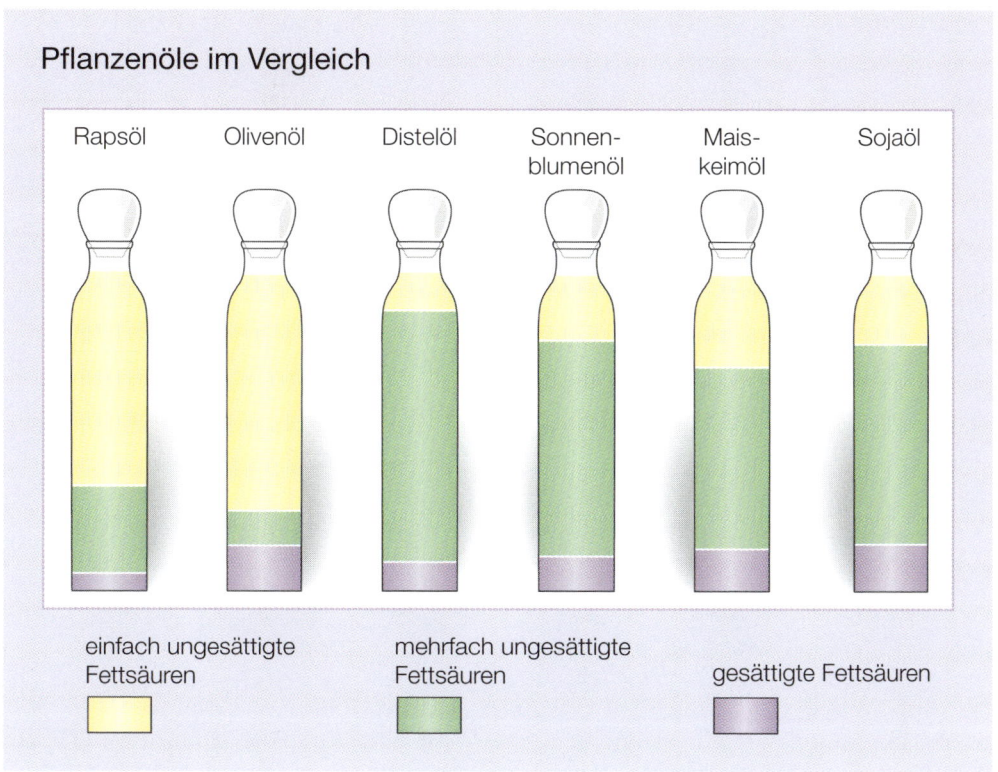

Pflanzenöle im Vergleich

Rapsöl · Olivenöl · Distelöl · Sonnenblumenöl · Maiskeimöl · Sojaöl

einfach ungesättigte Fettsäuren

mehrfach ungesättigte Fettsäuren

gesättigte Fettsäuren

werden, weil das in ihnen enthaltene Fett verändert wird. Auf diese Weise kann es nicht mehr ranzig werden und enthält dann einen besonders hohen Anteil an Transfettsäuren – pures Gift für die Zellen des Gefäßsystems.

Mehrfach schädlich

Es existieren viele Theorien über die Wirkung von Transfetten. Wissenschaftlich gesichert ist, dass Transfette die E-Zellen-Funktion massiv schädigen und gleichzeitig das LDL erhöhen und das HDL verringern können.

Darüber hinaus können Transfette mit hoher Wahrscheinlichkeit mit dem Entstehen von erhöhtem Blutdruck in Verbindung gebracht werden.

Auch eine negative Wirkung auf den Zuckerstoffwechsel und die Erhöhung des Krebsrisikos gehen auf ihr Konto.[38]

Schätzungen gehen davon aus, dass bereits eine Einnahme von fünf Gramm pro Tag das Risiko für eine Arterienverkalkung der Herzkranzgefäße um 25 Prozent steigert.

Aus diesem Grund ist es beispielsweise in Dänemark gesetzlich vorgeschrieben, dass der Transfettanteil von Lebensmitteln – sowohl im Einzelhandel als auch im Großhandel – nicht mehr als zwei Prozent betragen darf.

In New York City ist die Verwendung von Transfettsäuren seit 2008 in allen Imbissen, Restaurants, Cafés und Bäckereien sogar verboten. Ein Beispiel, dem inzwischen einige Staaten gefolgt sind.[39]

Mehr als Vitamine

Die Studienlage zu Obst und Gemüse ist klar. Es gilt die Formel: je mehr desto besser. Der häufige Verzehr von beidem, möglichst mehrmals täglich, senkt das Herz-Kreislauf-Risiko.[40]

Aber: Daraus voreilig den Schluss zu ziehen, dass der Verzehr von Gemüse und Obst gleichzusetzen sei mit der Aufnahme von Vitaminen und somit ein Apfel auch durch eine Brausetablette ersetzt werden könne, ist komplett falsch. Denn Obst und Gemüse enthalten viel mehr als nur Vitamine! Darin stecken viele Tausend verschiedene weitere Substanzen, die sogenannten sekundären Pflanzenstoffe, deren Wirkung im Einzelnen noch gar nicht vollständig geklärt ist.

Die umjubelten Vitamine C und E zeigen sich zwar in ihrer direkten Wirkung auf die Endothelzellen der Gefäße als wahre Alleskönner, doch wurde in sogenannten Interventionsstudien deutlich, dass diese Tatsache nicht den Effekt hat, den man sich einst erhofft hatte – zumindest nicht klinisch nachweisbar.

Vitamintabletten und Placebos

In der Pharmaindustrie und -forschung werden klinische Studien zur Erprobung der Wirksamkeit und des Nebenwirkungsspektrums von Medikamenten durchgeführt. In diesen Untersuchungen wird den Probanden entweder ein Medikament oder ein Placebo (eine Tablette ohne Inhaltsstoffe) gegeben, ohne dass Arzt oder Patient wissen, wer was verabreicht beziehungsweise einnimmt.

Solche Studien sind auch mit Vitamingaben und entsprechenden Placebos durchgeführt worden. Damit sollte überprüft werden, ob Vitamine das Auftreten von Krebs und Herzinfarkt bei besonders gefährdeten Personengruppen wie Rauchern reduzieren können.

Doch weit gefehlt. Die Annahme erwies sich als komplett falsch. So zeigte sich nicht nur kein Effekt, sondern sogar eine gegenläufige Wirkung:

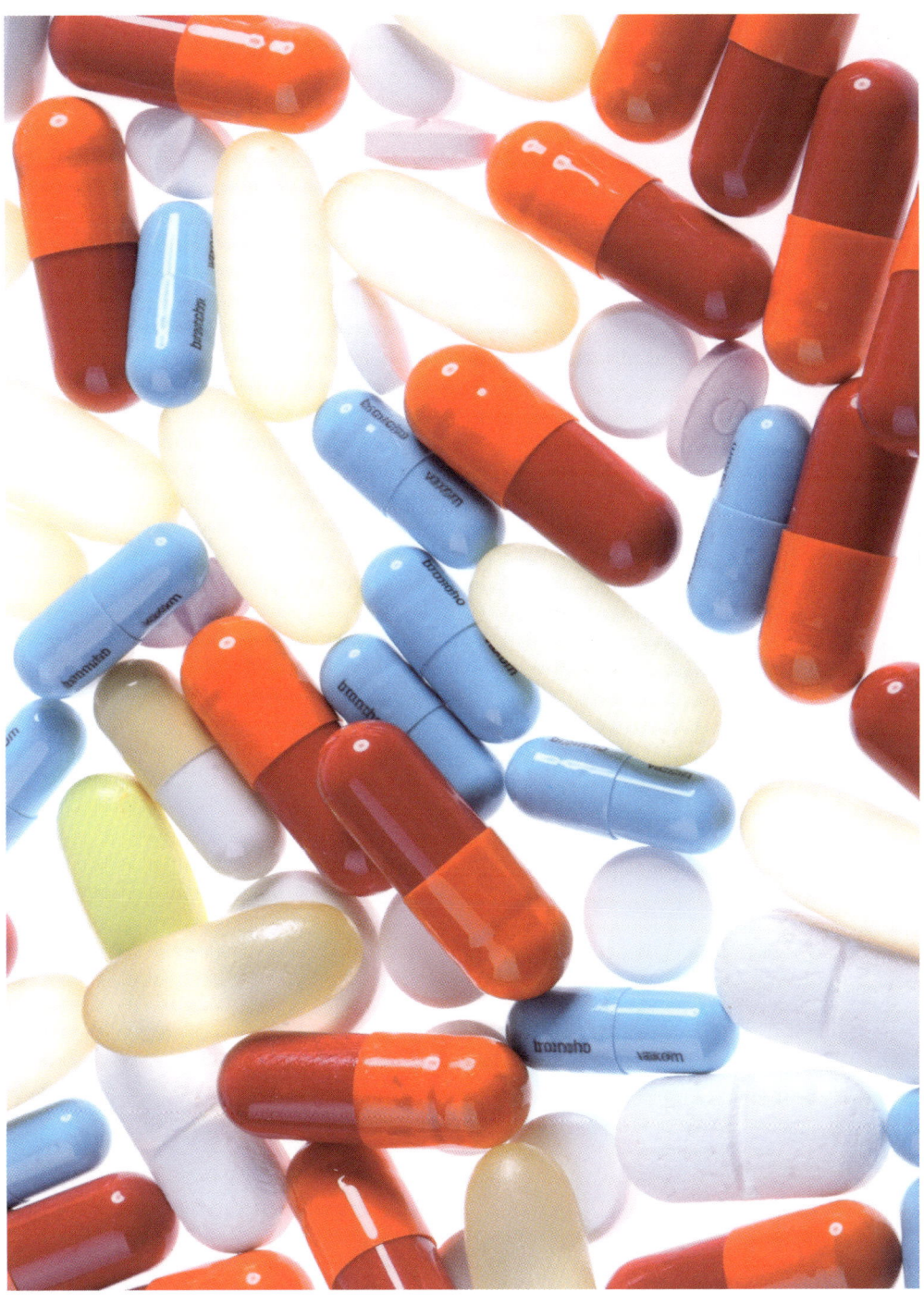

In der Vitamingruppe wurde eine höhere Krankheits- respektive Sterblichkeitsrate festgestellt als in der Placebogruppe. Dieser Effekt war nicht nur in einer Studie zu beobachten.[41]

Zwei Lehren kann man daraus ziehen: Erstens: Ursache und Wirkung sind doch meistens komplexer, als es auf den ersten Blick scheint.

Und zweitens: **Vitamintabletten sind in keinem Fall ein adäquater Ersatz für den täglichen Verzehr von Obst und Gemüse.**

Obst ist kein Gemüse

Regelmäßig werden Obst und Gemüse in einem Atemzug genannt, wenn es um gesunde Ernährung geht. Es stimmt: Beide haben viel gemeinsam, wie etwa den hohen Gehalt an Vitaminen, Antioxidantien oder sekundären Pflanzenstoffen. Aber dennoch unterscheiden sie sich ganz substanziell:

Früchte haben nämlich einen hohen Gehalt an Einfachzuckern, Gemüse hingegen bestehen aus komplexen Kohlenhydraten, also Mehrfachzuckern.

Einfachzucker schmecken süß, Mehrfachzucker müssen erst noch gespalten werden, damit sie die angenehme Süße entwickeln. Sie müssen also länger gekaut werden, sodass die Verdauungsenzyme (Zuckerspalter) der Speicheldrüsen im Mund wirken können.

Einfach- und Mehrfachzucker

Der Körper unterscheidet grundsätzlich nicht nach der Art der Zuckermoleküle, sondern nur nach deren Länge.

Der Unterschied von Fruchtzucker aus dem Obst und dem Zucker aus der Zuckerdose ist für den Körper nicht zu erkennen. Deshalb wird die Birne im morgendlichen Müsli oder der Apfel zwischendurch kalorienmäßig von ihm nicht anders bewertet als ein gesüßter Kaffee oder Kakao.

Eine Gurke oder eine Tomate hingegen enthalten wenig Einfachzucker, sondern viele vernetzte oder komplexe Kohlenhydrate. Diese werden erst im Verdauungstrakt zu Einfachzuckern gespalten und dann vom Körper aufgenommen.

Das ist ein Prozess, der lange dauert und am Ende den entscheidenden Unterschied macht.

Einfachzucker gehen sofort ins Blut, Mehrfachzucker nur nach und nach, was insgesamt einen langsameren Anstieg der Blutzuckerwerte bewirkt.

Der langsame Anstieg durch die Mehrfachzucker scheint auch den En-

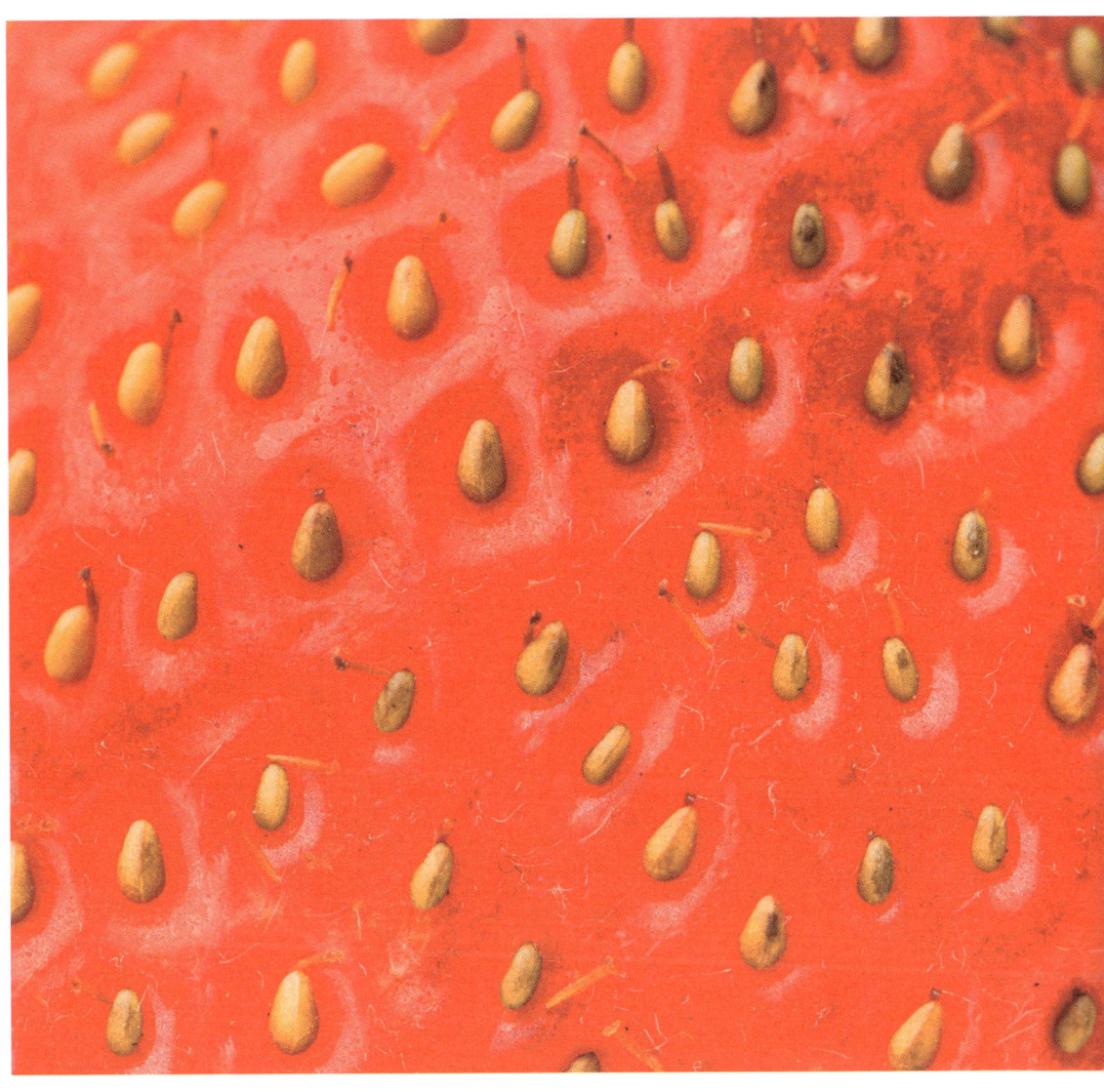

dothelzellen besser zu bekommen als der abrupt hohe Anstieg von Zucker im Blut, den der Einfachzucker provoziert. Das Gemüse hat dem Obst in diesem Zusammenhang also einiges voraus.

Werden der Apfel oder die Birne au-ßerdem noch geschält, wandern die farbgebenden und wahrscheinlich besonders gefäßgesunden Inhaltsstoffe auf den Kompost oder in den Müll, und es ist kaum noch etwas Schützendes für die Endothelzellen übrig.

119

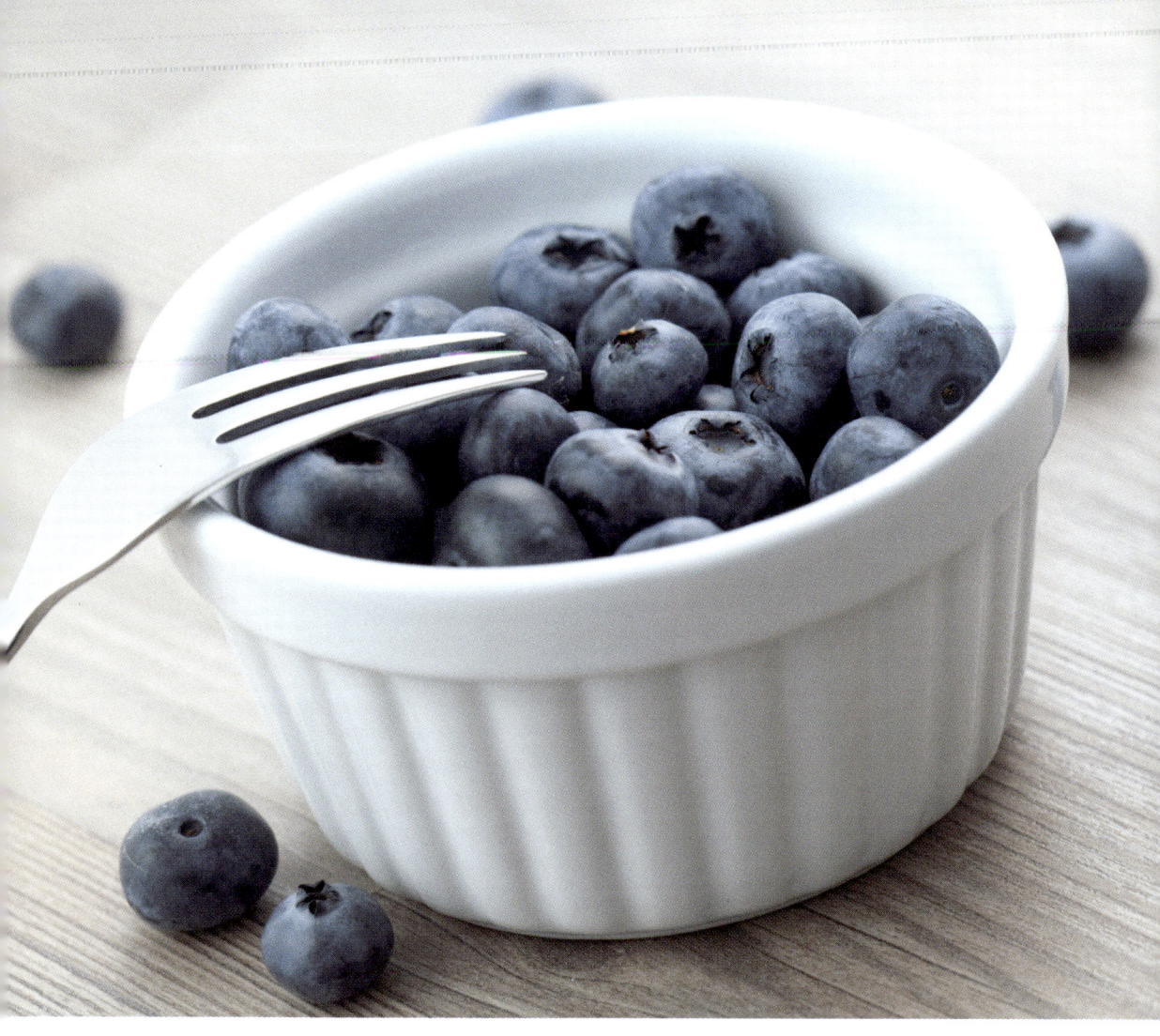

Strohfeuer

Die Unterschiede zwischen einfachen und komplexen Kohlenhydraten, den unterschiedlichen Zuckerformen, kann man gut anhand eines bildhaften Vergleichs verdeutlichen: Einfachzucker brennen wie trockene Äste. Den Verbrennungsvorgang bei Vielfachzuckern kann man eher mit dem eines Baumstamms vergleichen – es geht langsam, und es wird konstant Energie frei.

Die Verdauung der Vielfachzucker ist also ein intensiver, lang andauernder Vorgang und beansprucht im Unterschied zum Einfachzucker ein Vielfaches an Zeit, bis die Verbrennung beendet ist. Der Grund: Die Zuckerteilchen müssen erst aufwändig Molekül für Molekül gespalten werden.

120

Diese Spaltung erfolgt deshalb Schritt für Schritt, weil auch das Insulin in kleineren Mengen und verzögertem Tempo produziert und ausgeschüttet werden muss. Die Bauchspeicheldrüse, Produzent des Insulins, wird auf diese Weise nachhaltig geschont. Gelangen die einzelnen Zuckerteilchen im konstanten Takt der Reihe nach ins Blut, kommt es zu keinen Zucker- und konsekutiven Insulinspitzen, die schädlich für die E-Zelle wären.

Kleine Zucker, große Wirkung

Die zellschädigende Wirkung, die von einem erhöhten Blutzuckerspiegel ausgeht, ist in der Wissenschaft hinreichend belegt.[42,43] Ein Beispiel dazu aus dem Alltag: Marmelade wird mit Zucker eingemacht, weil Bakterien dieses Milieu nicht tolerieren. Sie werden auf diese Weise zerstört, die Früchte sind lange haltbar.

Vergleichbar geht es der E-Zelle in den Gefäßen. Hier führt eine erhöhte Zufuhr von Zucker zum vermehrten Absterben der E-Zellen.

Bei der Volkskrankheit Diabetes Typ 2, im Volksmund auch Alterszucker genannt, kommt es bereits in den Vorstadien der Erkrankung zu einer Beeinträchtigung der E-Zellen-Funktion.

Diabetes mellitus heißt übersetzt »honigsüßer Durchfluss« und meint, dass bei permanent erhöhtem Blutzuckerspiegel Zucker über den Urin ausgeschieden wird. Das ist das äußere Zeichen dafür, dass etwas nicht stimmt.

Kommt es zu einem chronisch erhöhten Blutzucker- und Insulinspiegel über Jahre und Jahrzehnte, wird langsam aber stetig die Funktion der Endothelzellen zerstört. Eine generalisierte Störung des gesamten Gefäßsystems ist die Folge.

Dies erklärt, wieso Gefäße von Diabetikern schneller voraltern und diese Patienten ein vielfach höheres Herzinfarktrisiko und in der Regel eine um zehn Jahre verkürzte Lebenserwartung haben.[44]

Bekennen Sie Farbe!

Viele gesunde Nahrungsmittel sind farbig: rot, gelb und grün wie Paprika, Tomate, Rotwein, Beeren, Kürbis, Curry und Kurkuma, Gurken, Zucchini, Salat, grüner Tee oder Algen.

Allen gemeinsam ist, dass sie Polyphenole – mehrfache Phenolverbindungen bzw. chemische Ringstrukturen – enthalten und Farbstoffe, die als sogenannte Antioxidantien die E-Zellen vor freien Radikalen schützen.

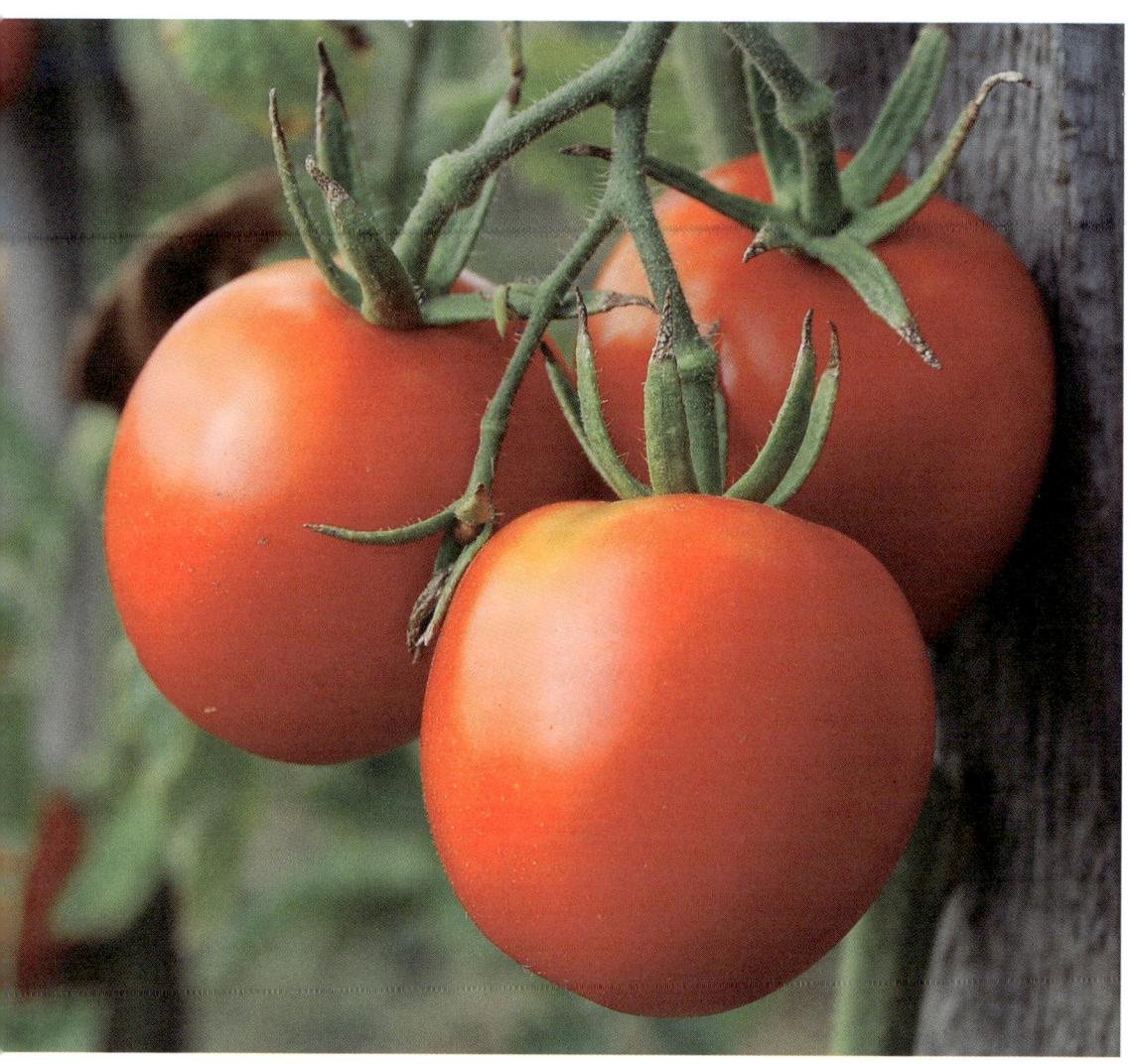

Diese Angreifer versuchen höchst aggressiv, die E-Zelle zu schädigen. Deshalb ist es so wichtig, neben den ungesättigten Fettsäuren, die dauerhaft die Geschmeidigkeit der E-Zellen gewährleisten und ihre Funktion sicherstellen, alle Zellangreifer abzuwehren.

Halten Sie Ihren Cholesterin- und Blutzuckerspiegel niedrig, und bringen Sie die farbige Schutztruppe in Stellung! Eine Maßnahme im Kampf gegen die vorzeitige Alterung der Gefäße, die Sie selbst in der Hand – oder besser im Mund – haben.

Mit Goethe gegen den inneren Schweinehund

Auch wenn man den deutschen Gelehrten Johann Wolfgang von Goethe nicht für alles heranziehen kann, so doch für vieles. In »Faust I« geht es in einer Szene in der Hexenküche darum, wie man 30 Jahre jünger wird – durch Hexerei oder durch einen guten Lebensstil?

Mephisto
Dich zu verjüngen gibt's auch ein
*   natürlich Mittel:*
Allein es steht in einem anderen Buch,
Und es ist ein wunderlich' Kapitel.

Faust
Ich will es wissen.

Mephisto
Gut! Ein Mittel, ohne Geld
Und Arzt und Zauberei zu haben:
Begib dich gleich hinaus aufs Feld,
Fang' an zu hacken und zu graben,
Erhalte dich und deinen Sinn
In einem ganz beschränkten Kreise,
Ernähre dich mit ungemischter Speise,
Leb' mit dem Vieh als Vieh, und acht' es
*   nicht für Raub,*
Den Acker, den du erntest, selbst zu
*   düngen;*
Das ist das beste Mittel, glaub',
Auf achtzig Jahr dich zu verjüngen!

Im Sinne dieses Buches kann man den Dialog bestätigend interpretieren: Regelmäßige Bewegung ist ein wesentlicher Schutzfaktor gegen das Altern (»Begib dich gleich hinaus aufs Feld, fang' an zu hacken und zu graben«). Ebenso wichtig ist die Entspannung (»Erhalte dich und deinen Sinn in einem ganz beschränkten Kreise«). Die Vorzüge vegetarischer Ernährung werden auch gepriesen (»Leb' mit dem Vieh als Vieh, und acht es nicht für Raub«), und der Verzehr von Gemüse – und nicht von Obst – wird nahegelegt, und zwar möglichst vom eigenen Feld – vielleicht könnte man ergänzen: vom Biobauern, falls Sie kein eigenes Feld bestellen (»Den Acker, den du erntest, selbst zu düngen«).

Aber dass es nicht so einfach ist, das Wissen umzusetzen und den inneren Schweinehund zu überwinden, weiß Faust auch:

Faust
Das bin ich nicht gewöhnt,
Ich kann mich nicht bequemen,
Den Spaten in die Hand zu nehmen.
Das enge Leben steht mir gar nicht an.

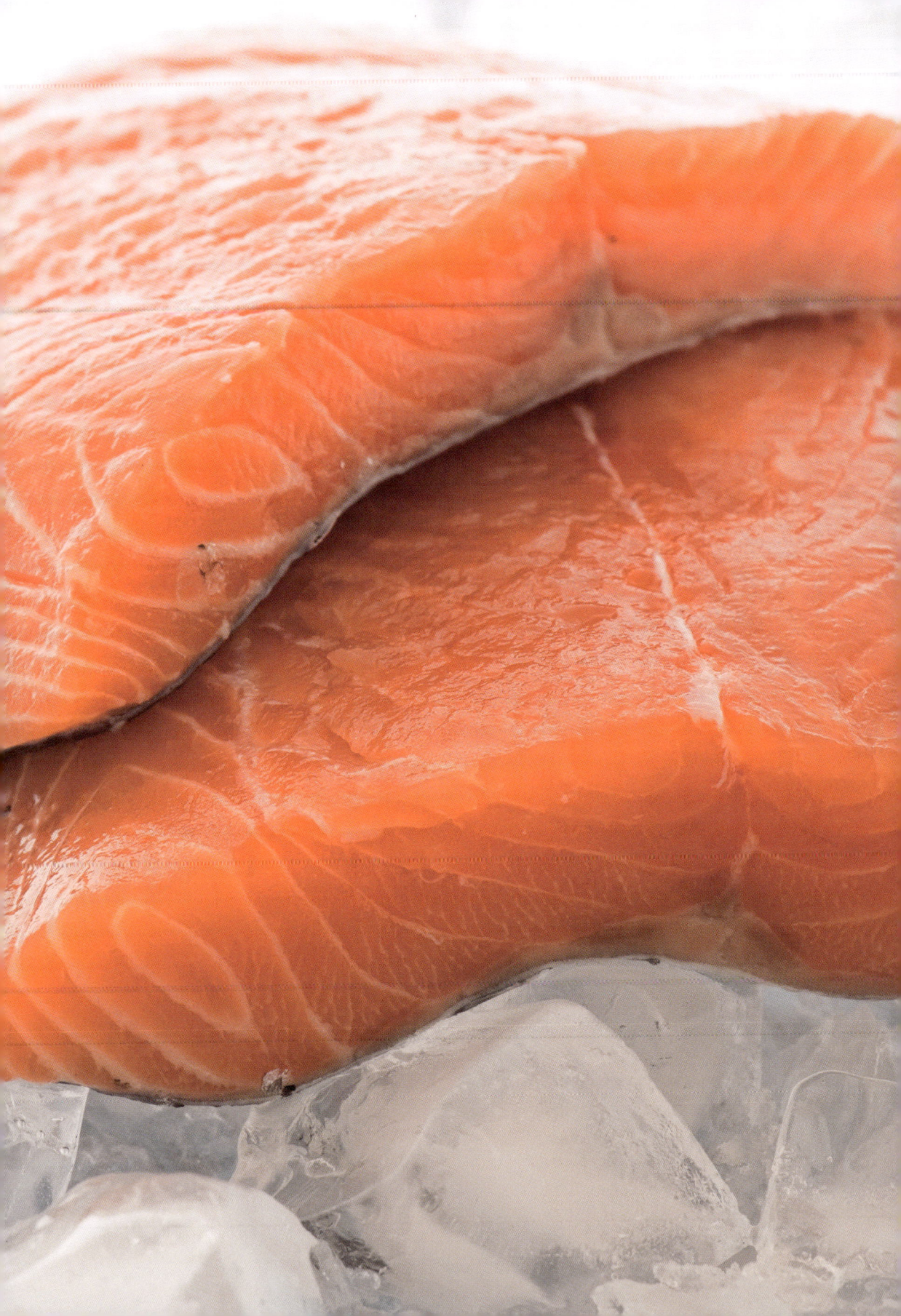

E-Zellen-»Powerfood«

»Lasst eure Nahrungsmittel eure Heilmittel sein!«, verkündete Hippokrates, der Vater der Medizin, bereits vor 2500 Jahren.

Egal, in welchen Kulturen man sich umsieht – ob bei den alten Chinesen, Persern, Indern oder Indianern –, alle besitzen einen großen Wissensschatz, was pflanzliche Nahrungsmittel angeht. Dass darin mehr als nur ein Energielieferant zu sehen ist und dass Pflanzen eine gesundheitsfördernde bis heilende Wirkung besitzen, ist in der Geschichte als tradierte Weisheit in all diesen Kultur- und Naturvölkern verankert.

Diese Wirkung wird in der naturheilkundlichen Medizin genutzt und ist Basis vieler Medikamente in der Herzmedizin oder Krebstherapie.

Was ist gefäßgesundes Essen?

Gesunde Ernährung ist aber auch ein Lebenselixier für die E-Zelle. Die richtigen Inhaltsstoffe verhindern das Angreifen von Alterungsfaktoren und verzögern den Prozess der Arterienverkalkung.

Wie aber muss eine Ernährung konkret aussehen, die Ihre Gefäße schützt?

10 Regeln für gefäßgesunde Ernährung

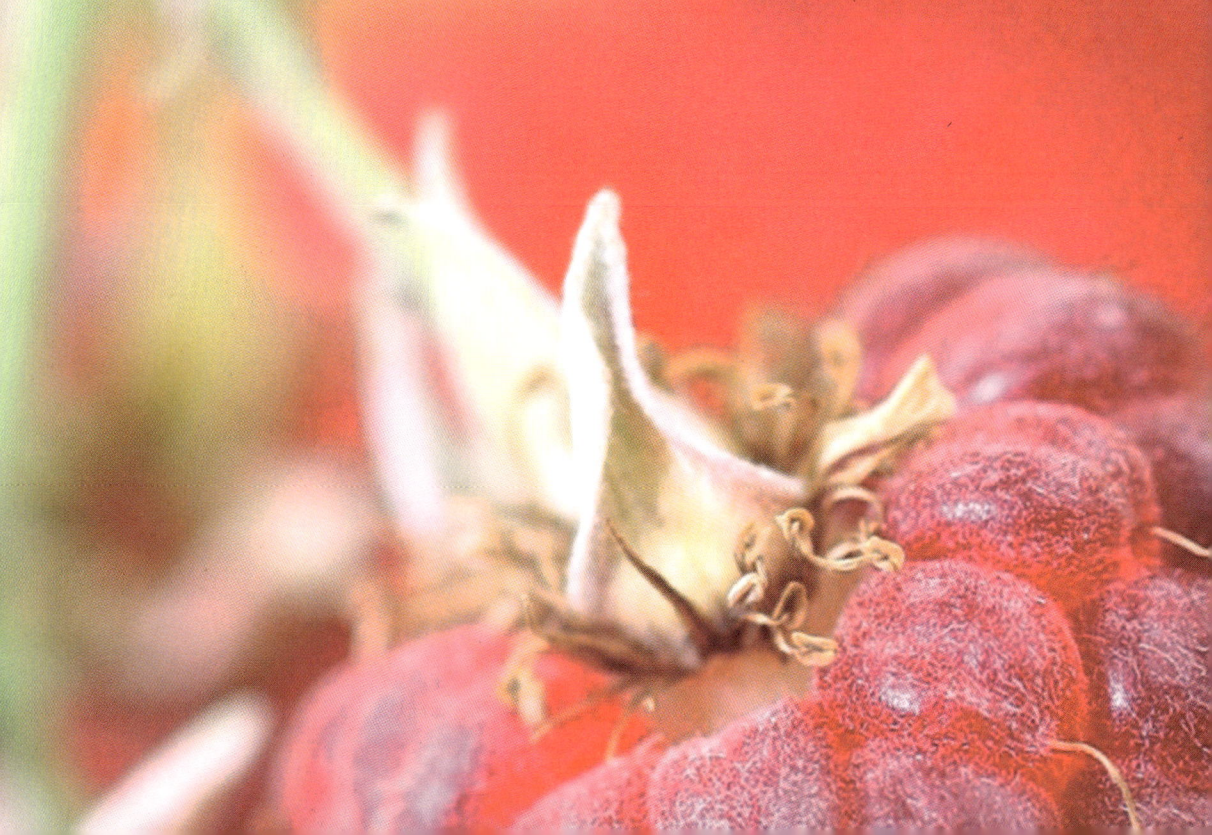

1. Farbig essen!
2. Obst als Nachtisch!
3. Saisonal einkaufen!
4. Fisch! Fisch! Fisch!
5. Hülsenfrüchte!
6. Keine Zwischen-
   mahlzeiten!

7. Apfelsaft ist wie Cola!
8. Kein Essen nach der
   Tagesschau!
9. Wasser jederzeit und
   immer zum Essen!
10. Langsam essen!

Farbig essen!

Essen Sie viel Gemüse, möglichst mehrmals am Tag. Lieber Kartoffeln, Knödel oder Nudeln weglassen und dafür Gemüse und Salat wählen. Gerne kann es auch mal eine Mahlzeit sein, die ausschließlich aus unterschiedlichen Gemüsen besteht.

Obst als Nachtisch!

Essen Sie Obst als Dessert nach dem Essen, seltener zwischendurch. So steigt Ihr Blutzuckerspiegel weniger an, Sie verspüren weniger Hunger, und der Hunger kommt erst später.

Saisonal einkaufen!

Achten Sie darauf, nach den Jahreszeiten einzukaufen, also: Beeren oder Kirschen im Sommer, Kürbisse, Nüsse und Pflaumen im Herbst. Der Einkauf zum richtigen Zeitpunkt gewährleistet einen hohen Gehalt an sekundären Pflanzenstoffen und schont die Umwelt (weniger

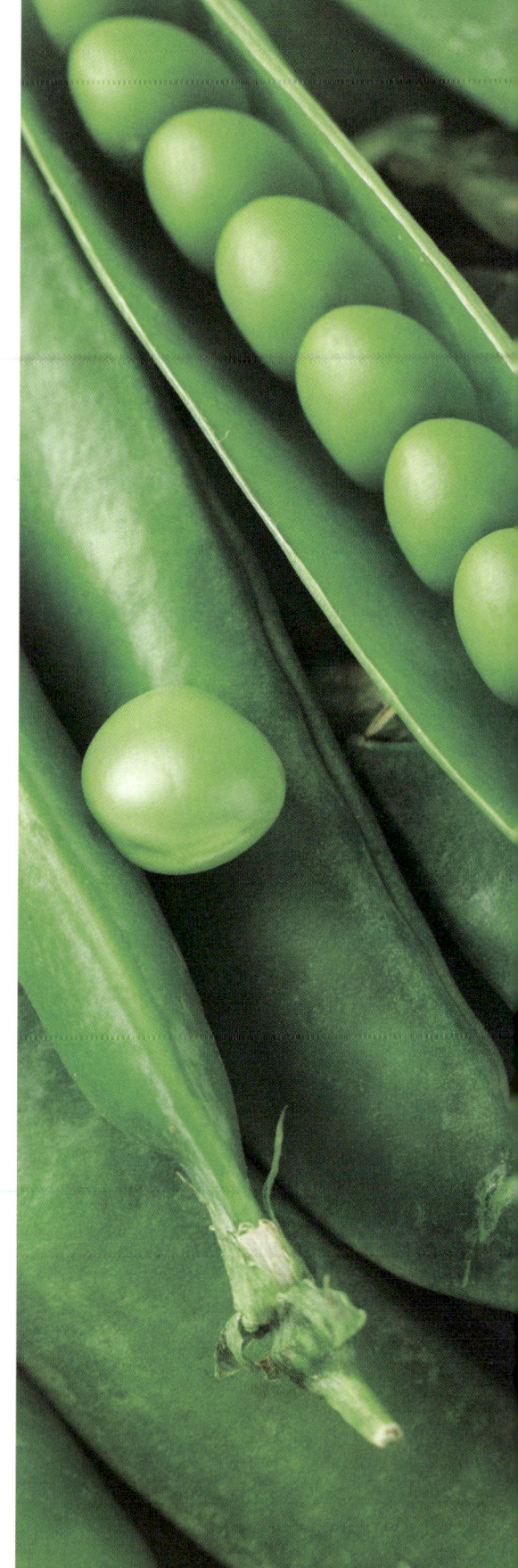

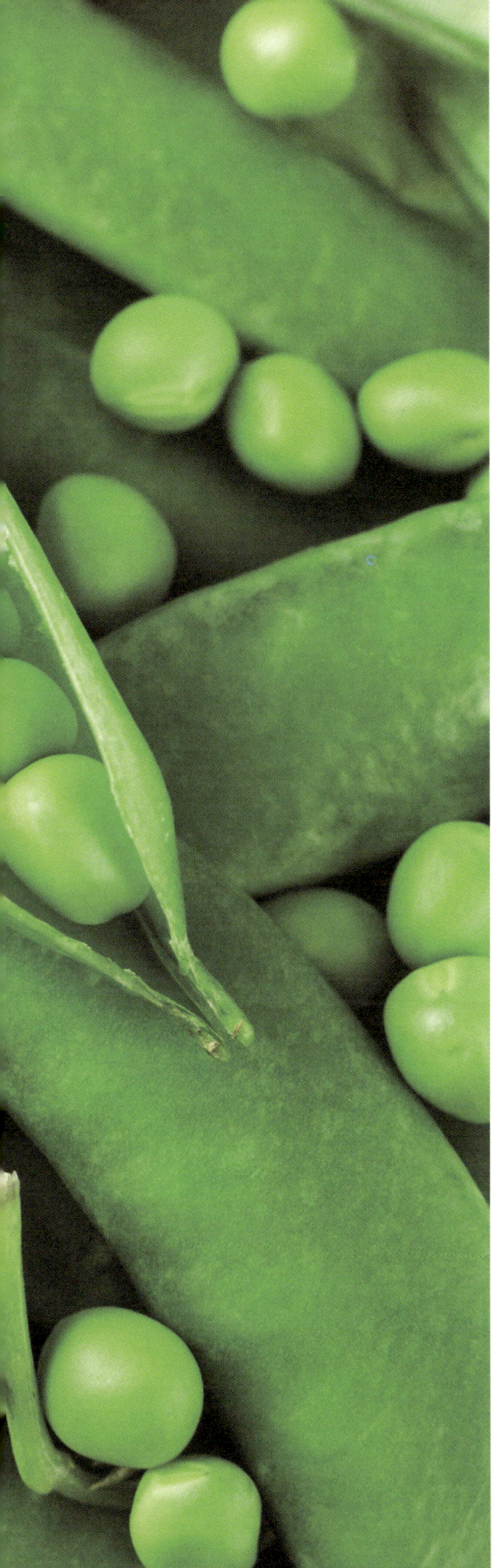

Gewächshausaufzucht, kürzere Transportwege mit Lastwagen, kein Transport mit Flugzeugen).

Fisch! Fisch! Fisch!

Essen Sie häufig Fisch, am besten drei Mal pro Woche. Die ungesättigten Fettsäuren sind entscheidend für die Funktionsfähigkeit der E-Zelle. Wählen Sie deshalb Kaltwasserfische wie Lachs, Sardelle, Sardine, Hering, Makrele, Forelle und Thunfisch. Achten Sie darauf, dass der Fisch nicht aus Züchtungen stammt, denn sonst ist sein Gehalt an ungesättigten Fettsäuren geringer.

Hülsenfrüchte!

Hülsenfrüchte wie Linsen, Bohnen und Erbsen sowie auch Nüsse haben eines gemeinsam: ungesättigte Fettsäuren. In diesem Punkt sind sie die Antwort der Pflanzen auf die Fische. Deshalb sind Eintöpfe auch so wertvoll – viele Farben, die richtigen Fettsäuren, relativ wenig Kalorien und dennoch sättigend.

Nüsse sollten Sie als Geschmacksvariante im Salat verwenden, nicht als Ersatz für Chips vor dem Fernseher. Dafür sind sie zu kalorienreich.

129

Keine Zwischenmahlzeiten!

Jede Zwischenmahlzeit – auch ein Apfel oder ein Käsebrot – bringt zusätzlich Kalorien. Und auf die sollte man möglichst verzichten. Essen Sie sich lieber bei den Hauptmahlzeiten satt, denn vier bis fünf Stunden braucht Ihr Körper, um wieder einen niedrigen Insulin- und einen hohen Glukagonspiegel zu erreichen. Nur so können die körpereigenen Fettdepots ausreichend geleert werden.

Apfelsaft ist wie Cola!

Natürlich kann man Apfelsaft und Cola nicht vergleichen, aber was den Grundsatz »Keine Zwischenmahlzeiten!« angeht, haben sie denselben Effekt: Beide sind kalorienreich, wie auch Fanta, Bier oder Wein, gesüßter Tee oder Milchkaffee. Die Faustformel (nach Dr. Eisenlohr, Ernährungsexperte aus Starnberg): In jedem Liter, egal, ob Milch, Bier oder Apfelsaft, sind 500 Kilokalorien enthalten. Wenn Sie die einsparen, können Sie Ihr Gewicht auf Dauer deutlich reduzieren. Und es ist viel leichter durchzuhalten als 45 Minuten Joggen, wobei man dieselbe Anzahl Kalorien verbraucht.

Kein Essen nach der Tagesschau!

Um den biologischen Grundvoraussetzungen unseres Stoffwechsels nicht entgegenzuwirken, ist es günstig, abends oder auch morgens auf Kohlenhydrate zu verzichten bzw. die Aufnahme auf ein Minimum zu reduzieren.

Wer spät am Abend noch kohlenhydratreich isst, schüttet Insulin aus, das wiederum die Fettverbrennung in der Nacht behindert. Nur ein niedriger Insulinspiegel kurbelt die nächtliche Fettverbrennung ausreichend an und sorgt dafür, dass während des Schlafens die Depotfette schmelzen.

Idealerweise sollte am Abend Eiweiß mit Gemüse und Salat auf dem Speiseplan stehen. Ein Steak mit Salat oder Fisch mit Gemüse zum Beispiel helfen, die Insulinausschüttung zu vermindern und den Fettstoffwechsel anzukurbeln.

Je früher, desto besser

Wer schon um 18 Uhr zu Abend isst und dann erst wieder am nächsten Morgen gegen sieben Uhr frühstückt, dessen Körper muss 13 Stunden ohne Energiezufuhr von außen auskommen. Er muss seine Energie aus den Fettreserven beziehen.

Dieser Effekt lässt sich noch steigern, wenn man ganz auf das Abendessen verzichtet. Man kann aber auch auf das Frühstück verzichten, eine Option zur Gewichtsabnahme, zu der auch mein Kollege Professor Schusdziarra, Ernährungsexperte an der TU München, rät.

Wasser jederzeit und immer zum Essen!

Jede Magendehnung verursacht einen Reiz, Sättigungssignale ans Gehirn weiterzugeben. Es dauert aber, bis das Gehirn auf die Bremse drückt und »Ich bin satt« meldet. Darum kann es günstig sein, gleich zu Beginn einer jeden Mahlzeit zwei Gläser Wasser zu trinken. Der Appetit oder Heißhunger ist dann nicht mehr ganz so groß.

Zwei Liter Wasser pro Tag sind ein Minimum mit einem weiteren Effekt: Prall gefüllte Zellen funktionieren viel besser als verschrumpelte. Dieser Zusammenhang konnte auch für die Leber nachgewiesen werden. Und dort ist der Effekt besonders wichtig, schließlich ist sie das größte Entgiftungsorgan des Menschen.

Langsam essen!

Setzen Sie sich, und essen Sie langsam, denn Stress verträgt auch die E-Zelle nicht. Langsames Essen und gründliches Kauen haben den Vorteil, dass alles gut zerkleinert und durch die Enzyme der Mundspeicheldrüse gespalten wird. So setzt das Sättigungsgefühl schneller ein, und Sie essen automatisch weniger.

Das Fazit für die E-Zelle

Gefäßgesunde Ernährung enthält viele Nährstoffe, die besonders in Gemüse zu finden sind. Ein Zuviel an kurzen Zuckern wie in Obstsäften oder Süßigkeiten erhöht den Insulinspiegel und schädigt die E-Zellen.

Werden die Energiespeicher immerzu durch Fette gefüllt und zeigt sich das an einer positiven Energiebilanz, so nimmt die Größe der Fettzellen kontinuierlich zu. Der Stoffwechsel der Zelle ändert sich, Fetthormone und Entzündungsstoffe werden vermehrt ins Blut ausgeschieden und schädigen die E-Zelle.

Die Inhaltsstoffe von Gemüsesorten in allen Farben schützen die E-Zellen vor weiterer Schädigung.

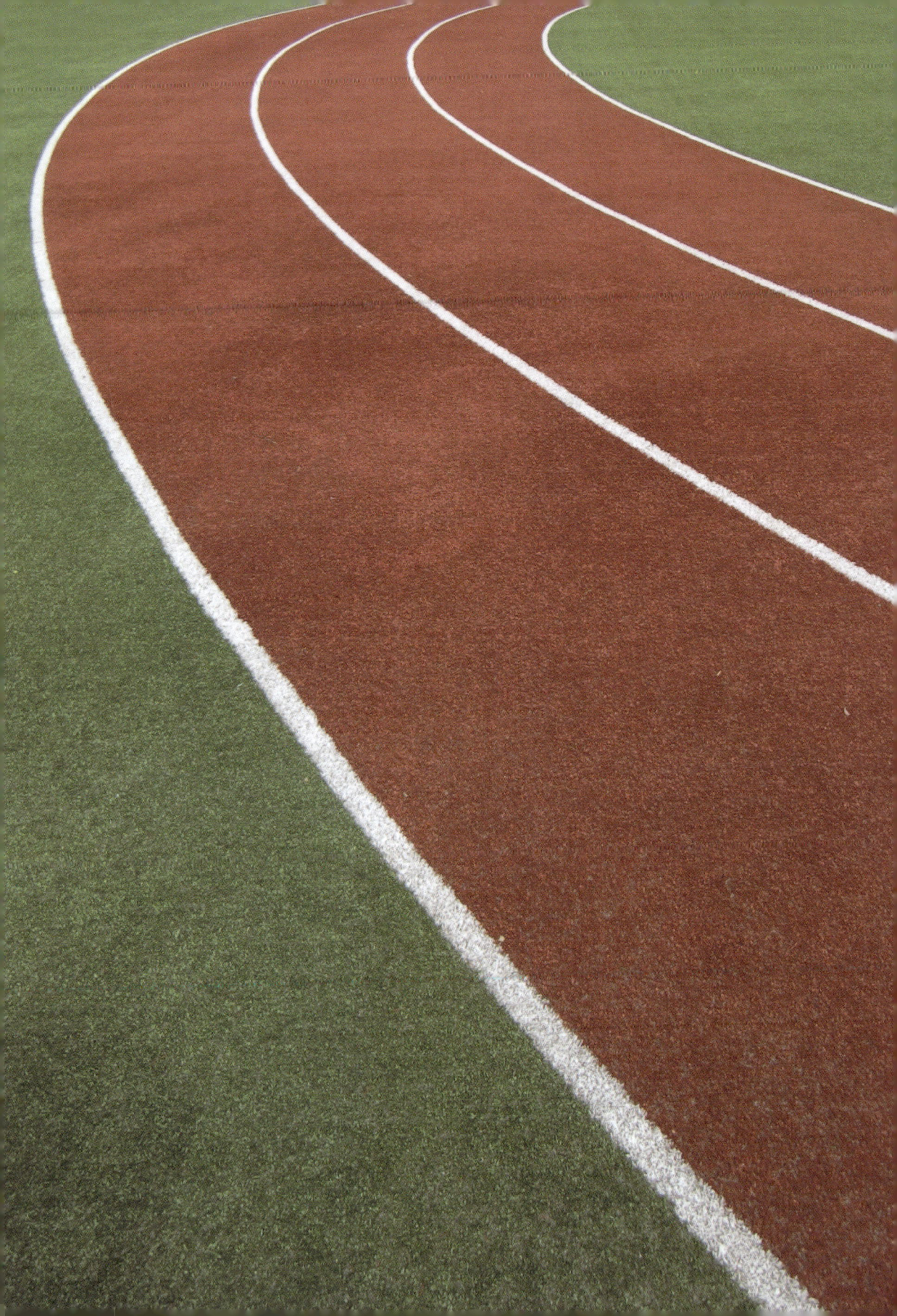

E-Zellen-»Powertraining«

Das Training für die E-Zelle ist ein Herz-Kreislauf-Trainingsprogramm. Es ist für Menschen jeden Alters geeignet und richtet sich an alle, die wissen oder spüren, dass es höchste Zeit ist, sich (wieder) körperlich zu betätigen.

Merken Sie selbst, dass die letzten Jahre nicht spurlos an Ihnen vorübergegangen sind? Karriere und Familie haben viel Zeit und Energie gekostet. Da blieb nicht mehr viel übrig für Freizeit und sportliche Aktivitäten.

Womöglich zeigen sich nun erste Anzeichen von Faktoren, die die Gefäßalterung beschleunigen: ein Bauchansatz, gering erhöhte Blutdruckwerte oder Veränderungen bei den Blutwerten wie erhöhte Cholesterin- oder Blutzuckerspiegel.

Wie starten?

Natürlich: Nach einer längeren Pause ist es immer schwer, einen Neubeginn zu starten. Wie soll man beginnen, und was ist das passende Training?

Sollte man mit einem Nordic-Walking-Kurs an der Volkshochschule oder in einem Verein starten, sich einen regelmäßigen abendlichen Spaziergang oder eine Fahrradtour am Wochenende verordnen? Frische Luft oder Fitnessstudio? Training an Kraftmaschinen oder lieber doch dreimal pro Woche Joggen für mindestens 30 Minuten?

Sie haben die Qual der Wahl. Doch: **Entscheidend ist, ein Training durchzuführen, das den Stoffwechsel aktiviert, die Alterungsfaktoren reduziert,** eventuell auch Gewicht umverteilt, nämlich vom Bauchfett in die Muskulatur – mit dem Ziel, die E-Zellen zu aktivieren, die Gefäße wieder geschmeidiger zu machen und so die Nährstoffzufuhr für alle Organe zu optimieren.

Ganz individuell

Um all diese positiven Effekte auf Stoffwechsel und Gefäße zu erreichen, bedarf es eines optimalen Trainings.

Grundsätzlich gilt: Wir alle unterscheiden uns: im Hinblick auf unser kalendarisches Alter, das biologische Alter, unsere körperliche Leistungsfähigkeit, den Grad unserer Gelenksteifigkeit, unsere Fähigkeit zur Koordination und auch in Bezug auf unsere Motivation, Zielstrebigkeit und die äußeren Umstände, in denen wir leben. Deshalb kann kein Trainingsplan pauschal empfohlen werden, sondern jede gute Strategie muss sich an den individuellen Voraussetzungen ausrichten.

Optimales Training

Die Empfehlungen, die uns für Trainingsaufbau und -planung zur Verfügung stehen, sind stark von den Medien beeinflusst. Daran, was in den einschlä-

10 Regeln für gefäßgesunde Bewegung

1. Der Gesundheitscheck – Bin ich gesund?
2. Regelmäßigkeit!
3. Langsam starten!
4. Intervalltraining!
5. Langsam steigern!
6. Auch 10 Minuten sind Training!
7. Koordination geht überall!
8. Krafttraining, aber bitte dynamisch!
9. Rahmenprogramm: Warm-up und Cool-down!
10. Mit Partner geht's leichter!

gigen Magazinen steht, orientieren sich nämlich die meisten.

Immerzu werden die Themen »Abnehmen« und »Wie bekomme ich einen Waschbrettbauch?« neu aufgerollt. Die Titelseiten von Fitnessmagazinen oder Frauen- und Männerzeitschriften sind voll davon. Das dort verkaufte Wissen wiederholt sich jährlich, ohne dass die neuesten wissenschaftlichen Erkenntnisse ausreichend berücksichtigt würden.

Mythen wie »Gewichtsabnahme durch Training bei niedriger Intensität« oder »Trainingseffekte treten erst nach 20 Minuten ein« sind wissenschaftlich nicht haltbar.

Deshalb ist es wichtig, Empfehlungen zu einem Training zu geben, das:

- für jeden machbar ist,
- langfristig umsetzbar ist,
- die Gefäßalterung verlangsamt.

Der Gesundheitscheck – Bin ich gesund?

Speziell für Menschen ab 35 Jahren, die lange keinen Sport mehr getrieben haben, ist ein Gesundheitscheck vor Trainingsbeginn unumgänglich. Eine gründliche Untersuchung – vorgenommen durch Ihren Hausarzt, einen Allgemein-

mediziner, einen Herzspezialisten (Kardiologen) oder Sportmediziner – wäre das Beste.

Zum einen sollten die Alterungsfaktoren, die Risikofaktoren des Metabolischen Syndroms, überprüft und festgehalten und die Sporttauglichkeit attestiert werden. Dies geschieht in einer genauen Befragung des Patienten durch den Arzt. Er wird sich dabei nach früheren Erkrankungen erkundigen oder nach solchen, die in der Familie bereits vorkamen.

Außerdem wird er die Einnahme von Medikamenten und den persönlichen Lebensstil sowie akute Beschwerden abfragen.

Dieser Teil der Anamnese wird ergänzt durch eine körperliche Untersuchung, die Messung des Bauchumfangs, die Erfassung von Größe und Gewicht sowie des Blutdrucks. Der Arzt wird Ihnen auch Blut abnehmen, um all die relevanten Werte zu bekommen, die er für die Herz-Kreislauf-Risikofaktoren Analyse braucht.

Das alles gehört zum »Check-up 35«, dessen Kosten von den Krankenkassen übernommen werden. Dieser Gesundheitscheck beinhaltet eine Standarduntersuchung, die nicht sehr aufwändig ist und nur ca. 30 Minuten dauert. Es ist eine zeitliche Investition, die sich in jedem Fall für Sie lohnt.

Lassen Sie diese Chance nicht aus; ei-

Prüfung unter Belastung

Ein Belastungs-EKG oder die Ergo-metrie ist ergänzend zum Check-up, aber ebenfalls routinemäßig durchzu-führen.

Mit diesem Test kann der Mediziner erkennen, ob das Herz-Kreislauf-System auch unter höherer Belastung gut funktioniert, der Blutdruck unter Belastung nicht überproportional ansteigt und die Gefäße des Herzens gut durchlässig sind.
Anhand der Pulswerte unter Belastung kann außerdem der optimale Trai-ningspuls für die sportliche Betätigung festgelegt werden.

Auf dem Fahrradergometer
Sie setzen sich auf ein Fahrradergo-meter, in kleinen Schritten wird dann die Belastungsintensität kontinuierlich erhöht.

Gleichzeitig wird nach Ihrem subjektiven Belastungsempfinden oder nach Ihren Beschwerden – wie beispielsweise Luft-not oder Brustschmerzen – gefragt. Auch die elektrischen Herzströme, Puls und Blutdruck werden erfasst.

Auf dem Laufband
Diese Untersuchung kann auch erfol-gen, während Sie auf einem Laufband gehen oder laufen. So wird es vornehm-lich in den USA gemacht – und mehr und mehr auch hier. Denn auf diese Weise sind die Bedingungen beim Gehen und Laufen noch besser zu simulieren.
Diese Variante ist vor allem für ältere Patienten günstig, denn Gehen ist für sie einfacher. Es ist auch weniger kraft-aufwändig für die Beine als Radfahren. Auch für Läufer ist die Situation auf dem Band optimal.

---

nen Check-up sollten Sie regelmäßig durchführen lassen. Wie häufig genau, entscheidet Ihr Arzt.

Grundsätzlich gilt: Bei demjenigen, der keine Auffälligkeiten zeigt, zum Bei-spiel aufgrund von Vorerkrankungen oder seiner Familiengeschichte, und der sich noch im jüngeren Alter (bis 45 Jah-re) befindet, ist der Check-up alle drei Jahre angesagt. Bei demjenigen, der im fortgeschrittenen Alter (etwa 60 Jahre) ist, ist eine jährliche Überprüfung sinn-voll.

137

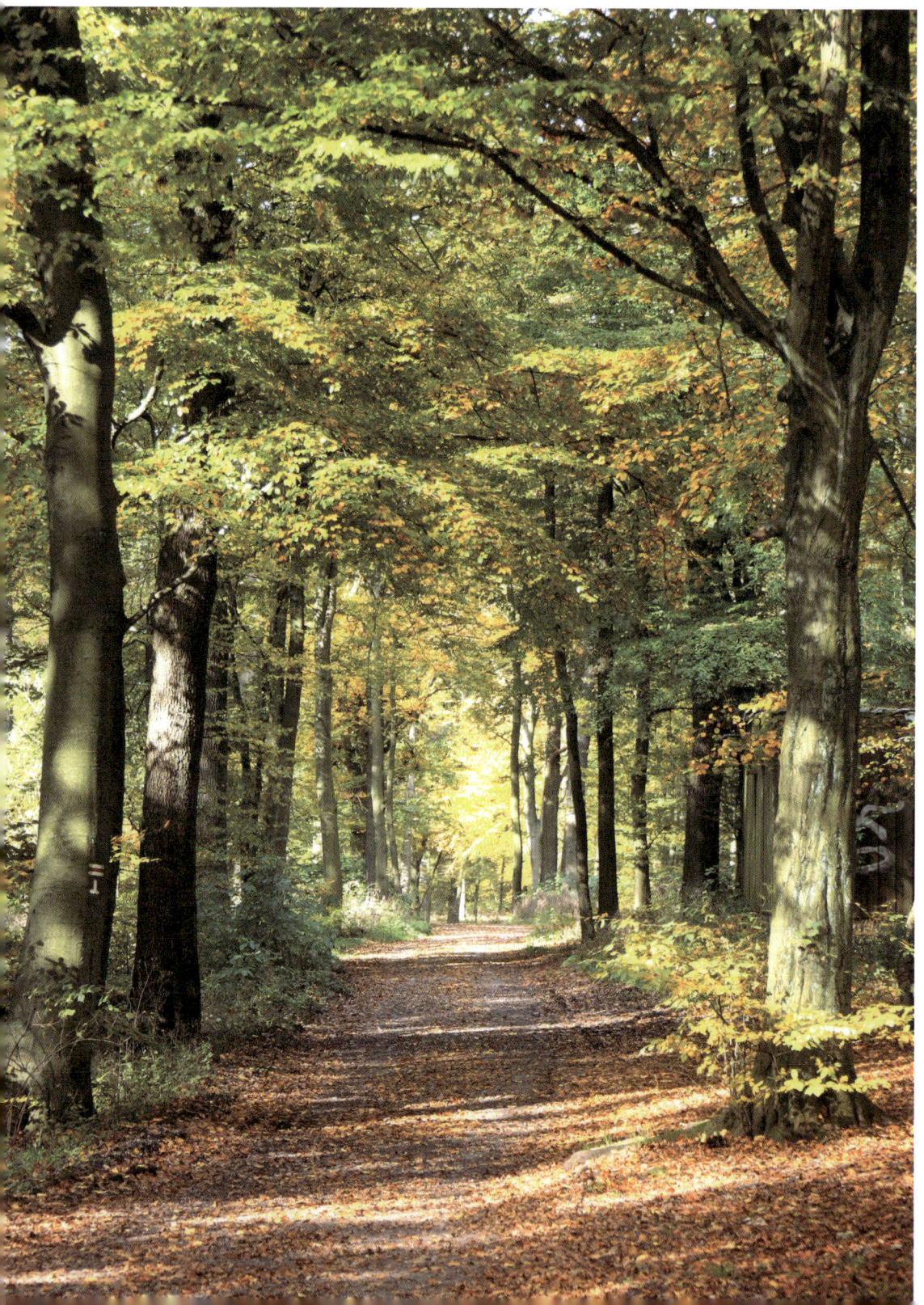

Vorerkrankungen beachten

Auch Menschen mit Übergewicht, Stoffwechselstörungen (wie Diabetes mellitus) oder Herzerkrankungen (wie Herzkranzarterienverengung oder nach Herzinfarkt) können ihren Trainingsmodus finden. Bei ihnen muss der Arzt unbedingt vorher die oben genannten Untersuchungen durchführen.

Nötig ist dies nicht nur, weil der Patient plant, ein sportliches Training zu beginnen, sondern weil es überhaupt wichtig ist, dass er sich regelmäßig einer medizinischen Überprüfung unterzieht, denn es existiert eine hohe Wahrscheinlichkeit für das erstmalige oder erneute Auftreten einer Gefäßproblematik.

Grundsätzlich ist es aber wichtig zu wissen und zu verstehen, dass ein körperliches Training auch für diese Personen äußerst wichtig ist – sowohl medizinisch gesehen als auch was das subjektive Wohlbefinden angeht. Sie werden enorm davon profitieren.

Dieser persönliche Einsatz gehört unabdingbar zur Therapie dazu und ist nach den Therapieempfehlungen für ärztliches Handeln ein entscheidender Teil der Basisbehandlung.

Die Wahrscheinlichkeit, an Altersdiabetes zu erkranken, kann durch tägliches zügiges Spazierengehen um fast 60 Prozent verringert werden. Die Herzinfarkt-

wahrscheinlichkeit sinkt um 50 Prozent, das Schlaganfallrisiko um 30 Prozent, und auch die Gefäßalterung schreitet deutlich langsamer voran oder kann sogar weitgehend zum Stillstand gebracht werden.

Wichtig ist, dass auch die Medikamente, die Sie einnehmen müssen, Ihrem persönlichen Training angepasst werden und umgekehrt – auch die Dosis der Medikamente muss an Ihren Trainingsmodus angeglichen werden.

Bitte bedenken Sie: Bei einigen Blutdruck- und Herzmedikamenten, den sogenannten Betablockern, werden Blutdruck und Pulsfrequenz gesenkt und die Aktivität des Stoffwechsels gedrosselt. Diese Medikamente können müde machen und Sie praktisch in einen leichten Winterschlaf versetzen – das wäre eher ungünstig. Allerdings kommen Herzpatienten häufig nicht um diese Betablocker herum, sie schützen nämlich das Herz. Dann muss das Training angepasst werden.

Die Blutdruckmedikamente müssen also ähnlich wie die Medikation gegen Diabetes in ihrer Dosierung schrittweise an Ihre neuen Bluthochdruck- und Blutzuckerwerte angepasst werden, denn die werden sich durch den Sport natürlicherweise verbessern.

Auch andere Herzmedikamente, falls Sie welche brauchen, sollten Sie zunächst weiter einnehmen. Aber kommt es im Verlauf zu Anpassungen des Körpers an das Trainingsprogramm, besteht durchaus Hoffnung, dass einige Medikamente auch ganz vom Medikamentenplan gestrichen werden können.

Segensreiche Medikamente

Patienten, die einen Herzinfarkt erlitten haben, einen Schlaganfall hatten oder bei denen eine Verengung der Gefäße an Herz oder Gehirn festgestellt werden konnte, können meistens trotz einer langfristigen radikalen Lebensstilumstellung nicht auf ihre Medikamente verzichten. Das liegt ohne Zweifel an der überaus potenten Wirkung der Inhaltsstoffe, die zusätzlich zu der Wirkung von Ernährungsumstellung und Bewegungstherapie zu sehen ist.

Wenn das bei Ihnen der Fall ist, sollten Sie die Medikamente nicht verteufeln, sondern sie als Segen betrachten. Ohne solche Medikamente wäre die Sterblichkeit nach einem Herzinfarkt weiterhin hoch, vergleichbar mit der hohen Rate in den Siebzigerjahren.

Glücklicherweise stehen wir mittlerweile an einem ganz anderen Punkt, denn die Herzinfarktrate, das konnte aktuell erneut belegt werden, nimmt gering, aber doch messbar seit einigen Jahren kontinuierlich ab.

Erst abnehmen?

Im Gespräch zwischen Arzt und Patient stellt sich immer wieder die Frage, ob zunächst eine Gewichtsreduktion oder ein körperliches Training angestrebt werden sollte.

Viele Menschen möchten lieber ihren Lebensstil umstellen, bevor sie beginnen, Medikamente einzunehmen. Verständlicherweise, die Tabletteneinnahme ist negativ besetzt, niemand nimmt gern regelmäßig etwas ein.

Diese Option – zunächst die Lebensstilumstellung zu planen und dann eventuell Medikamente einzusetzen – ist grundsätzlich möglich, bei starkem Bluthochdruck aber nicht anzuraten. Hier wäre ein solches Verhalten kontraproduktiv.

Der Grund dafür ist, dass ein deutlich erhöhter Blutdruck gerade unter körperlicher Belastung die Gefäße im Gehirn stresst. Das führt dazu, dass gehäuft Kopfschmerzen auftreten, besonders auch am Morgen nach einer körperlichen Belastung.

Solche Patienten fühlen sich nach Trainingsbeginn weniger leistungsfähig und insgesamt schlechter als vorher. Darum brechen sie ihr Training oft vorzeitig ab. Hier kommt der Arzt nicht umhin, diese Patienten medikamentös zu behandeln, bevor sie mit dem Training beginnen. Im Verlauf kann dann die

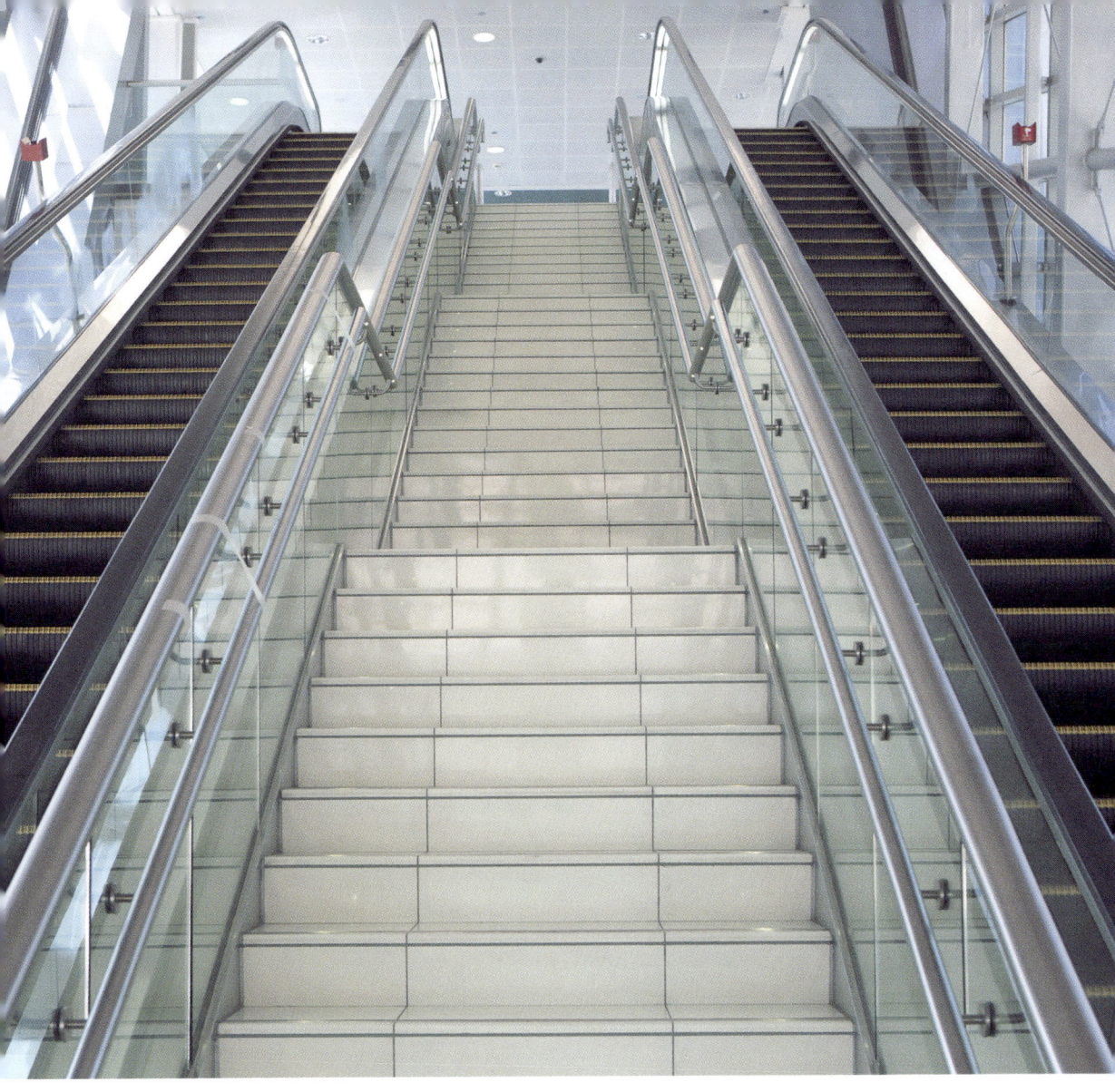

Dosis reduziert werden, sobald es möglich und sinnvoll erscheint. Bei denjenigen, die langfristig dabeibleiben, kann das Medikament oft sogar wieder komplett ausgeschlichen werden.

Diese Strategie ist allerdings hauptsächlich die richtige, wenn stark erhöhte Blutdruckwerte vorliegen. Moderat

erhöhte Blutzucker- bzw. Cholesterinwerte, die bisher nicht behandelt wurden – ebenso wie erhöhte Entzündungsmarker –, bedürfen dagegen zunächst keiner medikamentösen Behandlung. Hier kann der Einfluss der Lebensstilumstellung erst einmal über sechs Monate abgewartet werden.

Eine Kontrolle nach drei, sechs und zwölf Monaten ist ohnehin sinnvoll, da die Trainingseffekte auf den Stoffwechsel und Blutdruck dokumentiert werden müssen. Sind sie augenfällig positiv, wird das den Patienten in seinem Tun bestärken.

Denn Verbesserungen beim Ruhepuls und Blutdruck sind bereits nach wenigen Wochen mess- und spürbar, günstige Veränderungen an allen anderen Werten nach spätestens sechs Wochen festzustellen.

Dieser Trainingseffekt ist zu Beginn am stärksten ausgeprägt und hält bei einer verlässlichen Fortführung des Trainings über Monate an.

Regelmäßigkeit!

Regelmäßigkeit ist eine der Grundregeln für den langfristigen Erfolg. Das Training in den ersten Wochen ist kein Training zur Leistungssteigerung, Gewichtsreduktion, Verbesserung der Alterungsfaktoren oder gar Milderung der Gefäßsteifigkeit. Nein, es sollte alleinig der Verhaltensänderung dienen. Denn die muss geübt werden.

Es ist extrem schwierig, Gewohnheiten, die man über viele Jahre liebgewonnen hat, von einem Tag auf den anderen über Bord zu werfen.

Die ersten sechs Wochen

Nimmt man sich beispielsweise vor – und das sollte jeder einmal ausprobieren, bevor er sich dazu entschließt, regelmäßig Sport zu treiben –, seine Zähne von nun an auf einem Bein stehend zu putzen, versteht man schnell, wo das Problem liegt:

Sie werden feststellen müssen, dass Sie Ihren Plan schnell wieder aus dem Sinn verlieren. Oder Sie spüren, dass Sie gar keine, aber auch gar keine Lust dazu haben. Oder es ist schon wieder so spät, weil Sie verschlafen haben … oder, oder, oder.

Erst nach mehrmaligem Sich-selbst-Ermahnen, einem Erinnerungszettel am Badezimmerspiegel und womöglich mehrfacher Erinnerung durch den Partner klappt es mit dem Zähneputzen auf einem Bein.

Hat man dieses Experiment mal sechs Wochen durchgezogen, kann man es sich kaum anders vorstellen, als immer nur auf einem Bein vor dem Waschbecken zu stehen.

Sechs Wochen – diese Zeit braucht es, alte Gewohnheiten abzulegen oder sich neue anzueignen und zu etablieren.

Das Beispiel mit dem Zähneputzen macht aber auch deutlich, dass es selbst dann schwierig wird, wenn man keine zusätzliche Zeit dafür reservieren muss. Wie hart ist es dann erst, wenn Sie Gewohnheiten ändern und dabei noch zusätzlich Zeit opfern müssen?

Deshalb ist es wichtig zu versuchen, sein Training mit möglichst wenig zusätzlichem Zeitaufwand zu beginnen. Diese Zeit müssen Sie dann persönlich priorisieren, in Ihrem Zeitplan reservieren und als festen Termin betrachten.

Halten Sie die Vereinbarung mit sich selbst ein! Nur Regelmäßigkeit schafft den Mehrwert.

So klappt der Start

Ist der Begriff »Sport« für Sie bislang ein Fremdwort gewesen oder liegt die letzte sportliche Betätigung schon viele Jahre zurück, müssen Sie praktisch bei null anfangen.

Ihrem Bewegungsprojekt sollten Sie nicht nur Zeit einräumen, sondern auch große Bedeutung beimessen. Führen Sie Ihr Programm am besten täglich durch.

Die entsprechende Kleidung für die Trainingseinheit sollte immer am selben

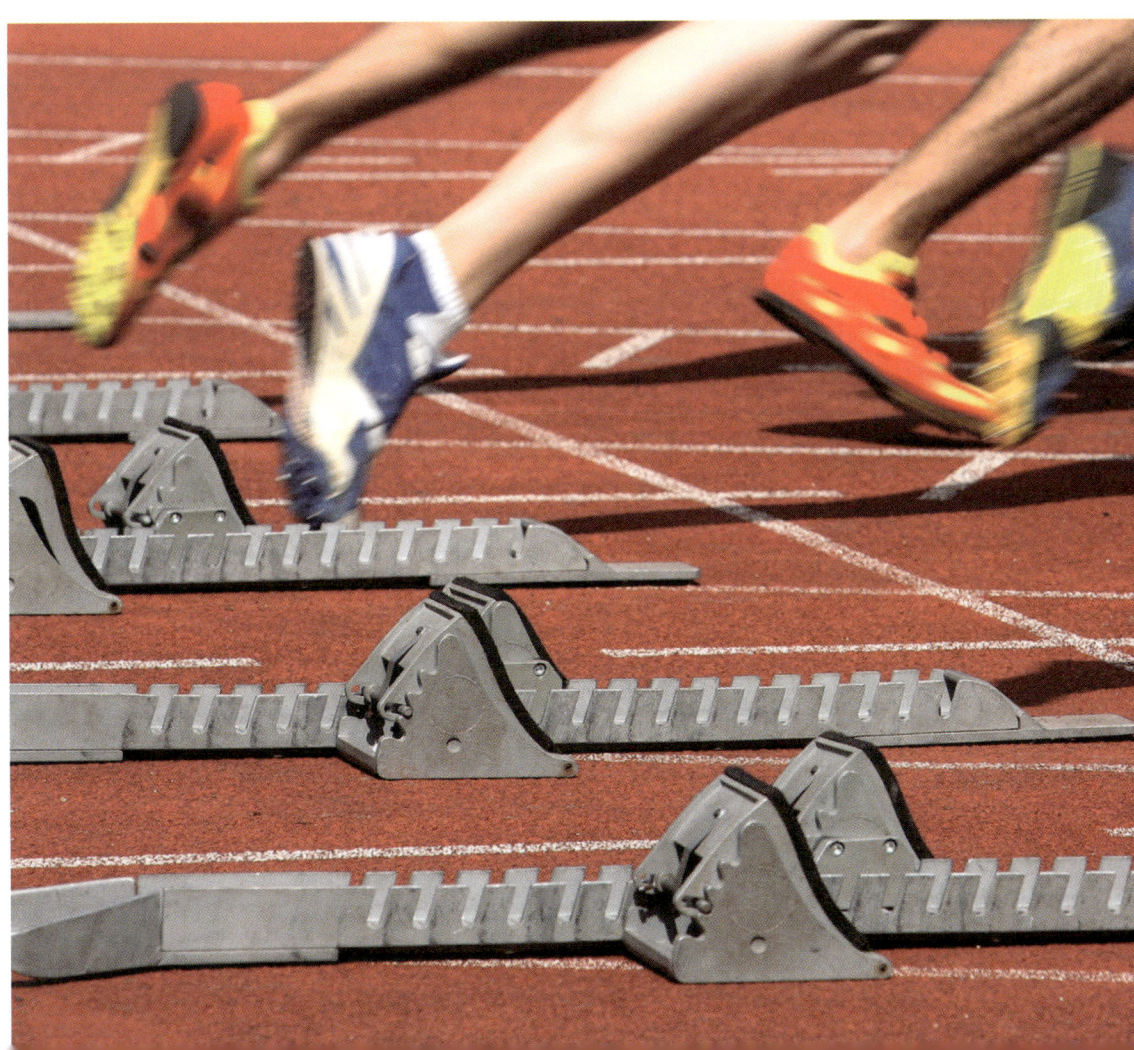

Ort deponiert sein, damit Sie sie stets griffbereit haben und sie nicht suchen müssen – das wäre nur ein weiterer Grund, das Training aufzuschieben. (Es müssen übrigens nicht die teuersten Sportschuhe oder die ausgefeiltesten Hightech-Textilien sein.)

Der Morgen ist als Trainingszeit optimal. Sie werden sich gut fühlen, weil Sie Ihr Pensum bereits geschafft haben, bevor es mit dem Stress und den Anforderungen des Tages losgeht. Am Abend kommt man gehetzt und hungrig von der Arbeit nach Hause, die Kinder erwarten Zuwendung, es muss noch eingekauft werden, oder das Essen steht schon auf dem Tisch. Alles Momente, die dazu angetan sind, das Training vorerst zu verschieben.

Morgens vor dem Frühstück einmal kurz raus, um den Block laufen oder auf den Ergometer im Keller steigen – so kann man optimal in den Tag starten. Das soll aber nicht heißen, dass es nur morgens sein darf. Es ist allein Ihre Entscheidung. Probieren Sie, was bei Ihnen am besten funktioniert.

Langsam starten!

Für Anfänger und Wiedereinsteiger gilt gleichermaßen: Wenn es darum geht, Gewohnheiten zu verändern, ist es wichtig, die Messlatte für diese Veränderung möglichst niedrig zu hängen, ansonsten scheitert man an seinen eigenen Zielen, und das frustriert.

Wählen Sie für den Anfang Ihre Ziele so, dass Sie sie täglich ohne große Hürden umsetzen können. Da ist die übliche Empfehlung, 30 Minuten zügig spazieren zu gehen, und zwar an mindestens fünf Tagen in der Woche, kaum realisierbar, vor allem nicht als erster Schritt. Schon gar nicht, wenn man vorher nur auf dem Bürostuhl saß und dann mit dem Auto nach Hause fuhr, um rechtzeitig am Tisch und im Fernsehsessel Platz zu nehmen.

Das Gelingen hängt also entscheidend von der Umsetzbarkeit der persönlichen Maßnahmen ab. Ein tägliches Training von zwei bis drei Minuten ist in aller Regel für den Anfang genug.

Denken Sie an das Zähneputz-Experiment. Sie sollten erst einmal schauen, ob Sie eine Umstellung tatsächlich ohne Probleme etablieren können.

Zwei bis drei Minuten Aufwand, mehr sollte es nicht werden. Das könnte beispielsweise der tägliche Gang um den Block sein. Wenn Sie diese Neuerung zwei bis drei Wochen durchhalten, haben Sie schon den ersten Schritt zur Regelmäßigkeit geschafft.

Für besser Trainierte können es für den Anfang auch zehn Minuten zügiges Spazierengehen sein.

Die 1-Minuten-Halle-Regel für Untrainierte

Als grobe Orientierung für einen Trainingseinstieg mit langsamer Steigerung hat sich meine 1-Minuten-Regel bewährt:

Legen Sie beim Trainingsumfang jeweils eine Minute pro Woche drauf.

Nach fünf Wochen wären Sie also bei fünf Minuten am Tag, nach zehn Wochen bei zehn Minuten am Tag.

Bitte seien Sie vorsichtig, und werden Sie nicht zu übermütig. Denn den Trainingsumfang rascher zu steigern, erhöht die Gefahr, dass Sie Ihr Vorhaben vorzeitig abbrechen.

Es ist allerdings möglich, die Zeiten auf drei Tage in der Woche zu verteilen, sodass Sie nach zehn Wochen bei 3 x 23 Minuten pro Woche ankommen (statt 7 x 10 Minuten in der Woche).

Übrigens: Wenn Sie eine Einheit auslassen mussten, holen Sie sie einfach nach, indem Sie die Folgeeinheit verlängern! Beachten Sie aber, dass Sie immer nur eine Trainingseinheit nachholen dürfen, ansonsten wird Ihr Training zu lang, und Sie überfordern sich rasch. Das wäre kontraproduktiv.

Wenn der Anfang geschafft ist, kommt es darauf an, die Steigerung richtig zu dosieren: Erst sollte der *Trainingsumfang* (die Übungszeit pro Einheit) erhöht werden. Wie das geht, beschreibt meine 1-Minuten-Regel (siehe Kasten).

Später – nach sechs Wochen etwa – kommt die Steigerung der *Trainingsintensität* hinzu.

Diese Empfehlungen für Ihr persönliches Trainingspensum scheinen dem allgemein bekannten Maß von 3 x 20 Minuten Joggen in der Woche zu widersprechen. Der Eindruck ist richtig, aber nur zum Teil. Denn die hier empfohlene Trainingsform ist eine langsame Heranführung an genau diese Belastungsintensität.

Joggen ist für die meisten Einsteiger und Wiedereinsteiger zu anspruchsvoll, die sportliche Intensität und Herausforderung ist einfach zu hoch. Häufig können sie diese Art von Anstrengung nur wenige Meter durchhalten.

145

Alternativen bei Übergewicht

Bei starkem Übergewicht spielen möglicherweise auch orthopädische Probleme eine Rolle, besonders die Knie stellen einen limitierenden Faktor dar. Der Fokus der sportlichen Maßnahmen liegt dann auf **Walken** oder zügigem Gehen.

Dabei kommen auch die Arme zum Einsatz und werden in die Bewegung integriert. Dadurch wird auch der Oberkörper einbezogen und gefordert. Außerdem sollten Sie den gesamten Fuß – von der Ferse über die Zehen – abrollen.

Auch beim **Nordic Walking**, dem Gehen mit aktivem Stockeinsatz, wird der Oberkörper mit in den Schwung einbezogen. Allerdings: Dieser Bewegungsablauf ist schwieriger auszuführen als der beim Walken ohne Stöcke. Die Herz-Kreislauf-Belastung ist höher, sichtbar an dem höheren Belastungspuls.

Beim Nordic Walking wird auch die Muskulatur des Oberkörpers und des Schultergürtels aktiviert. Die Kniegelenke werden durch das Abstützen über die Stöcke entlastet – beides aus orthopädischer Sicht wichtige Vorzüge, gerade für den Trainingsbeginn.

Personen mit Gelenkproblemen oder zu viel Gewicht können statt zu gehen natürlich auch **Rad fahren**. Eine wirklich gute Alternative. Denn im Sattel spielt das Körpergewicht keine Rolle, und die Knie werden entlastet. Zudem wird der Bewegungsablauf geführt.

Durch das Training der Oberschenkelmuskulatur wird darüber hinaus die Stabilität im Kniegelenk verbessert. In Kombination mit einem Training mithilfe eines elastischen Bands – wie etwa dem Thera-Band –, werden Kniebeschwerden selbst bei Menschen mit Vorschädigungen nachweisbar weniger.

Radfahren ist allerdings weniger anstrengend als Laufen, sodass bei gleichem Zeitaufwand weniger Kalorien verbrannt werden. Die Zeit einer Trainingseinheit muss daher im Vergleich zum Laufen um ein Drittel verlängert werden.

Intervalltraining – nicht nur für Leistungssportler!

Abwechslungsreicher wird Ihr Sportprogramm, wenn Sie neben Spazierengehen, Walken oder Nordic Walking ein Intervalltraining integrieren. Eigentlich ist das eine Belastungsübung aus dem Leistungssport der Fünfziger- und Sechzigerjahre, doch sie wurde in den letzten Jahren für Untrainierte und Patienten mit bestimmten Bewegungserfordernissen wiederentdeckt.

Gemeint ist damit eine Folge von

Trainingseinheiten, bei denen die Belastungsintensität in kurzen Zeitabschnitten regelmäßig verändert wird. Die kurzen, hohen Intensitäten werden nämlich unterbrochen von Erholungsphasen mit niedriger Belastungsintensität.

Intensitätsstufen

Auf den Freizeitsport übertragen, bedeutet das einen Wechsel aus Gehen, Walken, Nordic Walking, Tripp-Trab-Laufen oder Joggen während einer Trainingseinheit.

Stufe 1: Die Belastungsformen mit niedrigster Intensität sind Gehen und Walken. Walken ist dabei allerdings nicht schlicht die englische Übersetzung des Begriffs für Gehen, und beides ist nicht einfach gleichzusetzen. Der Unterschied ist, dass beim Walken (oder Walking) die Arme deutlich vom Körper weggehalten und aktiv mitbewegt werden. Insgesamt ist die Bewegungsintensität höher als beim Gehen.

Stufe 2: Die nächsthöhere und intensivere Belastungsstufe ist das Nordic Walking. Diese Bewegungsform ist nicht einfach ein Gehen-mit-Stöcken, sondern es stellt, wenn es richtig durchgeführt wird, einen recht anspruchsvollen Bewegungsablauf dar. Im Vergleich zum

Walken werden hier durch den aktiven Stockeinsatz mehr Energie und damit mehr Kalorien verbraucht, erkennbar am höheren Puls unter Belastung. Nordic Walking ist gerade auch für Personen mit Knieproblemen geeignet, weil die Belastung der Gelenke durch den Stockeinsatz reduziert, der Oberkörper gekräftigt und der Rücken nicht (wie beim Laufen) gestaucht wird.

Stufe 3: Die nächste Stufe an Intensität bietet das sogenannte Tripp-Trab-Laufen. Da Laufen für Untrainierte zu Beginn eines Trainingsprogramms häufig deutlich zu intensiv ist, bietet sich diese Form der Bewegung in Kombination mit dem Walken als schonender Einstieg an. Der Tripp-Trab-Lauf ist die Übergangsstufe zwischen zügigem Gehen und langsamem Joggen. Das Charakteristikum dieser Bewegungsform ist, dass der Tripp-Trab-Lauf langsamer als das Walken verläuft. Die Anstrengung für den Körper ist allerdings deutlich höher, da Ihr Körperschwerpunkt immerzu angehoben werden muss. So ist der Energieverbrauch beim Tripp-Trab-Lauf um etwa 20 Prozent höher als beim Walking, obwohl das Tempo grundsätzlich identisch ist.

Der Tripp-Trab-Lauf

Beim Tripp-Trab-Lauf handelt es sich um einen Gesundheitslauf, und zwar im Tempo: ein Kilometer in rund acht Minuten. Diese Geschwindigkeit ist ideal zur Regulierung und Optimierung von Blutdruck-, Atem- und Stoffwechsel-funktion.

So einfacht geht's:
Tripp-Trab-Laufen ist praktisch ein Trippeln in Laufform. Probieren Sie es, Sie werden es schnell heraushaben. Die Hauptbelastung erfolgt über die Fußballen und weniger über die Fersen. Die Kniegelenke werden dabei nicht durchgedrückt.

Der Tripp-Trab-Lauf wird im Wechsel mit dem Walking ausgeführt. Ein entschei-dender Vorteil dieser Kombination ist, dass dadurch unterschiedliche Leis-tungsgruppen miteinander trainieren können. Das heißt, die Ungeübten walken oder machen Nordic Walking, während die besser Trainierten den Tripp-Trab Lauf wählen. Beide Arten haben ja ein ähnliches Tempo, sodass man auf einer Höhe bleibt.

Die Technik ist – genauso wie beim Wal-ken oder Nordic Walking – besonders gelenkschonend, da bei Bodenkontakt das Bein nicht wie beim Joggen kom-plett durchgestreckt wird, sondern et-was angebeugt bleibt. Dadurch lastet Ihr Körpergewicht weniger auf Ihrem Kniegelenk. Speziell für Übergewichtige oder Menschen mit Kniebeschwerden ist das optimal.
Wichtig ist auch zu betonen, dass die Oberschenkelmuskulatur beim Tripp-Trab-Laufen aktiviert und gestärkt wird. Sie können das spüren, indem Sie in der Belastung Ihre Hände auf Ihre Ober-schenkel legen. Diese Anspannungen helfen, die Oberschenkelmuskulatur effektiv zu stärken.

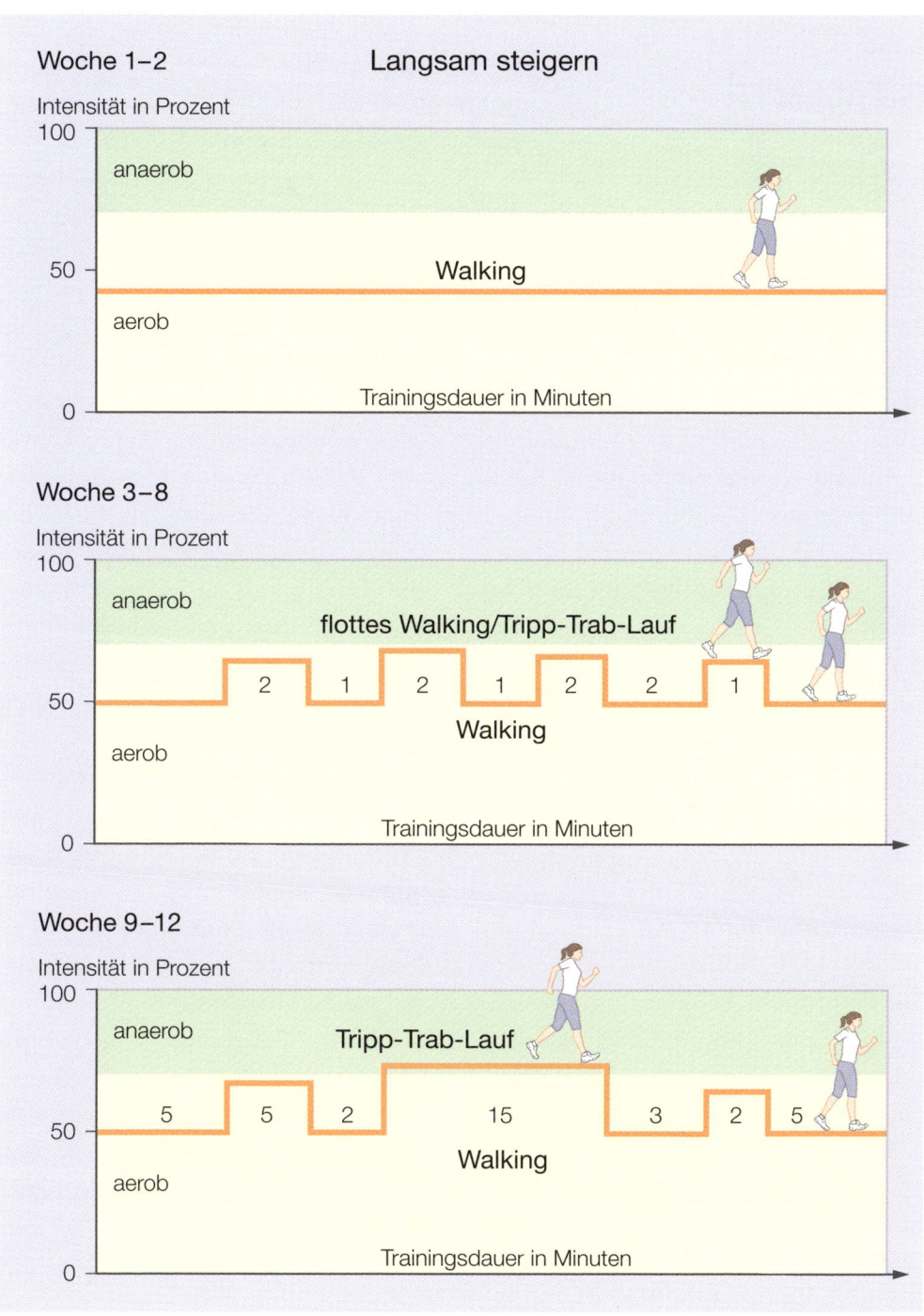

Woche 1–2   Langsam steigern

Intensität in Prozent

100

anaerob

50

Walking

aerob

Trainingsdauer in Minuten

0

Woche 3–8

Intensität in Prozent

100

anaerob

flottes Walking/Tripp-Trab-Lauf

50   2   1   2   1   2   2   1

Walking

aerob

Trainingsdauer in Minuten

0

Woche 9–12

Intensität in Prozent

100

anaerob   Tripp-Trab-Lauf

5   5   2   15   3   2   5

50

Walking

aerob

Trainingsdauer in Minuten

0

Langsam steigern!

Gerade für Anfänger oder Wiedereinsteiger stellt die Pulsfrequenz zu Beginn des Trainings einen wichtigen Faktor bei der Trainingssteuerung dar. Entscheidend für Ihren Erfolg ist, dass Sie mit der richtigen Intensität beziehungsweise mit dem passenden Pulsniveau trainieren.

Am Anfang wird sie eher gering sein, und möglicherweise werden Sie die Intensität eher als unter- denn als überfordernd empfinden. Doch für die ersten Wochen des Trainings gilt es, nicht mit einer zu hohen Herzfrequenz zu trainieren.

Übertriebener Ehrgeiz und unangemessenes Leistungsdenken sind definitiv kontraproduktiv.

Puls-Grundregel

Die Pulsfrequenz bestimmt die Intensität. Sie ist mit einem Drehzahlmesser zu vergleichen, der anzeigt, welcher Wert nicht überschritten werden sollte.

Das oberste Gebot ist, lieber mit niedriger Intensität und längeren Einheiten zu trainieren, als in kürzerer Zeit zu versuchen, durch hohe Intensität das Zeitdefizit aufzuholen.

Dies müssen sich insbesondere Untrainierte und Wiedereinsteiger merken. Ist einmal die Basis für eine ausreichende Ausdauer gelegt, können Sie sich auch an intensivere Bewegungsformen wagen. Einen Zeitraum von mindestens sechs bis zehn Wochen müssen Sie dafür schon einplanen.

Um Überlastungen zu vermeiden und die Effekte zu optimieren, brauchen gerade Untrainierte konkrete Anleitungen zum Trainingsbeginn. Dadurch wird auch objektiviert und verdeutlicht, wie eingeschränkt die Belastbarkeit am Anfang ist. Außerdem werden Veränderungen von Puls, EKG und Blutdruck unter Belastung erfasst und Fehlregulationen ausgeschlossen.

Es ist keinesfalls so, dass Belastungsuntersuchungen nur für Kranke oder Leistungssportler da sind. Letztere können beispielsweise ihren Körper in aller Regel genauso gut wie ihre Belastungsintensität einschätzen, sodass objektivierende Messungen mit aufwändigen Untersuchungsmethoden nur ein- bis zweimal pro Jahr notwendig sind.

Solche Belastungsuntersuchungen sind für Untrainierte mindestens so wichtig, weil nur darüber der optimale Trainingspuls festgehalten werden kann. Und mit dem müssen Sie immer beginnen.

Ihr Trainingspuls im Fokus

In Ergänzung zum Gesundheitscheck beim Hausarzt, der lediglich eine Art Tauglichkeitsbescheinigung für das körperliche Training ausstellt, bietet eine Belastungsuntersuchung auf dem Fahrrad oder auf dem Laufband die Möglichkeit, den Leistungszustand des Stoffwechsels zu bestimmen – vor allem, wenn gleichzeitig zusätzliche Methoden wie eine Gasanalyse der Ein- und Ausatemluft, die Spiroergometrie, oder Bestimmung des Säureanstiegs unter Belastung, die Laktatdiagnostik, durchgeführt werden. Es wird die optimale Intensität ermittelt, bei der der Motor des Körpers, das Herz-Kreislauf-System, am besten funktioniert und der Stoffwechsel und die E-Zellen optimal aktiviert werden.

Bei diesem Test kann neben dem Leistungszustand gleichzeitig der optimale Pulsbereich bestimmt werden, bei dem Ihr sportliches Training stattfinden sollte. Der Test ist ein sogenannter Laktatstufen-Test.

Der Ausgangswiderstand wird jeweils niedrig gewählt und ist für Untrainierte fürs Fahrrad oder Laufband meistens nicht höher als bei 25 Watt bzw. vier Kilometern pro Stunde anzusetzen. Zum Vergleich: Leistungssportler beginnen bei 80 oder sogar bei 100 Watt.

Alle drei Minuten werden sodann die Wattzahl, respektive die Laufband-Geschwindigkeit, erhöht, und das wird so lange fortgesetzt, bis die subjektive Leistungsgrenze erreicht ist. Gleichzeitig werden mittels EKG die Puls- und Blutdruckwerte erfasst. Parallel dazu wird am Ende jeder Belastungsstufe aus dem Ohrläppchen zusätzlich ein Tropfen Blut entnommen und daraus der Laktatspiegel bestimmt.

Laktat (Milchsäure) ist ein Stoffwechselendprodukt, das in Muskeln unter Belastung gebildet wird, sobald sie überlastet werden. Der Zeitpunkt und die jeweilige Stufe, in der das Laktat gebildet wird, lassen somit Rückschlüsse auf den Trainingszustand zu.

Je früher es zum Laktatanstieg kommt, desto weniger trainiert ist die Muskulatur und desto weniger belastbar das Herz-Kreislauf-System.

Ähnliches kann auch mithilfe der Gasanalyse ermittelt werden, denn Laktat ist eine Säure, der sich der Körper dadurch entledigt, dass Kohlendioxid über die Lunge abgeatmet wird. Die Konzentration dieses Gases kann durch Gassensoren in einer Maske, die während der Belastung getragen wird, ermittelt werden. Die Konzentration gibt indirekt Aufschluss über die Grenze zwischen optimaler Belastung und Überlastung. So kann der optimale Trainingspuls festgelegt werden.

Nicht jeder hat allerdings Zugang zu diesen doch sehr aufwändigen und recht teuren Untersuchungen wie Laktattest oder Spiroergometrie. Sie können aber auch auf andere Weise an die Daten kommen, und zwar mithilfe der *Karvonen-Formel* (siehe Kasten). Sie liefert allerdings etwas ungenauere Ergebnisse als die Laktatmessung.

Auch 10 Minuten sind Training!

Bei vielen besteht die Meinung – und sie hält sich hartnäckig auch im Blätterwald der Fitnessmagazine und selbst auch noch bis in die Universitäten hinein –, dass Trainingszeiten unter 20 oder 30 Minuten zum Training nicht ausreichten.

Das mag für den Leistungssport zutreffen, nicht aber für den Freizeit- und Breitensport. Da ist das Motto: Zehn Minuten sind besser als fünf Minuten, und die sind besser als nichts. Denn bei zehn Minuten sind nachweislich Anpassungen von Herz-Kreislauf, Stoffwechsel und Muskulatur zu messen, gerade auch, wenn die Intensität höher gewählt wird.

Zehn Minuten Radfahren am Morgen auf dem Weg zur Arbeit und zehn Minuten Walking oder Krafttraining am

Abend sind allesamt optimale Belastungen – für Untrainierte wie auch für Trainierte –, um die Trainingsanpassungen aufrechtzuerhalten.

Ein Beispiel

Am Beispiel eines Patienten mit Herzerkrankung, der am Wochenende mit seiner Frau eine Dreiviertelstunde Fahrrad fuhr, ansonsten aber als Rentner keine Zeit für sportliche Aktivitäten erübrigen konnte, kann man zeigen, was das heißt.

Dieser Patient kam zur Beratung in meine Ambulanz. Eigentlich war sein Hauptproblem, dass er der Annahme war, dass nur Belastungen jenseits von 30 Minuten sinnvoll für ihn seien. Wir verständigten uns darauf, dass es effektiv wäre, seine 45 Minuten einmal die Woche auf täglich sieben Minuten zu verteilen. Diesen Rat konnte er erfolgreich auf seinem Fahrradergometer bei optimalem Puls – in seinem Fall bei niedriger Belastung von nur sechzig Watt – umsetzen.

Fazit nach drei Monaten: dramatische Verbesserung von Stoffwechsel, Puls und Wohlbefinden.

Die Synthese aus den Empfehlungen heißt also: Regelmäßig trainieren, auch wenn es nur zehn Minuten sind, aber bei optimalem Puls.

Die Karvonen-Formel

Hinter der Karvonen-Formel, benannt nach Professor Martti J. Karvonen aus Finnland, steckt eine einfache Rechenmethode, um den persönlichen Belastungspuls zu ermitteln. In diese Formel fließen die Werte des *Ruhe-pulses* und des *maximalen Belastungs-pulses* ein.

Der Trainingspuls ergibt sich aus der Differenz zwischen Maximal- und Ruhepuls, der sogenannten Herz-frequenzreserve (HFR).

Der Ruhepuls wird im Liegen ermittelt und der Maximalpuls über die normale maximale Belastungsfähigkeit. Mit einem EKG oder auch der Pulsuhr ist das zu erreichen.
Die Herzfrequenzreserve entspricht dem persönlichen Spielraum der Herz-frequenz zwischen Ruhe und maximaler Belastung.

Ein Beispiel:
Ein untrainierter 40-jähriger Mann hat einen Ruhepuls von 78 und einen maxi-malen Belastungspuls von 178 pro Mi-nute. Die Herzfrequenzreserve, sprich die Differenz aus beiden Werten, beträgt also 100 Pulsschläge pro Minute.

Nach Karvonen wird der Bereich der Herzfrequenzreserve (HFR) in Belas-tungsintensitäten von 40 bis 100 Prozent unterteilt. Untrainierte fangen mit 40 Pro-zent der HFR an, also in diesem konkre-ten Beispielfall bei 40 Prozent von 100 pro Minute, bei 40 Herzschlägen, die noch zum Ruhepuls von 78 addiert wer-den müssen. Als Trainingspuls würde dann 118 pro Minute (78 + 40 = 118) vorgegeben werden. Dieser wird dann nach einem Monat auf 50 Prozent der HFR und in den folgenden Wochen auf 60 Prozent gesteigert, bis man auf dem Höhepunkt des Grundlagenausdauertrai-nings auf dem 70-Prozent-Niveau der HFR trainiert.
Intervallbelastungen liegen höher und gehen bis 90 bis 100 Prozent der HFR.

Gerade für Untrainierte hat sich die Er-mittlung der Belastungsintensität als sinnvoll erwiesen und ist genauer und besser als Formeln wie »180 minus Le-bensalter«. Hätten wir diese in unserem Beispiel angewendet, hätte es bei dem 40-Jährigen folgendermaßen ausgese-hen: Gleich zu Beginn hätte er bei 140 pro Minute gestartet. Ein Grad an Intensi-tät, der bei Untrainierten erst nach etwa sechs Wochen erreicht werden sollte.

Koordination geht überall!

Mit dem Älterwerden, weniger Bewegung im Alltag und Gewichtszunahme nehmen Flexibilität und Koordinationsfähigkeit ab. Rückenbeschwerden sind das führende Symptom bei den Krankschreibungen und eines der klarsten körperlichen Zeichen von Bewegungsmangel.

Gerade Männer sind oft steif und können sich – sofern sie Übergewicht haben – mitunter die Schuhe kaum zubinden. Dabei ist ein Training schon mit ganz wenig Zeitaufwand möglich:

- Direkt nach dem Aufwachen im Bett dehnen und eine kleine Sit-ups-Einheit einlegen (1 Minute).

- Beim Zähneputzen auf einem Bein stehen (kein zusätzlicher Zeitaufwand).

- An der Straßenbahnhaltestelle den Widerstand des Wartehäuschens nutzen und die Beine dagegen drücken, eine gute isometrische Belastung (kein zusätzlicher Zeitaufwand).

- An der roten Ampel im Auto die Bauchdecke anspannen (kein zusätzlicher Zeitaufwand).

Und eines ist sicher evident: Je älter man ist, desto mehr ist man auf diese alltäglichen Übungen angewiesen, um seine Gesundheit stabil zu halten. Je früher es zur Gewohnheit wird, desto besser.

Je älter, desto mehr

Vor allem ältere Menschen, jenseits des 70. Lebensjahrs, profitieren von den erwähnten Übungen.

Gerade Frauen mit Osteoporose – also mit einer Verminderung des Kalkgehalts und der Festigkeit der Knochen – sind gefährdet, sich bei einem kleinen Trauma, wie einem Sturz, den Oberschenkelhals zu brechen. Die Folge: Eine Operation und der Austausch des Hüftgelenks werden notwendig.

Ein Krankenhausaufenthalt kann für den einen oder die andere mit schwerwiegenden Komplikationen einhergehen, die wiederum auch gerade für Übergewichtige und Untrainierte sehr einschneidend sein können.

Das bedeutet:

Je älter Sie sind, desto intensiver sollten Sie trainieren, besonders Ihre Flexibilität und Koordination!

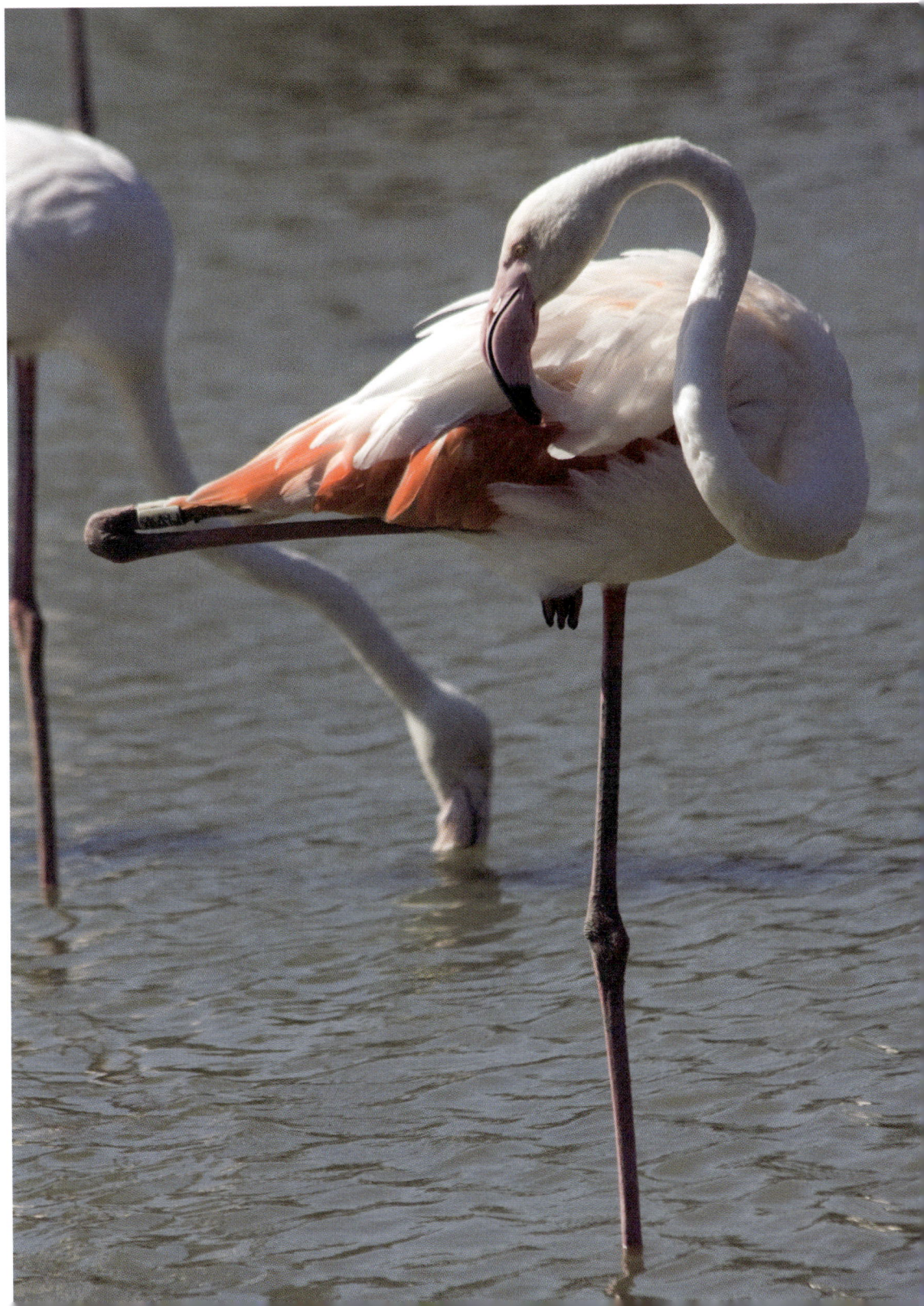

Krafttraining, aber bitte dynamisch!

Jedes Ausdauertraining sollte durch leichtes und dynamisches Krafttraining ergänzt werden. Dynamisch bedeutet, dass die einzelnen Belastungseinheiten mit häufigen Wiederholungen und geringen Gewichten durchgeführt werden.

Hilfreich sind dabei Kraftübungen an Geräten, da hier eine Führung vorgegeben ist. Im Gegensatz dazu ist Krafttraining mit freien Gewichten anfangs eher zu meiden, kann aber später ergänzt werden. Ziel ist es, zuerst einmal die Aktivierung der Muskulatur zu erreichen und nicht beim Kraft- oder Muskelzuwachs anzusetzen.

Als Grundregel sollte eine Übung mindestens zwölf Mal in einer Minute mit leichter subjektiver Belastung wiederholt werden können, das heißt, zwei Sekunden in die eine und zwei Sekunden in die andere Richtung, mit jeweils einer Sekunde Pause. Für Ungeübte sollte diese Belastungsintensität in den ersten zwei Monaten nicht überschritten werden.

Sind die Bewegungsabläufe inklusive Atmung und Abfolge in Fleisch und Blut übergegangen, kann das Gewicht erhöht werden. Dadurch werden Fehlbelastungen, gerade zu Beginn, vermieden.

Isometrische Übungen

Als weitere Option gibt es immer und überall die Möglichkeit, isometrische Übungen durchzuführen. Hierbei wird die Muskulatur angespannt, aber die angrenzenden Gelenke werden nicht bewegt. Beispielübungen sind etwa das Beine-in-der-Luft-Halten unter dem Schreibtisch oder allein schon die gezielte Anspannung der Bauchmuskulatur im Stehen oder Sitzen.

Diese Übungen sind äußerst effektiv, da sie mehrfach pro Tag durchgeführt werden können, ohne dass hierfür bestimmte Trainingsvorbereitungen getroffen werden müssen, also ein ideales Allzeit-Training.

Und noch ein Vorteil: Es können keine Überlastungen auftreten.

Rahmenprogramm: Warm-up und Cool-down!

Vor Beginn des eigentlichen Trainings, vor allem wenn es ein Intervalltraining mit höheren Intensitäten oder ein Krafttraining ist, sollten fünf bis zehn Minuten als Aufwärmphase genutzt werden. Das ist das Warm-up.

Ziel ist es, den Kreislauf auf Touren zu bringen, die Gefäße zur Muskulatur zu erweitern und dafür zu sorgen, dass diese ausreichend durchblutet werden. Hierfür sollte ein Ausdauertraining im unteren Intensitätsbereich bei etwa 40 bis 50 Prozent der Herzfrequenzreserve durchgeführt werden. Geeignet sind zum Beispiel Radfahren, Crosstrainer oder Walken. Daran schließen sich Mobilisationsübungen an. Hiermit sind Übungen gemeint, die die Gelenke in allen drei Dimensionen aktivieren, ohne den Kapselbandapparat der Gelenke zu dehnen. So werden die Gelenke auf die anstehende Belastung vorbereitet, und Verletzungen wird vorgebeugt.

Diese Übungen sind nicht mit Dehnübungen zu verwechseln, bei denen Sehnen und Bänder gedehnt werden.

Dehnübungen sollten erst nach der Trainingseinheit »Cool-down« durchgeführt werden, Sie beziehen Oberkörper, Rumpf, Becken und Beine an Vorder- und Rückseite ein. Hinsichtlich der Intensität der Übungen sollte auch dabei nur bis an die Schmerzgrenze gegangen werden, wippende Bewegungen sollten Sie vermeiden.

Während dieser Phase sind der Stoffwechsel und die Muskulatur nach wie vor aktiviert, und es wird weiterhin Energie verbrannt, welches sich am Nachschwitzen zeigt. Insgesamt kann diese Phase 30 bis 60 Minuten dauern.

In dieser Zeit sollten Übergewichtige auf zuckerhaltige Getränke wie Sportgetränke, Apfelsaftschorle oder Bier verzichten, da dadurch der Insulinspiegel erhöht und die Fettverbrennung gestoppt wird.

Dies ist für diejenigen, die durch sportliche Belastung Gewicht verlieren wollen, wichtig zu berücksichtigen.

Mit Partner geht's leichter!

Jeder, der einmal seine Lebensgewohnheiten umstellen oder auch nur an einem gesunden Lebensstil festhalten wollte, weiß, wie schwierig es ist, auf Kurs zu bleiben. Vor allem in den ersten sechs Wochen, in denen man besonders gefährdet ist, in alte Gewohnheiten zurückzufallen. Aber nicht nur dann benötigt man Unterstützung, um dem inneren Schweinehund Paroli zu bieten.

Sehr hilfreich ist da die Verabredung mit Freunden, die morgens vor der Tür stehen und drängeln, doch Sport zu treiben, wenn man vorgibt, keine Zeit zu haben. Oder die feste Zeit der Laufgruppe am Wochenende, die nicht nur Sport-, sondern auch eine Freundestruppe ist. Da besteht ein gesunder Zwang, denn man möchte auch dabei sein, wenn die anderen Spaß haben.

Übrigens: Das sind beides Maßnahmen, die ich auch für mich selbst eingerichtet habe: Jeff, mein Kollege an der TU München, mit dem ich donnerstags um 6.15 Uhr laufe, und meine langjährige Laufgruppe, die ich jeden Sonntagmorgen am Nymphenburger Schloss treffe, sorgen bei mir für Regelmäßigkeit.

Familiensport

Aber nicht nur die Freunde, sondern auch die Familie sollten – wenn möglich – ins Sportprogramm eingebunden werden.

Natürlich ist es zwecklos, sich nach einem langen Arbeitstag noch eine Radtour oder einen fünfundvierzigminütigen Lauf vorzunehmen, wenn Partner (und Kinder) einen erwarten. Viel besser ist es dann, die Zeit mit dem Ehepartner zu nutzen, sich beim Sport zu unterhalten. Der eine macht beispielsweise Nordic Walking, der andere Tripp-Trab-Laufen.

Da haben Paare ohne Kinder natürlich einen gewichtigen Vorteil: Sie können sich den Sport für den Abend als gemeinsame Aktivität reservieren. Aber auch Kinder, die Spaß daran haben, können in das Sportprogramm einbezogen werden. Gemeinsam das Familienleben sportlich genießen, lautet die Devise.

Und wenn einen der Schweinehund übermäßig quält und es selbst gegen einen zügigen Spaziergang um den Häuserblock gute Gründe gibt, so ist das isometrische Training der Bauchmuskulatur – auf dem Sofa liegend bei einem spannenden Krimi oder lustigen Spielfilm – eine völlig akzeptable Lösung.

Entspannung ist ebenso wichtig wie Training. Das kann man sich dann wieder für den nächsten Tag vornehmen – dann sollte es aber klappen.

Und wann legen Sie los?

Gesunde Ernährung und richtige Bewegung sind wichtig, um die Muskulatur und den Stoffwechsel zu aktivieren, das Fettgewebe von seiner Energiedepots zu befreien und die Gefäße zu aktivieren.

Die jeweils zehn Regeln zur Ernährung und Bewegung sind dafür ausgezeichnete Hilfen. Sie bieten kompetente Anleitung, wie eine Lebensstilumstellung erfolgreich gelingen kann.

Gleichzeitig hat dieses Vorhaben aber nur Sinn, wenn auch alle anderen Alterungsfaktoren verbessert oder gar eliminiert werden. Diese Power-Kombination ist es, die die E-Funktion aktiviert und unser Gefäßsystem langsamer altern lässt.

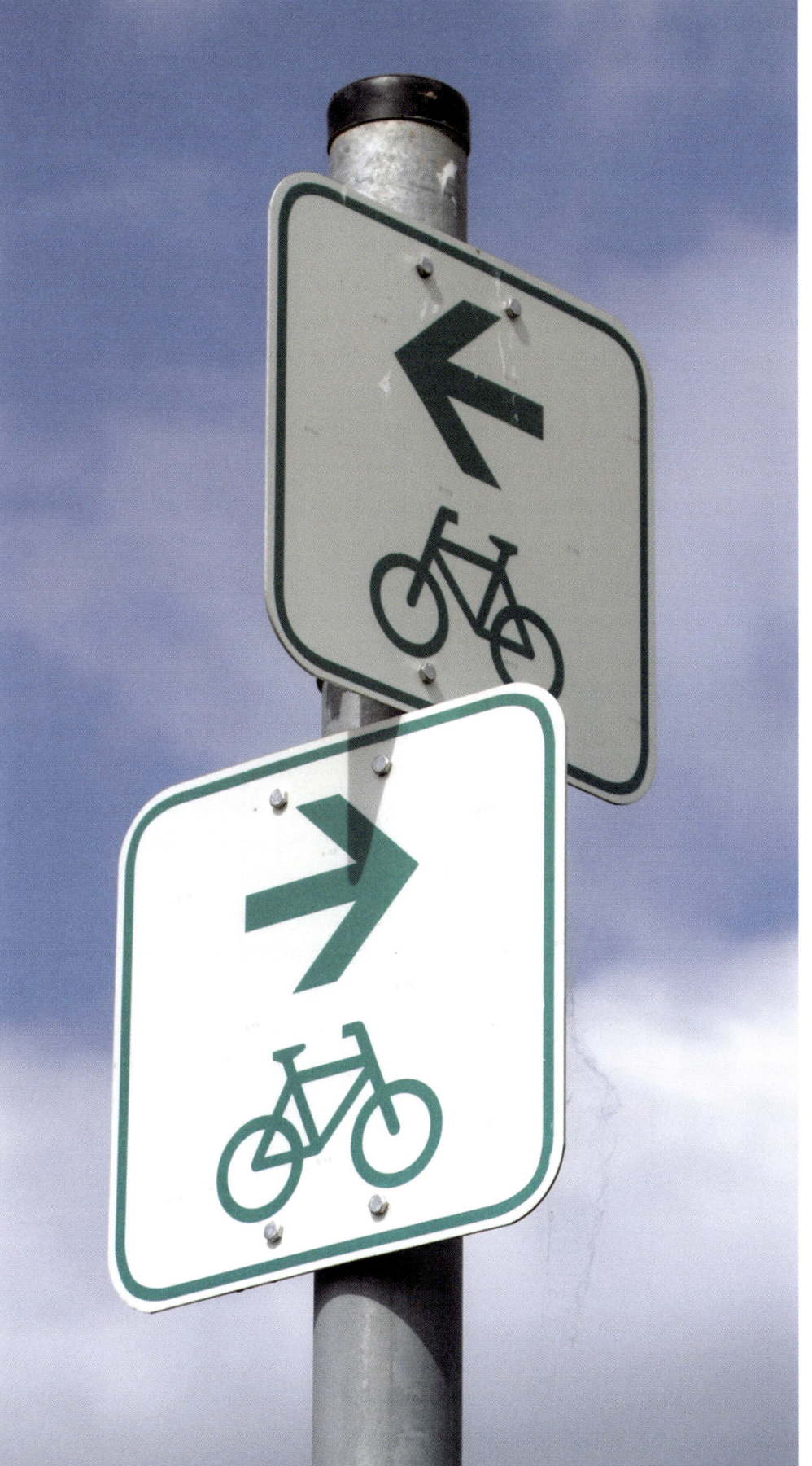

Ihr Trainingsplan für 10 Wochen

	Montag	Dienstag	Mittwoch
1. Woche Ziel: Reinkommen, Regelmäßigkeit, jeden Tag »Training«	Walken, locker	Ruhetag: *Kraft**	Walken, locker
	10 Minuten	5 Minuten	10 Minuten
2. Woche Ziel: langsames Verlängern der Trainingszeit	Walken, locker	Ruhetag: *Kraft*	Walken, locker
	15 Minuten	5 Minuten	10 Minuten
3. Woche Einführung: Zügiges Walken	Walken, locker	Ruhetag: *Kraft*	Walken, locker
	15 Minuten	7 Minuten	20 Minuten
4. Woche Verlängern der Zeit von zügigem Walken	Walken, zügig	Ruhetag: *Kraft*	Walken, locker
	10 Minuten	7 Minuten	25 Minuten
5. Woche Einführung: Tripp-Trab-Laufen	5 Minuten Walken zweimal: 1 Minute Laufen + 2 Minuten Walken 4 Minuten Walken	Ruhetag: *Kraft*	Walken, locker
	15 Minuten	10 Minuten	30 Minuten

* *Kraft* bedeutet eine Trainingseinheit mit Therabandübungen, Sit-ups und Liegestütz
** *Relax* bedeutet, sich explizit für die Entspannung Zeit nehmen (Dösen auf dem Sofa – kein Fernsehen! –, Sauna etc.)

Donnerstag	Freitag	Samstag	Sonntag
Ruhetag: *Relax***	Walken, locker	Walken, locker	Ruhetag: *Relax*
15 Minuten	5 Minuten	15 Minuten	15 Minuten
Ruhetag: *Relax*	Walken, locker	Walken, locker	Ruhetag: *Relax*
20 Minuten	5 Minuten	20 Minuten	15 Minuten
Ruhetag: *Relax*	Walken, zügig	Walken, locker	Ruhetag: *Relax*
20 Minuten	5 Minuten	25 Minuten	30 Minuten
Ruhetag: *Relax*	Walken, zügig	Walken, locker	Ruhetag: *Relax*
20 Minuten	10 Minuten	30 Minuten	30 Minuten
Ruhetag: *Relax*	Walken, zügig	5 Minuten Walken dreimal: 1 Minute Laufen + 2 Minuten Walken 6 Minuten Walken	Walken, locker
20 Minuten	15 Minuten	20 Minuten	30 Minuten

	Montag	Dienstag	Mittwoch	
6. Woche Ziel: Verlängerung der Zeit von Tripp-Trab-Lauf	10 Minuten Walken dreimal: 1 Minute Laufen + 2 Minuten Walken 6 Minuten Walken	Ruhetag: *Kraft*	Walken, locker	
	25 Minuten	15 Minuten	35 Minuten	
7. Woche Ziel: Intensivierung des Tripp-Trab-Laufs	10 Minuten Walken dreimal: 2 Minuten Laufen + 3 Minuten Walken 5 Minuten Walken	Ruhetag: *Kraft*	Walken, locker	
	30 Minuten	15 Minuten	40 Minuten	
8. Woche Ziel: Verlängerung und Intensivierung des Tripp-Trab-Laufs	10 Minuten Walken dreimal: 3 Minuten Laufen + 4 Minuten Walken 4 Minuten Walken	Walken, zügig	Walken, locker	
	35 Minuten	20 Minuten	50 Minuten	
9. Woche Ziel: Weitere Verlängerung und Intensivierung des Tripp-Trab-Laufs	10 Minuten Walken dreimal: 4 Minuten Laufen + 4 Minuten Walken 6 Minuten Walken	Walken, zügig	Walken, locker	
	40 Minuten	25 Minuten	60 Minuten	
10. Woche Vorbereitung für Abschlusslauf von 10 km	10 Minuten Walken viermal: 5 Minuten Laufen + 3 Minuten Walken 8 Minuten Walken	Walken, zügig	Walken, locker	
	50 Minuten	30 Minuten	60 Minuten	

Donnerstag	Freitag	Samstag	Sonntag
Ruhetag: *Relax*	Walken, zügig	10 Minuten Walken dreimal: 2 Minuten Laufen + 3 Minuten Walken 5 Minuten Walken	Walken, locker
20 Minuten	20 Minuten	30 Minuten	35 Minuten
Ruhetag: *Relax*	Walken, zügig	10 Minuten Walken dreimal: 3 Minuten Laufen + 4 Minuten Walken 4 Minuten Walken	Walken, locker
20 Minuten	25 Minuten	35 Minuten	40 Minuten
Ruhetag: *Relax*	Walken, zügig	10 Minuten Walken dreimal: 4 Minuten Laufen + 4 Minuten Walken 6 Minuten Walken	Walken, locker
20 Minuten	30 Minuten	40 Minuten	45 Minuten
Ruhetag: *Relax*	Walken, zügig	10 Minuten Walken viermal: 4 Minuten Laufen + 3 Minuten Walken 12 Minuten Walken	Walken, locker
20 Minuten	35 Minuten	50 Minuten	50 Minuten
Ruhetag: *Relax*	Walken, zügig	Ruhetag: *Relax*	Abschlusslauf: 5 km Walken, zügig, und dann 1 km Tripp-Trab-Lauf im Wechsel mit 1 km Walken
20 Minuten	45 Minuten	20 Minuten	120 Minuten

163

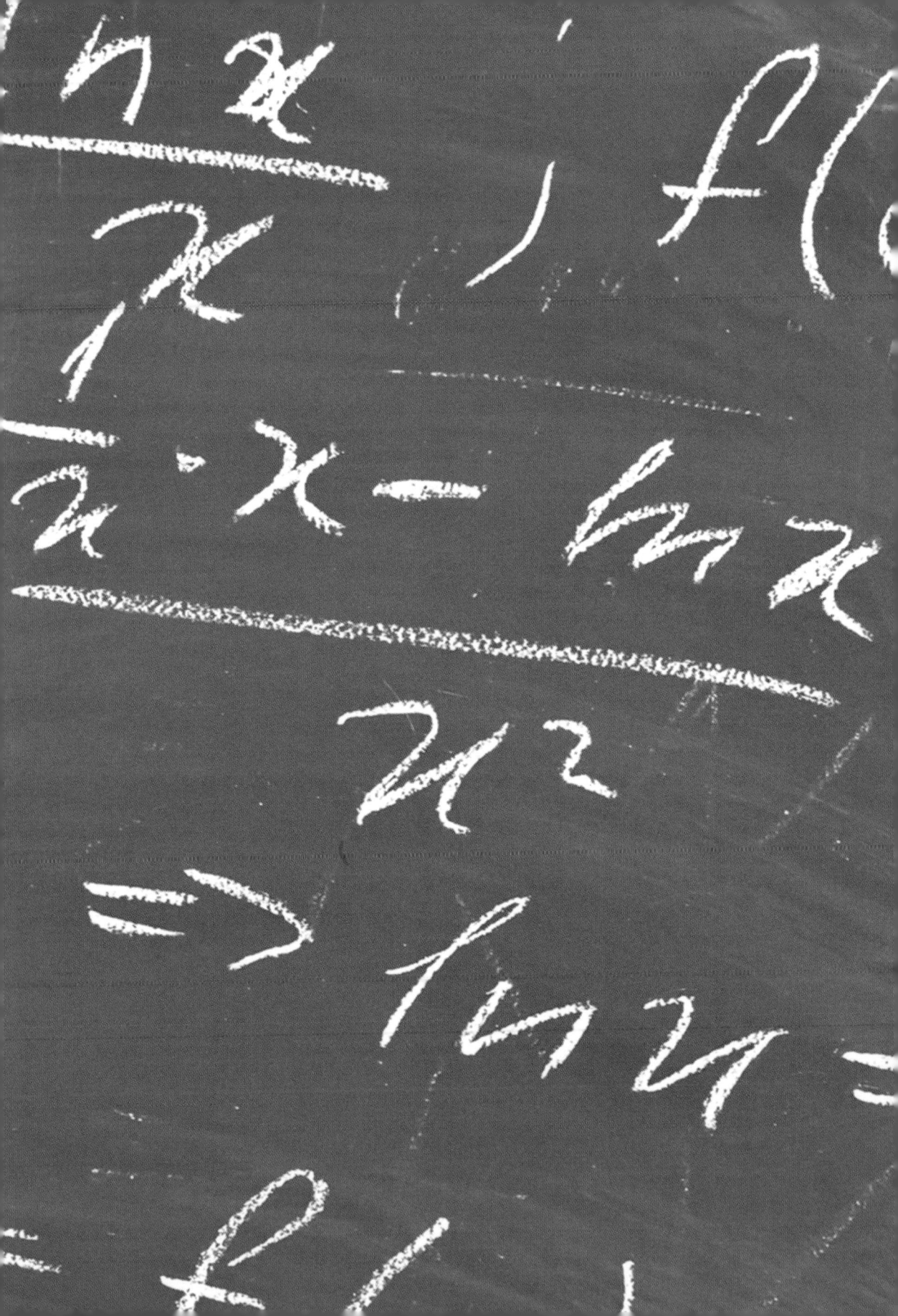

Die E-Punkte-Formel

Tägliche Bewegung und eine gefäß-gesunde Ernährung sind wesentliche Schritte, die Gefäße im optimalen Zustand zu halten und zu erneuern.

Doch welche Ernährung und wie viele Bewegungseinheiten sind notwendig, um diese Effekte zu erzielen? Dies soll das Sammeln von Gesundheitspunkten (E-Punkte) für Endothelzellen und Gefäße verdeutlichen.

Jeder E-Punkt, eingezahlt auf das Gesundheitskonto, ist ein kleiner Schritt zu einer gesünderen Lebensweise und einer Verbesserung der Gefäßfunktion. Ihr persönlicher »Kontostand für Ihre Gesundheit« steigt, Ihre persönliche »Gesundheitsaktie« ebenso.

Am Ende einer Woche, eines Monats oder eines Jahres ziehen Sie Bilanz. Hat es ausgereicht, oder müssen Sie sich weiter steigern?

So funktioniert's

Wie viele Punkte sind also für gesunde Gefäße notwendig, wie viele sollten gesammelt werden?

Wer seine Endothelzellen oder E-Zellen bis ins hohe Alter in einem optimalen Zustand halten möchte, sollte pro Woche 100 E-Punkte sammeln, das bedeutet im Durchschnitt 15 Punkte pro Tag. Auf das Jahr gerechnet sind das also ungefähr 5000 Punkte.

Das ist ganz schön viel, aber wer regelmäßig dranbleibt, der wird keine Probleme damit haben, dieses Ziel zu erreichen.

Und wenn einmal Phasen von Inaktivität oder ungesunder Ernährung dazwischenkommen, dann gibt es ja auch immer die Möglichkeit, die Punkte später nachzuholen oder auch z. B. vor dem Weihnachtsfest vorzubeugen und mehr als 100 Punkte pro Woche zu sammeln.

Der Jahresdurchschnitt sollte stimmen, dann ist man auf dem besten Weg, biologisch jung zu bleiben.

Die Berechnung der E-Punkte berücksichtigt den unterschiedlichen Einfluss von Bewegung und Ernährung auf die E-Zellen-Funktion. Die Verteilung steht im Verhältnis von zwei zu eins, das bedeutet: **zwei Drittel Bewegung, ein Drittel Ernährung. Somit müssten von den angestrebten 15 E-Punkten täglich optimalerweise 10 Punkte mit Bewegung und 5 Punkte mit Ernährung erzielt werden.**

E-Punkte

Ziel:

100 E-Punkte pro Woche

Wochenoptimum:

- 70 E-Punkte durch Sport
  (ca. 10 E-Punkte/Tag)

- 30 E-Punkte durch Ernährung
  (ca. 5 E-Punkte/Tag)

So sammeln Sie E-Punkte für Ernährung und Stressabbau

Ernährung

- Zwischenmahlzeit weglassen   =   1 E-Punkt/Tag
- keine gesüßten Getränke   =   1 E-Punkt/Tag
- kein Fastfood/keine Fertiggerichte   =   1 E-Punkt/Tag
- Fisch   =   1 E-Punkt/Mahlzeit
- Obst/Gemüse   =   1 E-Punkt/Mahlzeit

Entspannung

- 30 Minuten Entspannung   =   1 E-Punkt/Tag

Insgesamt addieren sich 15 Punkte täglich zu einer Wochensumme von 105 Punkten, aber zur Vereinfachung soll im Folgenden mit 100 Punkten als Zielgröße gerechnet werden.

E-Punkte für Ernährung

Bei der Ernährung können aktive und passive Punkte gesammelt werden.

- **Aktive Punkte** sammeln Sie über Essen von gefäßgesunden Speisen. Das sind solche, die die E-Zelle positiv beeinflussen.

- **Passive Punkte** bekommen Sie für das Weglassen von Speisen oder Getränken, die sich negativ auf die E-Zelle auswirken.

Weitere passive Punkte können gesammelt werden, sobald auch Mahlzeiten und damit Kalorien eingespart werden.

E-Punkte für Entspannung

Darüber hinaus sind auch Punkte über Entspannungsmaßnahmen von 30 Minuten – wie beispielsweise Mittagschlaf, auch Power-Napping genannt, aktive Entspannung, autogenes Training oder Yoga – möglich. Sie werden zu den Ernährungspunkten hinzugezählt.

E-Punkte für Bewegung

E-Punkte für Bewegung können nur aktiv erworben werden. Dabei unterteilt sich diese in **Alltagsaktivität** und **Trainingsaktivität**.

Alltagsaktivität

Zur Alltagsaktivität zählen beispielsweise Bewegung im Haushalt, bei der Arbeit oder beim Spaziergang mit dem Hund. Es ist allerdings schwierig, diese Aktivität objektiv zu messen. Hilfreich sind dafür Schrittzähler oder Aktivitätssensoren, die als kleine Kästchen am Hosengürtel oder -bund getragen werden und die abgeleisteten Schritte über den Tag zählen.

Das Radfahren wird damit allerdings nicht optimal ausgewertet, weil Schrittzähler Erschütterungen beim Gehen und Laufen erfassen und Aktivitätssensoren Beschleunigung messen. Beides sind Messungen, die beim Radfahren schlecht erfasst und dadurch unterschätzt werden. Aktivität auf dem Fahrrad sollten Sie also grob zu den Schritten dazuzählen: 10 Minuten Radfahren sind ungefähr vergleichbar mit 1000 Schritten auf dem Schrittzähler.

Je mehr Bewegung pro Tag registriert wird, desto besser. Für jede 1000-Schritte-Einheit erhalten Sie einen E-Punkt. Das entspricht also ungefähr fünf Minuten zügigem Spazierengehen.

Trainingsaktivität

Als Trainingsaktivität wird die gezielt durchgeführte körperliche Aktivität definiert. Sie unterscheidet sich damit von der Alltags- oder Basisaktivität.

Die Berechnung der E-Punkte für Trainingsaktivität basiert auf der Formel:

Intensität der Aktivität x Zeitdauer des Trainings.

Die Intensität wird aus dem sogenannten metabolischen Äquivalent, abgekürzt MET (»Metabolic Equivalent Task«), abgeleitet. Das ist ein Wert, mit dem man den Energieverbrauch verschiedener Aktivitäten miteinander vergleichen kann, ausgehend vom Stoffwechselumsatz eines Menschen in Ruhe. Dieser Ruheumsatz entspricht 1 MET. (Das sind 3,5 Milliliter Sauerstoffaufnahme pro Kilogramm Körpergewicht pro Minute bei Männern, bzw. 3,15 Milliliter/Kilogramm/Minute bei Frauen.)

So beansprucht zügiges Gehen ca. die fünffache Energie von Sitzen oder Liegen. Dies entspricht somit ca. 5 MET an Intensität fürs zügige Gehen oder Nor-

So sammeln Sie E-Punkte für Bewegung	
● 10 Minuten zügiges Gehen	= 2 E-Punkte
● 10 Minuten Joggen	= 4 E-Punkte
● 10 Minuten Kräftigungstraining	= 2 E-Punkte
● 10 Minuten Tripp-Trab-Lauf	= 3 E-Punkte
● 10 Minuten Radfahren	= 1 E-Punkt
● 1000 Schritte (Alltagsaktivität)	= 1 E-Punkt

dic Walking, 8 MET für Jogging und 10 MET für schnelles Laufen.

Diese Intensitäten können für verschiedene Sportarten anhand der Tabelle von Ainsworth abgeschätzt und zugeordnet werden (vgl. Tabelle S. 173).

Beispiel Spazierengehen: Nach der Formel »Intensität mal Zeiteinheit« muss die Trainingsintensität mit der Dauer der Belastung multipliziert werden. Dabei entspricht eine Bewegungseinheit von zehn Minuten Spazierengehen (5 MET) 2 E-Punkten und ist unsere Grundeinheit. 30 Minuten zügiges Spazierengehen entspricht somit 6 E-Punkten und 60 Minuten 12 E-Punkten.

Beispiel Laufen: Durch Joggen (8–10 MET) von zehn Minuten können ca. 4 E-Punkte erzielt werden, bei 30 Minuten 12 E-Punkte. Mit einer Stunde Joggen hat man also bereits 24 E-Punkte erreicht.

Zum Beispiel

Wie E-Punkte für Ernährung und Bewegung gesammelt werden können, soll hier an einem konkreten Beispiel deutlich werden: Herr Meier hat sich für 10 Euro einen Schrittzähler gekauft und trägt diesen seit zwei Wochen von morgens bis abends an seinem Hosenbund.

In der letzten Woche hat er es geschafft, an 3 Tagen für jeweils 10 Minuten im Wechsel Tripp-Trab-Laufen und zügiges Gehen durchzuführen. Den Schrittzähler hat er in diesen Phasen abgelegt, denn die Aktivitäten sollen nicht doppelt gezählt werden.

Auf seine Ernährung hat er geachtet und einmal in der Woche Fisch gegessen, täglich zweimal Gemüse und komplett auf Fastfood oder gesüßten Cappuccino verzichtet.

Am Ende der Woche möchte er seine E-Punkte zusammenrechnen.

Beispiel: Herr Meier, Berechnung für Mittwoch		
	Bewegung	*Ernährung*
Alltagsaktivität: Schrittzähler, 10 000 Schritte	10 E-Punkte	
Trainingsaktivität: 10 Minuten zügiges Gehen	2 E-Punkte	
keine gesüßten Getränke		1 E-Punkt
keine Zwischenmahlzeit		1 E-Punkt
kein Fastfood		1 E-Punkt
einmal Fisch		1 E-Punkt
zweimal Gemüse		2 E-Punkte
Gesamt	12 E-Punkte	6 E-Punkte

Beispieltag ist Mittwoch: An diesem Tag war Herr Meier viel zu Fuß unterwegs (es zeigen sich am Abend 9895 Schritte auf dem Schrittzähler = 10 E-Punkte).

Zusätzlich hat er es geschafft, 10 Minuten am Nachmittag gezielt zügig um den Häuserblock zu gehen (2 E-Punkte).

Seine Zwischenmahlzeiten hat er weggelassen (1 E-Punkt), mittags Gemüse und Fisch (1 E-Punkt für Fisch) sowie abends Gurken, Tomaten und Salat gegessen (2 E-Punkte für Gemüse).

Für den Tag summieren sich die E-Punkte auf 18, da er auch auf gesüßte Getränke und Fastfood verzichtet hat (2 E-Punkte). Damit liegt er für den Tag mit seinen E-Punkten deutlich über den angestrebten 15 Punkten.

Da Herr Meier seine Ernährung für die komplette Woche so ähnlich eingehalten hat, aber nur an 3 Tagen in der Woche seine 10 Minuten zügiges Gehen absolviert hat, kommt er in der Summe in dieser Woche auf 118 Punkte:

3 Tage mit Training: 3 x 18 = 54 E-Punkte;
4 Tage ohne Training: 4 x 16 = 64 E-Punkte.

Es kommen noch 5 Punkte dazu, da er am Sonntag einen langen, gemütlichen Spaziergang (keine Trainingsaktivität) mit seiner Frau gemacht hat (der Schrittzähler zeigte am Abend 15 000 Schritte = 5 Punkte extra).

Somit kommt er auf 123 Punkte in dieser Woche und liegt im optimalen Bereich für seine E-Zellen. Die bleiben dadurch auf jeden Fall biologisch jünger.

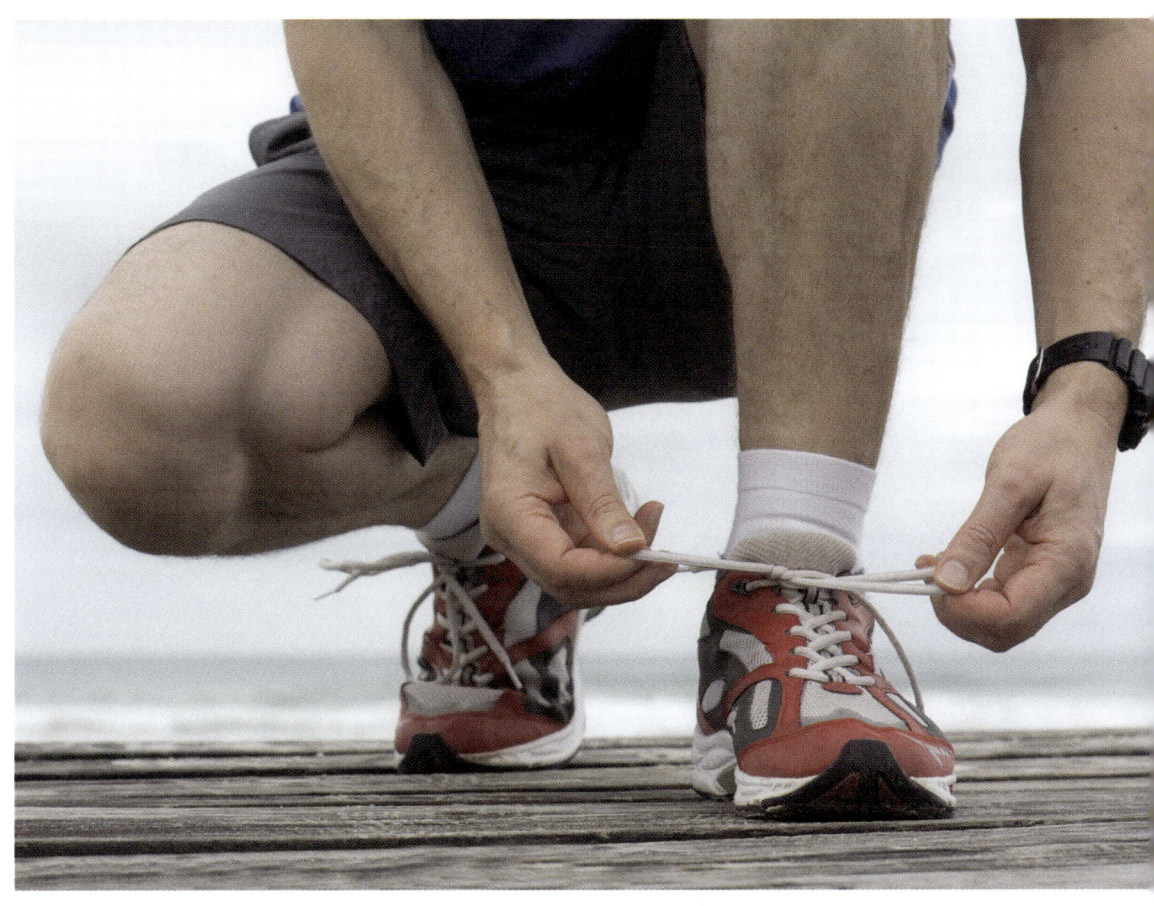

E-Punkte pro Woche und ihre Wirkung	
> 120 E-Punkte	= Sie verhalten sich so, dass sich Ihre E-Zellen eher verjüngen.
100–120 E-Punkte	= Sie verhalten sich so, dass Ihre E-Zellen im optimalen Zustand verbleiben.
80–100 E-Punkte	= Sie verhalten sich so, dass Ihre E-Zellen eher voraltern.
< 80 E-Punkte	= Sie verhalten sich so, dass Ihre E-Zellen sicher voraltern.

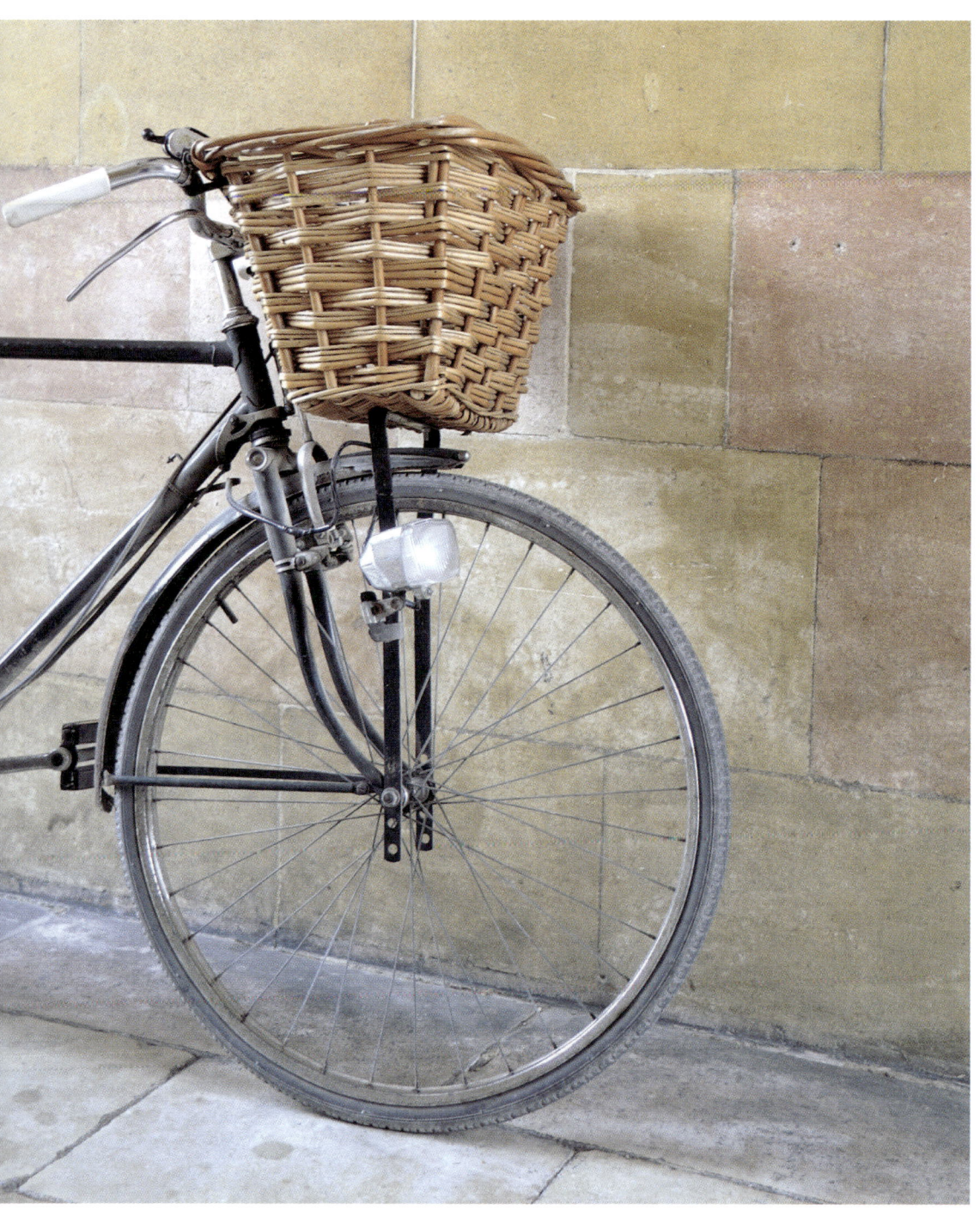

Energieverbrauch bei verschiedenen Sportarten

Aktivität	Intensität in MET	Aktivität	Intensität in MET
Aerobic	6,0	Radfahren (flott, ca. 25 km/h)	10,0
Badminton	6,0	Radfahren (Heimtrainer, 150 Watt)	7,0
Basketball	6,0		
Beachvolleyball	8,0	Rudern	6,0
Billard	2,5	Schwimmen (moderat)	6,0
Bodybuilding	8,0	Schwimmen (intensiv, Kraul)	8,0
Bogenschießen	3,5	Skifahren (mittlere Intensität)	6,0
Bowling	3,0	Skilanglaufen (ca. 8 km/h)	5,0
Fußball	7,0	Skilanglaufen (ca. 12 km/h)	9,0
Golf	4,5	Snowboarden (mittlere Intensität)	5,5
Handball	8,0		
Klettern	8,0	Tanzen	4,5
Laufen (langsam, 5 km/h)	5,1	Tennis (Einzel)	8,0
Laufen (mittel, 8 km/h)	8,3	Tennis (Doppel)	6,0
Laufen (schnell, 12 km/h)	12,4	Tischtennis	4,0
Nordic Walking (langsam, 4 km/h)	5,2	Volleyball	3,0
Nordic Walking (schnell, 6 km/h)	7,8	Wandern (bergauf, mit Rucksack bis 5 kg)	7,0
Radfahren (gemütlich, ca. 15 km/h)	6,0	Wandern (bergauf, mit Rucksack bis 10 kg)	7,5

Quelle: Ainsworth, B. E., et.al. (2000): Compendium of Physical Activities: an update of activity codes and MET intensities. In: *Medicine & Science in Sports & Exercise* (copyright by the International Life Sciences Institute) 2000, 498–516.

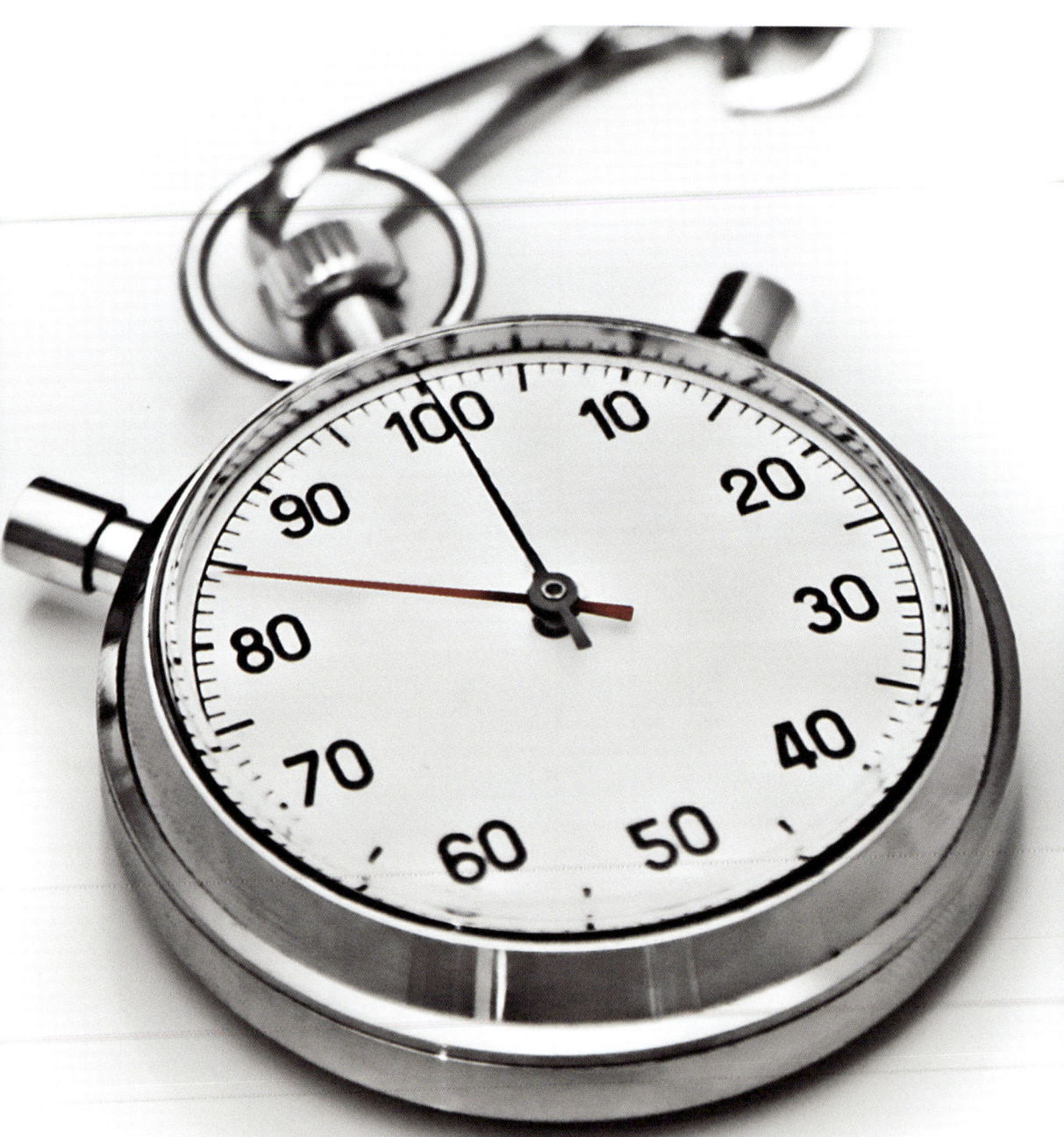

Bestimmen Sie Ihr biologisches Alter

Mit diesem Test können Sie Ihr biologisches Alter bestimmen. Das Ergebnis ermöglicht Ihnen Rückschlüsse darauf, wie es um Ihr Innenleben bestellt ist: Sie erfahren, ob Sie biologisch – im Vergleich zu Ihrem kalendarischen Alter – älter, gleich alt, oder im Idealfall jünger sind.

Hatten Ihr Vater, Ihre Mutter oder Geschwister einen Herzinfarkt oder Schlaganfall?

< 55 Jahre

○ ja . . . . + 4 Punkte

○ nein . . . . 0 Punkte

55–70 Jahre

○ ja . . . . + 2 Punkte

○ nein . . . . 0 Punkte

Im Vergleich zu Gleichaltrigen fühle ich mich:

○ jünger . . . . − 2 Punkte

○ vergleichbar . . . . 0 Punkte

○ älter . . . . + 2 Punkte

Wie hoch ist Ihr Body-Mass-Index?

○ BMI < 25 . . . . 0 Punkte

○ BMI 25–30 . . . . + 1 Punkt

○ BMI > 30 . . . . + 3 Punkte

Bestimmen Sie Ihren Body-Mass-Index

Größe (m)	50	54	58	62	66	70	74	78	82	86	90	94	98	102	106	110	114	118
1,50	22	24	25	27	29	31	32	34	36	38	40	41	43	45	47	48	50	52
1,52	21	23	25	26	28	30	32	33	35	37	38	40	42	44	45	47	49	51
1,54	21	22	24	26	27	29	31	32	34	36	37	39	41	43	44	46	48	49
1,56	20	22	23	25	27	28	30	32	33	35	36	38	40	41	43	45	46	48
1,58	20	21	23	24	26	28	29	31	32	34	36	37	39	40	42	44	45	47
1,60	19	21	22	24	25	27	28	30	32	33	35	36	38	39	41	42	44	46
1,62	19	20	22	23	25	26	28	29	31	32	34	35	37	38	40	41	43	44
1,64	18	20	21	23	24	26	27	29	30	31	33	34	36	37	39	40	42	43
1,66	18	19	21	22	23	25	26	28	29	31	32	34	35	37	38	39	41	42
1,68	17	19	20	21	23	24	26	27	29	30	31	33	34	36	37	38	40	41
1,70	17	18	20	21	22	24	25	26	28	29	31	32	33	35	36	38	39	40
1,72	16	18	19	20	22	23	25	26	27	29	30	31	33	34	35	37	38	39
1,74	16	17	19	20	21	23	24	25	27	28	29	31	32	33	35	36	37	38
1,76	16	17	18	20	21	22	23	25	26	27	29	30	31	32	34	35	36	38
1,78	15	17	18	19	20	22	23	24	25	27	28	29	30	32	33	34	35	37
1,80	15	16	17	19	20	21	22	24	25	26	27	29	30	31	32	33	35	36
1,82	15	16	17	18	19	21	22	23	24	25	27	28	29	30	32	33	34	35
1,84	14	15	17	18	19	20	21	23	24	25	26	27	28	30	31	32	33	34
1,86	14	15	16	17	19	20	21	22	23	24	26	27	28	29	30	31	32	34
1,88	14	15	16	17	18	19	20	22	23	24	25	26	27	28	29	31	32	33
1,90	13	14	16	17	18	19	20	21	22	23	24	26	27	28	29	30	31	32
1,92	13	14	15	16	17	18	20	21	22	23	24	25	26	27	28	29	30	32
1,94	13	14	15	16	17	18	19	20	21	22	23	24	26	27	28	29	30	31
1,96	13	14	15	16	17	18	19	20	21	22	23	24	25	26	27	28	29	30
1,98	12	13	14	15	16	17	18	18	20	21	22	23	24	26	27	28	29	30
2,00	12	13	14	15	16	17	18	19	20	21	22	23	24	25	26	27	28	29
2,02	12	13	14	15	16	17	18	19	20	21	22	23	24	24	25	26	27	28
2,04	12	12	13	14	15	16	17	18	19	20	21	22	23	24	25	26	27	28
2,06	11	12	13	14	15	16	17	18	19	20	21	22	23	24	24	25	26	27
2,08	11	12	13	14	15	16	17	18	18	19	20	21	22	23	24	25	26	27
2,10	11	12	13	14	14	15	16	17	18	19	20	21	22	23	24	24	25	26

Körpergewicht (kg)

Wie groß ist Ihr Bauchumfang?

Mann:

○　< 94 cm . . . . 　− 1 Punkt

○　94–102 cm . . . . 　+ 1 Punkt

○　> 102 cm . . . . 　+ 3 Punkte

Frau:

○　< 80 cm . . . . 　− 1 Punkt

○　80–88 cm . . . . 　+ 1 Punkt

○　> 88 cm . . . . 　+ 3 Punkte

Wie hoch ist Ihr LDL-Cholesterin?

○　> 190 mg/dl . . . . 　+ 8 Punkte

○　160–190 mg/dl . . . . 　+ 6 Punkte

○　130–159 mg/dl . . . . 　+ 4 Punkte

○　< 130 mg/dl . . . . 　　0 Punkte

○　nicht bekannt . . . . 　+ 4 Punkte

○　behandelt . . . . 　+ 2 Punkte

Wie hoch ist Ihr HDL-Cholesterin

○ > 60 mg/dl . . . . − 4 Punkte

○ 50–60 mg/dl . . . . − 2 Punkte

○ 40–49 mg/dl . . . . 0 Punkte

○ < 40 mg/dl . . . . + 4 Punkte

○ nicht bekannt . . . . + 2 Punkte

Wie hoch ist Ihr Blutdruck?

○ > 160 mm/Hg . . . . + 6 Punkte

○ 140–160 mm/Hg . . . . + 4 Punkte

○ 120–139 mm/Hg . . . . + 2 Punkte

○ < 120 mm/Hg . . . . 0 Punkte

○ nicht bekannt . . . . + 4 Punkte

○ behandelt . . . . + 2 Punkte

Besteht bei Ihnen die Diagnose Diabetes?

○ ja . . . . + 6 Punkte

○ nein . . . . 0 Punkte

○ nicht bekannt und BMI > 30 . . . + 2 Punkte

Haben Sie Erektionsstörungen?

○ ja . . . . + 4 Punkte

○ nein . . . . 0 Punkte

Hatten Sie einen Herzinfarkt oder Schlaganfall?

○ ja . . . . + 12 Punkte

○ nein . . . . 0 Punkte

Rauchen Sie, oder haben Sie jemals geraucht?

○ nie . . . . 0 Punkte

○ früher (< 10 Jahre lang) . . . . . + 2 Punkte

○ früher (> 10 Jahre lang) . . . . . + 4 Punkte

○ aktuell weniger als eine Schachtel
pro Tag . . . . + 6 Punkte

○ aktuell mehr als eine Schachtel
pro Tag . . . . + 8 Punkte

Wie viel Alkohol trinken Sie täglich?

○ keinen . . . . 0 Punkte

○ 1 Glas Wein (0,25 l)/Bier (0,3 l) . . − 2 Punkte

○ 2 Gläser Wein/Bier und mehr . . . + 2 Punkte

Arbeiten Sie unter Zeitdruck und Stress?

○ gelegentlich . . . . 0 Punkte

○ häufig . . . . + 1 Punkt

○ praktisch immer . . . . + 3 Punkte

Alltagsaktivität: An wie vielen Tagen pro Woche bewegen Sie sich 30 Minuten (Spazierengehen, Rad fahren zur Arbeit etc.)?

○ an keinem Tag . . . . + 4 Punkte

○ an 1–2 Tagen . . . . + 2 Punkte

○ an 3–4 Tagen . . . . 0 Punkte

○ an 5–7 Tagen . . . . – 3 Punkte

Trainingsaktivität: An wie vielen Tagen pro Woche treiben Sie Sport (Verein, Laufen etc.)?

○ an keinem Tag . . . . + 2 Punkte

○ an 1 Tag . . . . 0 Punkte

○ an 2–3 Tagen . . . . – 3 Punkte

○ an mehr als 3 Tagen . . . . – 5 Punkte

An wie vielen Tagen in der Woche essen Sie eher deftige Speisen, Fastfood, Kuchen oder Fertiggerichte?

○ mehrmals pro Woche . . . . + 2 Punkte

○ einmal pro Woche . . . . + 1 Punkt

○ selten . . . . 0 Punkte

○ nie . . . . − 1 Punkt

An wie vielen Tagen pro Woche essen Sie Gemüse oder Obst?

○ einmal pro Woche . . . . + 3 Punkte

○ jeden zweiten Tag . . . . + 1 Punkt

○ jeden Tag . . . . − 2 Punkte

○ mehrmals pro Tag . . . . − 4 Punkte

An wie vielen Tagen pro Woche essen Sie Fisch?

○ selten . . . . + 2 Punkte

○ einmal pro Woche . . . . 0 Punkte

○ zwei- bis dreimal pro Woche . . . − 1 Punkt

○ viermal pro Woche und mehr . . . − 2 Punkte

Das Risiko einer Gefäßerkrankung ist bei Männern doppelt so hoch wie bei Frauen. Sind sie:

○ eine Frau (jünger als 50 Jahre)? . . – 4 Punkte

○ eine Frau (zwischen 50 und

60 Jahren)? . . . . – 2 Punkte

○ ein Mann? . . . . 0 Punkte

Auswertung	
Punkte	*Biologisches Alter*
< 0 Punkte	Sie sind deutlich jünger
0–5 Punkte	Sie sind etwas älter
6–10 Punkte	Sie sind deutlich älter
> 10 Punkte	Sie sind sehr viel älter

Punkte entsprechen Jahren. Diese Jahre müssen zum kalendarischen Alter addiert oder davon abgezogen werden.
Sollten Sie insgesamt mehr Minuspunkte gesammelt haben, sind Sie biologisch jünger, haben Sie mehr Pluspunkte, sind Sie biologisch älter.

Ein Wort zum Schluss

Dem Fragebogen liegen wissenschaftlich-epidemiologische Daten zugrunde. Einbezogen sind Daten aus großen Studien aus Europa (PROCAM, Münster) und den USA (Framingham) sowie Studien zum Einfluss von Lebensstilfaktoren (INTERHEART Studie, Aerobics Center Longitudinal Study) auf das Herzkreislaufrisikoprofil und das Gefäßalter. [45–49]

Die Aussagen beschränken sich auf das Gefäßalter. Inbegriffen ist indirekt aber auch das Risiko für Krebserkrankungen (Brust- und Darmkrebs).

Natürlich kann dieser Test keine ärztliche Untersuchung ersetzen und beruht wie so vieles in der Medizin auf Wahrscheinlichkeiten. Genaue Untersuchungen können nur durch einen Arzt/eine Ärztin erfolgen und bewertet werden.

Den Test zum biologischen Alter können Sie auch kostenfrei auf der Website

www.das-biologische-alter.de

durchführen. Zusätzlich liefert das Portal individuell zugeschnittene Konzepte, mit denen sich die körpereigene Produktion des E-Faktors ankurbeln und das biologische Alter entsprechend zurückdrehen lassen.

Weitere interaktive Tests, Zugang zu neuesten Studien und Videos rund um das Thema »Gesund altern!« runden das Angebot ab. Praktische Tipps dienen dazu, die Funktion der E-Zelle wiederherzustellen bzw. zu optimieren. Das ist unser gemeinsames Ziel.

Bleiben Sie gesund – und in Bewegung!

Über den Autor

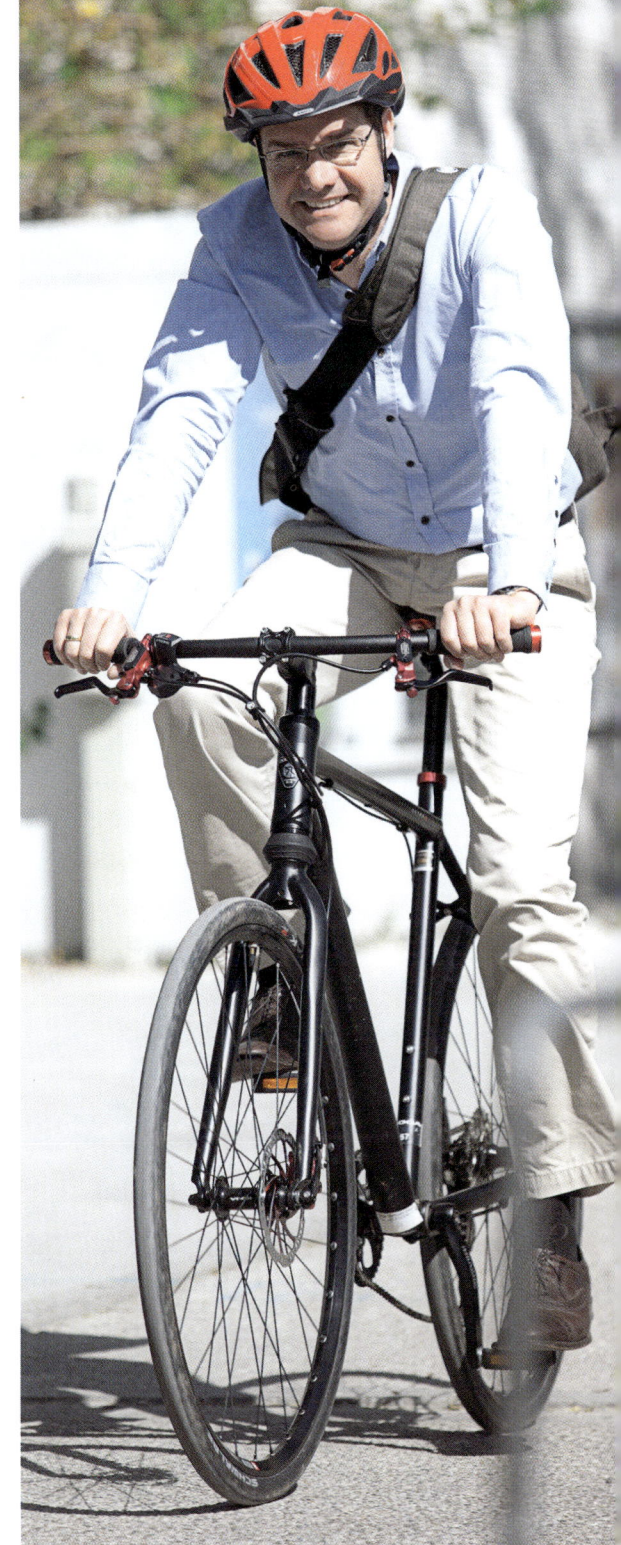

Universitätsprofessor Dr. med. Martin Halle ist leitender ärztlicher Direktor des Lehrstuhls und der Poliklinik für Präventive und Rehabilitative Sportmedizin an der Medizinischen Fakultät der Technischen Universität München.

Er ist Facharzt für Innere Medizin, Kardiologie und Sportmedizin und leitet eine große Ambulanz für Präventive Kardiologie und Sportmedizin am Universitätsklinikum rechts der Isar. Sein Spezialgebiet ist die Prävention, Therapie und Rehabilitation internistischer Erkrankungen insbesondere der Herzkreislauferkrankungen. Sein Forschungsschwerpunkt ist die Untersuchung der Bedeutung von körperlichem Training bei Patienten mit Herz-Kreislauf-Risikofaktoren, Herzmuskelschwäche oder nach Herzinfarkt.

Seine Studienergebnisse konnten in internationalen Journalen publiziert werden, er ist Mitherausgeber nationaler und internationaler Fachzeitschriften und aktiv in wissenschaftlichen Fachgesellschaften wie der Deutschen Gesellschaft für Kardiologie, der European Association of Cardiovascular Prevention

and Rehabilitation, der Deutschen Gesellschaft für Fettstoffwechselstörung
und Folgeerkrankungen sowie der Deutschen Herzstiftung tätig.

Um die wissenschaftlichen Erkenntnisse
zu Herz-Kreislauf-Risikofaktoren und
Herzerkrankungen und die Bedeutung
des Lebensstils für jedermann nutzbar
zu machen, initiiert Prof. Halle Präven-
tionsinitiativen für die Bevölkerung, be-
rät große Unternehmen zur Gesunderhaltung der Mitarbeiter und versucht,
dieses auch mit Krankenkassen in der
medizinischen Versorgung zu verankern.
So hat er seit einigen Jahren zusammen
mit dem Bayerischen Fernsehen die
Laufaktion »Lauf 10!« ins Leben geru-
fen, die zum Ziel hat, völlig inaktive
Personen anzusprechen und zu motivieren, sich mehr zu bewegen. Begleitet

durch Sportvereine und Trainer wird
den Teilnehmern ermöglicht, innerhalb
von 10 Wochen eine Laufdistanz mit
Gehintervallen von 10 Kilometern ab-
solvieren zu können.

Diese Ideen und Initiativen werden
auch von großen Unternehmen wie British Petrol oder der BMW group übernommen, bei denen vor allem auch das
biologische Alter und die Lebensstilumstellung im Vordergrund stehen.

Sein langfristiges Ziel ist, die Bedeutung
von körperlichem Training und Ernährung nicht nur in der Prävention, sondern besonders auch in der Therapie von
Patienten zu integrieren. Dieses zu eva-
luieren und in die medizinische Versorgung zu integrieren ist Kern der Initiative »Sport als Therapie« mit der Techniker Krankenkasse.

Glossar

Acetylcholin

Ein Neurotransmitter, der als Botenstoff Signale von den Nervenzellen zu der Muskelmembran befördert und auch für eine Erweiterung der Blutgefäße verantwortlich ist.

Adipositas

Adipositas bezeichnet chronisches Übergewicht, das unter Umständen zu einer kürzeren Lebenserwartung führt und die Lebensqualität erheblich einschränkt. Die Weltgesundheitsorganisation bemisst krankhaftes Übergewicht nach dem Body-Mass-Index. Faustregel: Ab einem BMI von 30 muss von Fettleibigkeit gesprochen werden. Folgekrankheiten können Diabetes mellitus oder Bluthochdruck sein.

Adrenalin

Das Hormon Adrenalin wird gebildet, wenn der Organismus mit Stress, Angst, Sauerstoffmangel oder Überforderungen an die Muskeltätigkeit konfrontiert wird. Wird vermehrt Adrenalin durch den Körper geschickt, verengen sich die Blutgefäße.

Angina Pectoris

Heißt übersetzt so viel wie Brustenge und ist keine Krankheit, sondern ein charakteristisches Symptom für die Verengung der Herzgefäße.

Antioxidantien

Sie stecken vor allem in Vitamin C, E und dem Provitamin A. Den Antioxidantien wird von manchen zugeschrieben, dass sie die freien Radikale abfangen, die durch Umweltgifte, Zigarettenrauch oder bei Infektionen entstehen und die gesunden Zellen angreifen. Grundsätzlich stimmt dies, allerdings ob eine antioxidantienhaltige Ernährung wirklich in dieser Hinsicht vorbeugend hilft, ist wissenschaftlich zweifelhaft, zumindest wenn diese Vitamine als Tabletten eingenommen werden.

Aorta

Sie ist die größte Schlagader – Arterie – des Körpers und entspringt aus der linken Herzkammer. Bei jedem Herzschlag wird über die Aorta Blut in die abzweigenden Gefäße gepumpt.

Arterien

In den Arterien befindet sich das Blut, das vom Herzen weggeführt wird. Arterien haben drei Wandschichten: die Intima, Media und Adventitia. Zur Intima gehört das Endothel.

Arteriosklerose

Wird umgangssprachlich auch Arterienverkalkung genannt. Kennzeichen einer Arteriosklerose sind Verdickung und Elastizitätsverlust der Arterien. Die Erkrankung an Arteriosklerose erhöht das Risiko für Herzinfarkt und Schlaganfall.

Belastungs-EKG

Ein Belastungs-EKG, auch Ergometrie genannt, dient zum einen der Bestimmung der körperlichen Fitness, zum anderen können mit seiner Hilfe Durchblutungsstörungen in den Herzkranzgefäßen festgestellt werden. Um dies zu ermitteln, muss der Patient auf dem Laufband oder dem Standfahrrad seinen Körper bis zu einem bestimmten Punkt belasten, wobei die Anstrengung kontinuierlich erhöht wird. Elektroden am Brustkorb zeichnen die Herzströme auf, und der Blutdruck wird auf jeder Stufe gemessen.

Blutdruck

Gemeint ist der Druck, mit dem das Blut – vom Herzen kommend – durch den Körper fließt. Der Druck ist erhöht, wenn die Adern sich verengen. Er sinkt, wenn die Blutgefäße sich weiten. Gesteuert wird der Blutdruck durch das vegetative Nervensystem; es beeinflusst die Anzahl der Herzschläge. Der systolische (obere) Wert gibt den Druck an, der beim Zusammenziehen des Herzens entsteht, wenn das Blut in die Arterien gepumpt wird. Der diastolische (untere) weist den Druck zwischen zwei Herzschlägen aus, den sogenannten Basisdruck.

Blutgerinnung

Tritt Blut aus einem verletzten Gefäß aus, sorgt die Gerinnungsfähigkeit dafür, dass die Blutung gestoppt wird. In einer ersten Phase ziehen sich die Gefäße zusammen, in der zweiten bildet sich aus den Thrombozyten ein stabiler Pfropf, ein Thrombus, der das Gefäß verschließt.

Blutzuckerspiegel

Der Blutzuckerspiegel zeigt den Glukosegehalt des Bluts an. Ein erhöhter Blutzuckerspiegel entsteht, wenn nicht genügend Insulin vorhanden ist, das die Glukose in die Zellen transportiert.

Blutplättchen

Blutplättchen werden auch Thrombozyten genannt und sind kernlose Blutkörperchen. Blutplättchen werden aktiviert, sobald sie in Kontakt mit der Oberfläche verletzter Gefäße oder mit den Gerinnungsfaktoren kommen und verkleben unter Umständen die offenen Stellen.

Cholesterin (Lipoproteine HDL/LDL)

Cholesterin gehört zu den Blutfetten und kommt vor allem in tierischen Lebensmitteln vor (in Milch, Eiern, Fleisch oder Fisch); den größten Anteil produziert der Körper selbst. Damit Cholesterin im Blutkreislauf zirkulieren kann, werden Lipoproteine benötigt.

Das *Low Density Lipoprotein* (LDL) lädt Cholesterin in den Gefäßwänden ab. LDL ist somit das schlechte Cholesterin, denn es provoziert das Auftreten von Gefäßkrankheiten.

Überschüssiges Cholesterin in den Gefäßen wird von den *High Density Lipoproteinen* (HDL) aufgenommen und zurück zur Leber transportiert, damit es ausgeschieden werden kann. HDL wird daher auch als gutes Cholesterin bezeichnet.

C-reaktives Protein (CPR)

Das C-reaktive Protein ist ein Entzündungseiweiß, das primär in der Leber hergestellt wird. Die Konzentration dieses Stoffs ist bei Entzündungen, akuten Verletzungen oder Infektionen erhöht. Sind die Werte anhaltend hoch, steigt die Gefahr für einen Herzinfarkt.

Diabetes mellitus

Diabetes mellitus ist eine chronische Stoffwechselstörung, bei der der Blutzuckerwert zeitweise oder dauerhaft erhöht ist. Es gibt zwei verschiedene Diabetestypen. Beim Typ 1 greift das körpereigene Immunsystem die insulinproduzierenden Zellen an. Da Insulin nicht in ausreichender Menge produziert wird, steigt der Blutzuckerspiegel. Beim Diabetes Typ 2 kommt es zu einer Insulinresistenz, das heißt, dass die Zellen auf Insulin nicht mehr reagieren können und der Blutzuckerspiegel deshalb ansteigt. Diabetes Typ 2 wird begünstigt durch Übergewicht und mangelnde Bewegung.

Diffusion

Die Diffusion ist ein passiver Transportvorgang, bei dem Moleküle durch eine Membran von einem Ort höherer zu einem Ort geringerer Konzentration gelangen. Die Diffusion sorgt für einen Konzentrationsausgleich.

Dilatation

Dilatation heißt Gefäßerweiterung. Die Gefäße dehnen sich entweder durch Wärme oder körperliche Aktivität aus, wenn die Endothelfunktion intakt ist.

Doppel-Lipid-Membran

Ist eine Zellwand, die der Endothelzellenwand die nötige Elastizität verleiht.

Down-Regulation

Besteht für die Zelle ein Überangebot eines bestimmten Hormons, beispielsweise von Insulin, so wird die Zahl der entsprechenden Zellen an der Zellmembran verringert. Sie wird somit vor einer Überstimulation durch ein bestimmtes Hormon geschützt.

EDRF

Ist die Abkürzung von »Endothelium Derived Relaxing Factor« und bezeichnete zunächst allgemein eine Substanz, die eine Erweiterung der Gefäße bewirken soll. Erst später identifizierte man EDRF als Stickstoffmonoxid oder NO.

Einfachzucker siehe Glukose

endotheliale NO-Synthase (eNOS)

eNos ist dafür verantwortlich, dass Stickstoffmonoxid aus der Aminosäure L-Arginin gebildet werden kann und wird primär in den Endothelzellen gebildet. Eine verringerte Aktivität oder eine Fehlfunktion der eNOS begünstigen die Entstehung von Gefäßkrankheiten.

Endothelschicht

Das Endothel ist die einschichtige Zellauskleidung von Gefäßen.

Endothelzellen

Die Endothelzellen bilden die innerste Zellschicht der Blutgefäße. Alle Gefäße des Herz-Kreislauf-Systems sind mit Endothelzellen ausgekleidet. Abgekürzt werden sie auch E-Zellen genannt.

Entzündungsmarker

Es gibt verschiedene Parameter, die auf eine Entzündung hinweisen wie die Erhöhung der Körpertemperatur, Anstieg der Leukozytenzahl, Rötungen oder Schwellungen etc. Ein wichtiger Wert ist der des C-reaktiven Proteins, der nicht nur bei akuten Infektionen sehr hoch ist, sondern auch bei chronischen Entzündungen (leicht erhöht) im Blut gemessen werden kann.

Enzyme

Enzyme sind komplexe Proteinmoleküle, die an jeder Stoffwechselreaktion im Körper beteiligt sind. Sie spalten die Hauptnährstoffe (Eiweiß, Fett und Kohlenhydrate) in kleinere Einheiten auf, sodass diese ins Blut gelangen können.

Ergometrie siehe Belastungs-EKG

Erythrozyten (rote Blutkörperchen)

Ihre Aufgabe ist es, den eingeatmeten Sauerstoff aus der Lunge aufzunehmen und in die Zellen zu transportieren. Im Austausch laden die roten Blutkörperchen das giftige Kohlendioxid auf und bringen es zum Ausatmen in die Lunge. Ihre Farbe verdanken sie dem Blutfarbstoff Hämoglobin.

Fettsäuren

Glycerin mit drei Fettsäuren sind Triglyceride. Bei den *gesättigten Fettsäuren* sind Kohlenstoffteilchen in langen Ketten angeordnet und daher schwer verdaulich. Sie kommen vor allem in Fleisch, Wurst und fetten Milchprodukten vor und sollten nur in geringen Mengen verzehrt werden.

Die *ungesättigten Fettsäuren* werden unterteilt in einfach und mehrfach ungesättigte Fettsäuren. Die einfach ungesättigten Fettsäuren haben eine Doppelbindung zwischen den Kohlenstoffatomen und sind leichter verdaulich. Sie sind enthalten z. B. in Nüssen, Avocados und Olivenöl.

Mehrfach ungesättigte Fettsäuren kann der Körper nicht selbst herstellen, sie müssen über die Nahrung zugeführt werden (essenzielle Fettsäuren) und sind besonders gesund. Vor allem Lebensmittel mit Omega-3-Fettsäuren, wie Rapsoder Walnussöl und fettreicher Fisch wie Lachs oder Thunfisch, schützen die Zellmembran und halten den aktiven Stoffwechsel in Gang.

freie Radikale

Das sind Sauerstoffmoleküle, die bei normalen Stoffwechselvorgängen oder bei der Einwirkung äußerer Faktoren wie Sonneneinstrahlung oder Zigarettenrauch entstehen. Sie schädigen die Zellen und können den Alterungsprozess beschleunigen sowie chronische Erkrankungen (z. B. Arteriosklerose) hervorrufen.

Gerinnungsfaktoren

Gerinnungsfaktoren sind Eiweiße, die sich im Blut befinden und bei der Blutgerinnung wirksam werden. Sind sie aktiviert, helfen sie bei der Heilung von Verletzungen an den Gefäßinnenwänden, indem sie die Herstellung von Fibrin anregen, das die Wunde als eine Art Klebstoff verschließt

Glukagonspiegel

Glukagon wird als Gegenspieler des Insulins bezeichnet, denn es fördert den Transport von Glukose aus den Zuckerspeichern in die Blutbahn. Dies ist immer dann nötig, wenn der Körper gerade dringend eine Energiezufuhr benötigt. Nur wenn Insulin und Glukagon optimal zusammenarbeiten, ist der Zuckerstoffwechsel dem tatsächlichen Bedarf angepasst.

Glukose

Ist ein Einfachzucker (Monosaccharid) und gehört in die Gruppe der Kohlenhydrate. Glukose kann entweder aus Amino- oder Fettsäuren gebildet oder durch Nahrung aufgenommen werden (z. B. durch Stärke, Rübenzucker und Milchzucker). Glukose ist von zentraler Bedeutung für den Kohlenhydratstoffwechsel und den Energiehaushalt des Körpers. Er kann kurzfristig Energie bereitstellen, weil er direkt in das Blut geschleust wird. Nicht verbrauchte Glukose verbleibt allerdings im Blut und schadet so dem Organismus. Es ist wichtig zwischen Monosacchariden und Polysacchariden zu unterscheiden.

Guanylatzyklase (sGC)

Dieses Enzym wird durch das körpereigene Stickstoffmonoxid (NO) hergestellt und bildet einen wichtigen Botenstoff, das zyklische Guanosinmonophosphat (cGMP), das die Blutgefäße erweitert und schützt.

HDL siehe Cholesterin

Hormone

Hormone sind Botenstoffe, die Anweisungen vom Gehirn an die Zellen weiterleiten und so die Funktionsfähigkeit unseres Körpers gewährleisten. Sie steuern lebenswichtige Funktionen wie Kreislauf, Atmung, Stoffwechsel, Körpertemperatur. Um eine chemische Reaktion im Körper in Gang zu setzen, docken die Hormone an den Rezeptoren der Zelle an, in der sie eine spezifische Reaktion hervorrufen wollen.

Immunzellen

Immunzellen befinden sich in fast allen Geweben des Körpers. Ihre Aufgabe ist es, Krankheitserreger abzuwehren. Weiße Blutkörperchen (Leukozyten) sind besonders wichtige Immunzellen, denn sie zerstören die Eindringlinge und können Antikörper bilden.

Insulin

Das Hormon Insulin sorgt dafür, dass Zucker für die Energiegewinnung in die Zellen gelangt. Je nach Energiebedarf wird der Zucker in den Muskeln und in der Leber gespeichert. Fehlt dem Körper Insulin, kann die Glukose nicht mehr in die Zellen befördert werden, und es kommt zu einem Anstieg des Blutzuckerspiegels.

Intima

Die Intima ist die Innenwand von Lymph- und Blutgefäßen. Sie besteht aus Endothelzellen und reguliert den Stoff- und Gasaustausch zwischen Blut- und Gefäßwand.

Kapillare

Die Kapillaren verbinden Arterien und Venen miteinander. Als kleinste Blutgefäße des Organismus sind sie für einen regen Stoffaustausch verantwortlich: Über die Kapillaren bekommt das Gewebe die wichtigen Nährstoffe, gleichzeitig werden schädliche Stoffe wieder abgeführt.

Katecholamine

Dabei handelt es sich sowohl um körpereigene als auch künstliche Stoffe, die an den sympathischen Alpha- und Beta-Rezeptoren des Herz-Kreislauf-Systems eine anregende Wirkung auslösen. Unter dem Begriff fasst man aber auch Neurotransmitter wie Noradrenalin und Dopamin zusammen.

Kohlenhydrate

Kohlenhydrate sind chemische Verbindungen aus Wasserstoff, Kohlenstoff und Sauerstoff. Zu ihnen zählen beispielsweise die Einfach-, Zweifach- und Mehrfachzucker. Ihre wichtigste Aufgabe ist die Bereitstellung von Energie für den Stoffwechsel. Kohlenhydrate werden im Organismus zu Glukose umgewandelt.

Laktatdiagnostik

Laktat (Milchsäure) wird im arbeitenden Muskel gebildet, wenn dem Muskel nicht mehr genügend Sauerstoff zur Energiegewinnung zur Verfügung steht. Ist der Säuregehalt erhöht, werden die Enzymsysteme für andere biochemische Prozesse blockiert. Je später sich der Laktatwert unter ansteigender Belastung erhöht, desto besser ist die Ausdauerleistungsfähigkeit.

L-Arginin

L-Arginin ist eine Aminosäure, die der Körper zum Teil selbstständig bilden kann, sie entsteht als Zwischenprodukt im Harnstoffzyklus. Damit für eine ausreichende Versorgung gesorgt ist, muss zusätzliches L-Arginin über die Zufuhr von Proteinen aufgenommen werden. L-Arginin ist die Vorstufe für Stickstoffmonoxid (NO) und spielt damit eine entscheidende Rolle bei der NO-Synthase.

LDL siehe Cholesterin

Lipoproteine

Lipoproteine sind Fett-Eiweiß-Verbindungen, die den Transport von Cholesterin, Lipiden und fettlöslichen Vitaminen steuern.

Lungenbläschen oder Alveolen

Sie nehmen in der Lunge Sauerstoff aus der Atemluft auf und geben Kohlenstoffdioxid aus dem Blut ab.

Mehrfachzucker oder Polysaccharide

Die Mehrfachzucker gehören genauso wie die Einfachzucker zu den Kohlenhydraten. Sie sind aus vielen Einfachzuckern, wie der Glukose, zusammengesetzt. Weil sie zuerst vom Körper gespalten werden müssen, gelangen sie nur langsam ins Blut und liefern länger Energie als die Einfachzucker. Und die gesündere Variante Mehrfachzucker befindet sich vor allem in Lebensmitteln, die viel Stärke enthalten wie Kartoffeln oder Getreide.

Metabolisches Syndrom

Sammelbezeichnung für verschiedene Krankheiten und Risikofaktoren für Herz-Kreislauf-Erkrankungen wie Übergewicht, veränderte Blutfettwerte, Bluthochdruck und einen gestörten Zuckerstoffwechsel. Das Risiko für Gefäßkomplikationen – wie es beim Herzinfarkt oder Schlaganfall der Fall ist – steigt erheblich.

Mitochondrien

Mitochondrien werden auch als Kraftwerke der Zelle bezeichnet, da hier die Energie aufgewendet wird, die diese Zellen für ihre Arbeit brauchen. Die Energie entsteht, indem Zucker oder Fett mithilfe von Sauerstoff zu Kohlendioxid und Wasser verarbeitet werden.

NO

NO ist eine einfache chemische Verbindung aus Stickstoff (N) und Sauerstoff (O) – Stickstoffmonoxid –, die eine wichtige Rolle bei der Blutversorgung der Organe spielt. NO wird in den Endothelzellen der Gefäße durch Abspaltung von der Aminosäure L-Arginin mittels der endothelialen NO-Synthase (eNOS) gebildet.

Nitroglyzerin

Im Körper wird Nitroglyzerin zu Stickstoffmonoxid (NO) abgebaut und wirkt gefäßerweiternd.

Omega-3-Fettsäuren

Omega-3-Fettsäuren sind ungesättigte Fettsäuren, die besonders gesundheitsfördernd sind, die der Körper aber nicht selbst produzieren kann. Sie können über fetthaltigen Fisch wie Lachs oder Makrele sowie durch Raps- oder Walnussöl aufgenommen werden. Omega-3-Fettsäuren senken den Triglyceridspiegel und wirken vorbeugend gegen Arteriosklerose und Herzrhythmusstörungen.

Osteoporose

Osteoporose wird umgangssprachlich auch als Knochenschwund bezeichnet. Bei geringer Knochenmasse findet ein übermäßig schneller Abbau statt. Die Folge ist, dass es vermehrt zu Knochenbrüchen kommt, gerade bei Frauen in der Menopause.

Oxidation

Bei einer Oxidation werden Kohlenstoffe zusammen mit Sauerstoff zu Kohlendioxid umgebaut. Dabei wird Energie frei, die der Körper speichert. Als ⊠-Oxidation wird der biochemische Abbaumechanismus der Fettsäuren bezeichnet.

Polyphenole

Polyphenole gehören zu den Phytaminen, das sind sogenannte sekundäre Pflanzenstoffe, die eine antioxidative Wirkung haben. Sie befinden sich in den Randschichten von Gemüse, Obst und Vollkorngetreide und auch in Rotwein.

Rezeptoren

Rezeptoren sind eine Art Anlegestelle an der Zelloberfläche, an der Botenstoffe oder Hormone angedockt werden können. Rezeptor oder Botenstoff und Hormon funktionieren nach dem Schlüssel-Schloss-Prinzip. Wenn der Schlüssel passt, erhält die Zelle das zu übermittelnde Signal.

rote Blutkörperchen siehe
Erythrozyten

sekundäre Pflanzenstoffe

Sie kommen in jedem pflanzlichen Lebensmittel vor und sind vor allem verantwortlich für die Farbe und das Wachstum der Pflanzen sowie zur Abwehr von Schädlingen. Auf den menschlichen Organismus sollen sie eine gesundheitsfördernde Wirkung besitzen. Zu den sekundären Pflanzenstoffen gehören beispielsweise Carotinoide (Beta-Carotin), Flavonoide oder Polyphenole.

Spiroergometrie

Bei einer Spiroergometrie werden EKG, Blutdruck, Lungenfunktion, Blutgase, Atemmechanik und Kreislaufanpassung in Ruhe und unter Belastung gemessen. Mithilfe dieser Werte lassen sich Aussagen über die tatsächliche Leistungsfähigkeit von Herz, Lunge und Kreislauf gewinnen.

Stammzellen

Stammzellen sind noch nicht differenzierte Zellen, aus denen unter Einfluss spezifischer Wachstumsfaktoren differenzierte Zellen hervorgehen, die dann in den Geweben und Organen spezifische Funktionen übernehmen.

Stoffwechsel

Der Mensch nimmt jeden Tag über die Nahrung verschiedenste Stoffe auf, die in die Zellen transportiert und umgewandelt oder bearbeitet werden. Die unnützen oder sogar schädlichen Stoffe werden wieder ausgeschieden. Die wertvollen werden für die Energiegewinnung, die Erhaltung der Zellsubstanz und die Reinigung des Körpers nutzbar gemacht. Der Stoffwechsel beeinflusst auch das Gewicht: Arbeitet er nur schwerfällig, ist es schwieriger, sein Gewicht zu reduzieren. Ein zügig arbeitender Stoffwechsel hingegen unterstützt die Gewichtsreduktion oder Verwertung.

Sympathikus

Neben dem Parasympathikus wichtiger Teil des vegetativen Nervensystems, das lebenswichtige Körperfunktionen wie Atmung oder Stoffwechsel steuert.

Telomere

Telomere sitzen wie Kappen an den Enden der Chromosomen. Bei jeder Zellteilung verkürzen sie sich, was die Teilungsfähigkeit der Zellen einschränkt, denn ohne Telomere stirbt die Zelle ab.

Thrombus

Ein Thrombus ist ein Pfropf aus Blutbestandteilen, der sich in verstopften Gefäßen bilden kann. Weil er nur lose mit dem Gewebe verbunden ist, besteht die Gefahr, dass er sich löst und in kleineren Blutgefäßen stecken bleibt. Folgen können ein Herzinfarkt oder Schlaganfall sein.

Thermoregulation

Der Körper hat eine eigene Klimaanlage, die den gesamten Wärmehaushalt regelt. Damit Stoffwechsel, Sauerstofftransport und Muskelaktivität optimal funktionieren, benötigt der Körper eine Betriebstemperatur von etwa 37 Grad Celsius. Der Wärmetransport erfolgt über den Blutkreislauf.

Triglyceride

Triglyceride bestehen aus einem Glycerid, an das drei Fettsäuren gebunden sind. So werden Fettsäuren gebunden im Blut transportiert. Sie versorgen den Muskel mit Fettsäuren und sind somit Lieferant für die Energiebildung aus Fetten (Oxidation, siehe dort).

Literatur

1 Vaupel JW: Biodemography of human ageing. *Nature* 2010, 464(7288): 536–542.

2 Tanaka H, Seals DR: Endurance exercise performance, masters athletes: age-associated changes and underlying physiological mechanisms. *J Physiol* 2008, 586(1): 55–63.

3 Houthoofd K, Fidalgo MA, Hoogewijs D et al.: Metabolism, physiology and stress defense in three aging Ins/IGF-1 mutants of the nematode Caenorhabditis elegans, *Aging Cell* 2005, 4(2): 87–95.

4 Minor RK et al.: Dietary interventions to extend life span and health span based on calorie restriction, *J Gerontol A Biol Sci Med Sci* 2010, 65(7): 695–703.

5 Ross R: Atherosclerosis – an inflammatory disease, *N Engl J Med* 1999, 340(2): 115–126.

6 Enos WF, Beyer JC: Coronary artery disease in younger men, *JAMA* 1971, 218(9): 1434.

7 Furchgott RF, Zawadzki JV: The obligatory role of endothelial cells in the relaxation of arterial smooth muscle by acetylcholine, *Nature* 1980, 288(5789): 373–376.

8 Pepine CJ: The impact of nitric oxide in cardiovascular medicine: untapped potential utility, *Am J Med* 2009, 122(5 Suppl): S10–S15.

9 Pacher P, Beckman JS, Liaudet L: Nitric oxide and peroxynitrite in health and disease, *Physiol Rev.* 2007, 87(1): 315–424.

10 Chatzizisis YS, Coskun AU, Jonas M, Edelman ER, Feldman CL, Stone PH: Role of endothelial shear stress in the natural history of coronary atherosclerosis and vascular remodeling: molecular, cellular, and vascular behavior, *J Am Coll Cardiol* 2007, 49(25): 2379–2393.

11 Calle EE, Teras LR, Thun MJ: Obesity and mortality, *N Engl J Med* 2005, 353(20): 2197–2199.

12 Tomiyama H, Hashimoto H, Tanaka H et al.: Continuous smoking and progression of arterial stiffening: a prospective study, *J Am Coll Cardiol* 2010, 55(18): 1979–1987.

13 Cesaroni G. et al.: Effect of the Italian smoking ban on population rates of acute coronary events. *Circulation* 2008;117: 1183–1188.

14 Rosengren et al.: Association of psychosocial risk factors with risk of acute myocardial infarction in 11119 cases and 13648 controls from 52 countries (the INTERHEART study): case-control study. *Lancet* (2004) 364: 953–62.

15 Teo KK et al.: Potentially modifiable risk factors associated with myocardial infarction in China: the INTERHEART China study. *Heart* (2009)95: 1857–64.

16 Hublin JJ: Out of Africa: modern human origins special feature: the origin of Neandertals, *Proc Natl Acad Sci USA* 2009, 106(38): 16022–16027.

17 Morris JN, Kagan A, Pattison DC, Gardner MJ: Incidence and prediction of ischaemic heart-disease in London busmen, *Lancet* 1966, 2(7463): 553–559.

18 Paffenbarger RS Jr., Hyde RT, Wing AL, Hsieh CC: Physical activity, all-cause mortality, and longevity of college alumni, *N Engl J Med* 1986, 314(10): 605–613.

19 Hu FB, Manson JE, Stampfer MJ et al.: Diet, lifestyle, and the risk of type 2 diabetes mellitus in women, *N Engl J Med* 2001, 345(11): 790–797.

20 Halle M et al.: Sporttherapie in der Medizin. Evidenzbasierte Prävention und Therapie, Schattauer Verlag, Stuttgart 2008.

21 Laukkanen JA, Lakka TA, Rauramaa R et al.: Cardiovascular fitness as a predictor of mortality in men, *Arch Intern Med* 2001, 161(6): 825–831.

22 Blair SN, Kohl HW, III, Barlow CE, Paffenbarger RS Jr., Gibbons LW, Macera CA: Changes in physical fitness and all-cause mortality. A prospective study of healthy and unhealthy men, *JAMA* 1995, 273(14): 1093–1098.

23 Chatzizisis YS, Coskun AU, Jonas M, Edelman ER, Feldman CL, Stone PH: Role of endothelial shear stress in the natural history of coronary atherosclerosis and vascular remodeling: molecular, cellular, and vascular behavior, *J Am Coll Cardiol* 2007, 49(25): 2379–2393.

24 Enos WF, Beyer JC: Coronary artery disease in younger men, *JAMA* 1971, 218(9): 1434.

25 Meyer AA, Kundt G, Lenschow U, Schuff-Werner P, Kienast W: Improvement of early vascular changes and cardiovascular risk factors in obese children after a six-month exercise program. *J Am Coll Cardiol* 2006; 48(9): 1865–1870.

26 Hambrecht R, Wolf A, Gielen S et al.: Effect of exercise on coronary endothelial function in patients with coronary artery disease. *N Engl J Med* 2000; 342(7): 454–460.

27 DeSouza CA, Shapiro LF, Clevenger CM et al.: Regular aerobic exercise prevents and restores age-related declines in endothelium-dependent vasodilation in healthy men. *Circulation* 2000; 102(12): 1351–1357.

28 Edelmann F, Gelbrich G, Dungen HD et al.: Exercise Training Improves Exercise Capacity and Diastolic Function in Patients With Heart Failure With Preserved Ejection Fraction Results of the Ex-DHF (Exercise training in Diastolic Heart Failure) Pilot Study. *J Am Coll Cardiol* 2011; 58(17): 1780–1791.

29 Pynn M, Schafer K, Konstantinidis S, Halle M: Exercise training reduces neointimal growth and stabilizes vascular lesions developing after injury in apolipo-

protein e-deficient mice. *Circulation* 2004; 109(3): 386–392.

30 Trichopoulou A, Costacou T, Bamia C, Trichopoulos D: Adherence to a Mediterranean diet and survival in a Greek population, *N Engl J Med* 2003, 348(26): 2599–2608.

31 Fung TT, Rexrode KM, Mantzoros CS, Manson JE, Willett WC, Hu FB: Mediterranean diet and incidence of and mortality from coronary heart disease and stroke in women, *Circulation* 2009, 119(8): 1093–1100.

32 Giugliano D, Ceriello A, Esposito K: The effects of diet on inflammation: emphasis on the metabolic syndrome, *J Am Coll Cardiol* 2006; 48(4): 677–685.

33 Ferrieres J: The French paradox: lessons for other countries, *Heart* 2004; 90(1): 107–111.

34 Harris WS, Sands SA, Windsor SL et al.: Omega-3 fatty acids in cardiac biopsies from heart transplantation patients: correlation with erythrocytes and response to supplementation, *Circulation* 2004, 110(12): 1645–1649.

35 Harris WS, von SC: The Omega-3 Index: a new risk factor for death from coronary heart disease?, *Prev Med* 2004, 39(1): 212–220.

36 Gruppo Italiano per lo Studio della Sopravvivenza nell'Infarto miocardico: Dietary supplementation with n-3 polyunsaturated fatty acids and vitamin E after myocardial infarction: results of the GISSI-Prevenzione trial, *Lancet* 1999, 354(9177): 447–455.

37 Marchioli R, Barzi F, Bomba E et al.: Early protection against sudden death by n-3 polyunsaturated fatty acids after myocardial infarction: time-course analysis of the results of the Gruppo Italiano per lo Studio della Sopravvivenza nell'Infarto Miocardico (GISSI)-Prevenzione, *Circulation* 2002, 105(16): 1897–1903.

38 Mozaffarian D, Katan MB, Ascherio A, Stampfer MJ, Willett WC: Trans fatty acids and cardiovascular disease, *N Engl J Med* 2006, 354(15): 1601–1613.

39 Angell SY, Silver LD, Goldstein GP et al.: Cholesterol control beyond the clinic: New York City's trans fat restriction, *Ann Intern Med* 2009, 151(2): 129–134.

40 Yusuf S, Hawken S, Ounpuu S et al.: Effect of potentially modifiable risk factors associated with myocardial infarction in 52 countries (the INTERHEART study): case-control study, *Lancet* 2004, 364(9438): 937–952.

41 Bjelakovic G, Nikolova D, Gluud LL, Simonetti RG, Gluud C: Mortality in randomized trials of antioxidant supplements for primary and secondary prevention: systematic review and meta-analysis, *JAMA* 2007, 297(8): 842–857.

42 Luppi P, Cifarelli V, Tse H, Piganelli J, Trucco M: Human C-peptide antagonises high glucose-induced endothelial dysfunction through the nuclear factor-kappaB pathway, *Diabetologia* 2008, 51(8): 1534–1543.

43 Cifarelli V, Geng X, Styche A, Lakomy R, Trucco M, Luppi P: C-peptide reduces

high-glucose-induced apoptosis of endothelial cells and decreases NAD(P)H-oxidase reactive oxygen species generation in human aortic endothelial cells, *Diabetologia* 2011, 54(10): 2702–2712.

44 Haffner SM, Lehto S, Ronnemaa T, Pyorala K, Laakso M: Mortality from coronary heart disease in subjects with type 2 diabetes and in nondiabetic subjects with and without prior myocardial infarction, *N Engl J Med* 1998, 339(4): 229–234.

45 Assmann G, Cullen P, Schulte H: Simple scoring scheme for calculating the risk of acute coronary events based on the 10-year follow-up of the prospective cardiovascular Munster (PROCAM) study. *Circulation* 2002; 105(3): 310–315.

46 Yusuf S, Hawken S, Ounpuu S et al.: Effect of potentially modifiable risk factors associated with myocardial infarction in 52 countries (the INTERHEART study): case-control study. *Lancet* 2004; 364(9438): 937–952.

47 Sui X, LaMonte MJ, Laditka JN et al.: Cardiorespiratory fitness and adiposity as mortality predictors in older adults. *JAMA* 2007; 298(21): 2507–2516.

48 D'Agostino RB, Sr., Vasan RS, Pencina MJ et al.: General cardiovascular risk profile for use in primary care: the Framingham Heart Study. *Circulation* 2008; 117(6): 743–753.

49 Lee DC, Sui X, Church TS, Lavie CJ, Jackson AS, Blair SN: Changes in fitness and fatness on the development of cardiovascular disease risk factors hypertension, metabolic syndrome, and hypercholesterolemia. *J Am Coll Cardiol* 2012; 59(7): 665–672.

Dank

Herzlichen Dank

- allen meinen Mitarbeitern des Zentrums für Prävention und Sportmedizin an der Technischen Universität in München, die mir ständig Anregungen geben, mich fordern und unterstützen,
- den Verantwortlichen an der Technischen Universität und am Klinikum rechts der Isar, die meine Arbeit am Lehrstuhl und meine Initiative zur Etablierung von Prävention und Sporttherapie an einer Universität und Universitätsklinik unterstützen,
- den Verantwortlichen des Bereichs »Gesundheitsmanagement« der BMW group, Herrn Dr. Bischof, Frau Dr. Richter, Herrn Dr. Ring, Herrn Westermaier, mit denen ich mein Wissen zum betrieblichen Gesundheitsmanagement kontinuierlich weiterentwickeln konnte,
- meinen Kollegen beim BMW-Health-Invest-Seminar, Herrn Bittner, Herrn Dr. Eisenlohr, Frau Leimbeck und Herrn Prof. Schüppel für die vielen Anregungen, Ideen, Informationen und Diskussionen, die in dieses Buch Einzug gefunden haben,
- den Mitarbeitern von British Petrol in Lingen, die mithilfe des Programms »Moving – ab jetzt gesund« gezeigt haben, dass Lebensstilumstellung und Einfluss auf das biologische Alter auch flächendeckend und langfristig in einer Raffinerie umsetzbar sind,
- der Techniker Krankenkasse in Hamburg mit Herrn Heilmann, Frau Dr. Knaack und Herrn Rupp und München mit Herrn Bredl und Herrn Humpl, die meine Vision der Bedeutung von Sporttherapie bei internistischen Erkrankungen wesentlich mittragen,
- den Redakteuren vom Bayerischen Fernsehen und Rundfunk, hier besonders Frau Arnold, dem Team der »Abendschau« sowie dem Team von Bayern 1, die über unsere gemeinsame Entwicklung der Aktion »Lauf 10!« Menschen in Bewegung gebracht haben,
- meiner Familie und meinen Lauffreunden, die mich auf Trab halten, und meinen Eltern.
- Besonderer Dank gilt Markus Hornig, Experte im Bereich des Betrieblichen Gesundheitsmanagements. Uns verbinden einige Jahre der Zusammenarbeit, vor allem zum Lebensstilprogramm »Moving – ab jetzt gesund«. In Mitarbeiterseminaren werden Informationen zu Gesundheit und Gesunderhaltung vermittelt, es werden individuelle Vorschläge für den Einzelnen und eine Gesundheitsstrategie im Unternehmen festgelegt. Diese Präventionsprogramme wurden erfolgreich an vielen großen und kleinen Unternehmen in Deutschland umgesetzt und an der TU München evaluiert. Die Erfolge sind beeindruckend. Auch »Moving – ab jetzt gesund« arbeitet mit dem biologischen Alter und der Hintergrundinformation dieses Buches.

Register

Bildnachweis

Fotolia.com: 12 (Alexander von Düren), 16 (Philcopain), 17 (Dariusz Kopetynski), 19 (ebraxas), 22 (drizzd), 27 (Photo Joe), 29 (psdesign1), 34, 91 (mhp), 42 (Stan Tiberiu), 43 (Peer Frings), 49 (Starpics), 52 (hotshotsworldwide), 61 (Alain d'ORTOLI), 72 (www.bitis.de), 76 (Kirill Perepjolkin), 83 (Andrew Buckin), 88 (Bernd_Leitner), 92 (Barbara Pheby), 98 (rachwal), 100 (nicolasjosechirado), 106/107 (javarman), 109 (Beat Bieler), 113 (Mark Doherty), 117 (Ansichtssache), 119 (unpict), 120 (Corinna Gissemann), 122 (makc76), 124 (HLPhoto), 126/127 (Christian Jung), 128/129 o. (Leonid Nyshko), 132 (bofotolux), 135 (Alexander Rochau), 138 (Maria P.), 141 (manfa); 143 (peppi 18), 155 (belizar), 159 (Daniel Ernst), 164 (chaoss), 171 (ArtmannWitte), 172 (alex), 174 (Friedberg)
Ingrid Schobel, München (www.ingrid-schobel.de): 10/11, 14, 15, 25, 31, 39, 40, 45, 46, 55, 57, 59, 60, 62, 63, 69, 71, 74, 75, 79, 81, 85, 87, 89, 95, 97, 105, 110, 115, 149
iStockphoto.de: 41 (LoopAll), 67 (georgeclerk)
Getty Images: 36 (Fernan Federici)
Gregor Bresser: 185

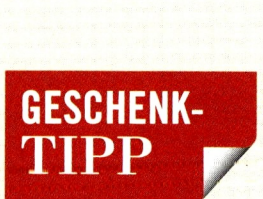
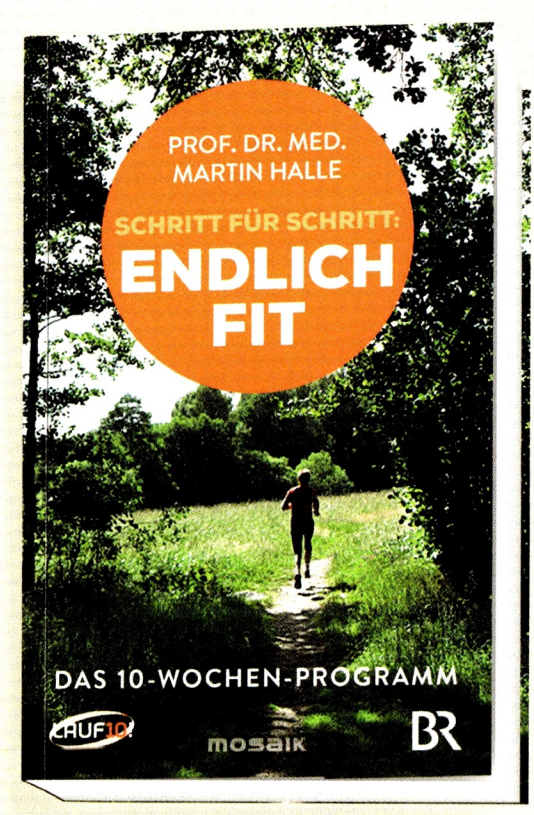
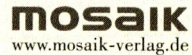